나도 중환자 치료 전문가

임성윤 옮김
Hirodai Resi semi 편집
Nobuaki Shime 감수

도서출판 대한의학

역자 서문

중환자 치료는 빠르게 변화하는 의학 지식과 복잡한 임상 판단이 요구되는 분야입니다. 매일 환자의 생명을 지키기 위해 끊임없이 고민하고 연구해야 하는 중환자실(ICU) 환경에서, 이 책은 마치 환자 곁에서 직접 배울 수 있는 듯한 실용적인 접근 방식을 제공합니다. 우리가 매일 마주하는 임상적 고민을 질문과 답변 형식으로 풀어내어, 중환자 치료의 핵심 개념을 자연스럽게 익히도록 구성된 점이 특히 인상적입니다.

중환자 치료는 특정 전문가만의 영역이 아니라, 다양한 직종이 협력하여 환자의 생명을 살리는 팀 의료의 영역입니다. ICU에서 환자를 진료하는 것은 의사뿐만 아니라 간호사, 약사, 물리치료사, 그리고 환자와 그 가족까지도 포함된 "모두의" 역할입니다. 이 책은 그러한 "모두"를 위한 책으로, 중환자 치료를 처음 접하는 의료진도 쉽게 이해할 수 있도록 친절한 설명과 삽화를 활용하여 복잡한 개념을 명확하게 전달합니다. 또한, 단순한 가이드라인 나열이 아니라, 치료 원리와 임상적 의사 결정을 이해하는 데 초점을 맞추고 있어 실제 진료에서 바로 활용할 수 있도록 구성되었습니다.

이 소중한 책을 한국어로 번역할 기회를 주신 도서출판 대한의학에 깊이 감사드립니다. 이 책이 중환자 치료를 고민하는 많은 의료진에게 실질적인 도움이 되기를 바랍니다.

2025년 2월

Hôpitaux Universitaires Pitié Salpêtrière 중환자실에서

임성윤

● 집필자(집필 순서)

波多間浩輔 히로시마대학 대학원 의과학연구과 응급 중환자치료의학

松 本 丈 雄 시립 미요시 중앙병원 응급의학과

石 井 潤 貴 히로시마대학 대학원 의과학연구과 응급 중환자치료의학

芳 野 由 弥 히로시마 시립 북부의료센터 아사 시민병원 응급의학과

三 谷 雄 己 현립 히로시마병원 정형외과

● 칼럼 집필자(집필 순서)

大下慎一郎 히로시마대학 대학원 의과학연구과 응급 중환자치료의학

内 海 　 秀 히로시마대학 대학원 의과학연구과 응급 중환자치료의학

島 谷 竜 俊 국립 순환기질환 연구센터 집중치료부

檜 山 洋 子 히로시마대학병원 약제부

모두가 함께 만들어가는 새로운 배움과 성장의 공간에 오신 것을 환영합니다 !

『모두의…』 시리즈 두 번째 책이 발간되었습니다. 『모두의 응급의학과(일본 출간 제목)』에 이어 이번에는 『모두의 중환자의학(일본 출간 제목)』입니다. 응급 중증 환자를 다루는 진료 체계에서 ER에서 ICU로 이어지는 진료 흐름을 반영한 전개로, 간단하고 직관적으로 구성하였습니다.

하지만 아마도 핵심은 단순히 이러한 진료 흐름에 있는 것이 아닙니다. 중요한 것은 바로 "모두의"라는 점입니다.

응급실 진료는 전공의부터 상급의까지 누구나 대응해야 하는 의료 현장이므로 "모두가 함께" 대응해야 한다는 점에는 이견이 없습니다. 그러나 중환자 치료는 약간 결이 다릅니다. ICU는 일부 의료진이 중증 환자만을 돌보는 곳이라는 개념이 자리 잡고 있지 않습니까?

이 책이 갖고 있는 가장 큰 장점은 그러한 중환자 치료를 "모두가 함께하는 것"으로 바꾸어 나가는 데 있습니다. 중환자 치료에 종사하는 입장에서 이 "모두가 함께"라는 개념은 매우 의미가 깊습니다. 중환자 치료는 중환자 전문의만의 전유물이 아니기 때문입니다.

물론 ICU에서 치료받는 환자들은 모두 중증이지만, 그렇다고 해서 특정 집단만이 이들을 돌봐야 하는 것은 아닙니다. 환자는 "모두가" 함께 돌봐야 합니다. 중환자 전문의뿐만 아니라 각 전문과 의료진, 의사가 아닌 의료 종사자, 그리고 환자의 가족까지도 포함됩니다. 중환자 치료는 환자 본인을 포함하여 모든 사람이 함께 참여해야 하는 영역입니다.

지금의 유행어를 빌리자면, 팀 의료, ABCDEFG bundle, Task Sharing 등의 개념으로 설명될 수도 있겠지만, 굳이 그런 진부한 표현들은 쓰지 않겠습니다. 서쪽의 바닷가 도시에서 응급 · 중환자 치료에 헌신하는 젊은 의료인들이 제안하는 것은 새로운 "Commons", 즉 모두가 함께 만들어가는 공유의 장입니다.

한때 골드러시를 찾아 젊은이들이 서쪽으로 향했던 것처럼, "Go west!"

이제, 푸른 하늘과 자유로운 공기가 가득한 서쪽 도시에서 새로운 공유의 장이 탄생합니다.

그곳에서는 중환자 치료라는 의료 분야를 "모두의 것"으로 만들고, 지식을 공유하며, 토론하고, 함께 웃고, 때로는 함께 눈물을 흘립니다. 그들이 제안하는 새로운 공유의 장이 이 책을 통해 더 널리 퍼지고, 더 나은 진료의 확산과 환자의 생명을 구하고 사회 복귀로 이어지기를 간절히 바랍니다.

새로운 공유의 장에 오신 것을 환영합니다!

2024년 2월
서쪽으로 향하는 선라이즈 열차의 개인 침대에서
Nobuaki Shime

들어가며

『모두의 응급의학과(일본 출간 제목)』를 출간한 지 1년 반이 지났습니다. 많은 분들께서 이 책을 지지하고 사랑해 주신 것은 저에게 커다란 기쁨이었습니다.

이번에 출간된『모두의 중환자의학(일본 출간 제목)』은 감수를 맡아 주신 시마 교수님의 제안으로 시작되었습니다.

중환자 치료를 배우는 중인 제가 어떤 것을 전달할 수 있을까….

스스로의 학습과 경험을 되돌아보니, 히로시마대학 ICU에서 젊은 스태프들과 함께 교수님과 병동 회진을 통해 각 증례의 병태 생리와 치료 지식을 심화했던 그 "교수 회진"에서 배운 것들이 현재 진료에 큰 도움이 되고 있음을 깨달았습니다.

병상에서 상급의에게 배우며 눈앞의 사례를 함께 논의하던 바로 그 "교수 회진"의 본질을 책으로 담을 수 있다면, 과거의 저처럼 중환자 치료에 고민하던 젊은 스태프들에게 분명 도움이 될 것이라는 생각이 들었습니다.

"교수 회진"의 시간을 함께하며 열정적인 마음을 공유했던 믿음직한 선배와 후배들과 힘을 모아 "모두"가 함께 집필했습니다.

이 책은 ICU 진료에 종사하는 전공의와 젊은 의사를 주된 대상으로 하면서도, 모든 의료진과 학생들이 ICU의 사례와 치료를 즐겁고 깊이 있게 학습할 수 있도록 만들어진, 말 그대로 "모두를 위한" 책입니다. 고민하며 열심히 일하는 스태프들과 함께 ICU 진료를 간접 체험함으로써 생생한 현장감을 가지고 학습할 수 있도록 구성되었습니다. 단순한 가이드라인이나 표준 치료의 모음집이 아니라, 이해하기 쉬운 삽화와 알기 쉬운 설명을 통해 병태생리와 치료의 근거를 이해할 수 있는 책을 목표로 했습니다. 근거에만 휘둘리지 않고 이를 활용할 수 있도록, 본질적인 지식을 배우는 것이 이 책의 목적입니다.

삽화를 맡아주신 스미노 후치 님, 그리고 칼럼을 집필해 주신 모든 선생님들께 이 자리를 빌려 감사의 말씀을 드립니다. 든든한 지원이 되어 주시고 이 책을 감수해 주신 시마 신로 교수님, 이 책의 기획과 편집을 담당해 주신 중외의학사의 미야자키 마사히로 님과 우에무라 유야 님께도 깊이 감사드립니다.

2024년 2월

히로시마대학 레지던트 일동을 대표하여

Yuki Mitani

이 책의 사용 방법

이 책은 ICU 진료에 종사하는 전공의나 젊은 의사뿐만 아니라, ICU에서 경험할 수 있는 증례의 병태와 치료 방법, 장비에 대해 "모두가" 더 깊이 학습할 수 있도록 만들어졌습니다.

실제 임상에서의 각 상황을 쉽게 상상할 수 있도록, 각 증례의 치료 방침에 대해 고민하는 젊은 의사와 상급의의 논의에서 이야기가 전개됩니다. 각 분야의 해설은 전문성도 높아, 어렵게 느껴지는 부분도 있을 것입니다.

무언가 새로운 것을 배우는 중에는 세부적인 내용이 신경 쓰이는 일이 자주 있습니다. 그러나 정말로 중요한 내용이라면 반드시 이후의 해설에서 등장하게 될 것입니다. 만약 의문이 해소되지 않더라도, 앞으로 스스로 학습할 수 있는 단서가 있을 것입니다. 먼저 시간이 있을 때 가능한 한 빠르게 읽어나가면서 책을 처음부터 끝까지 1회 통독해 보세요. 그런 다음, 2회, 3회 반복하여 읽다 보면 처음 읽었을 때 이해하지 못했던 내용이 이해되거나, 처음 읽을 때 발견하지 못했던 새로운 점을 깨달을 수 있을지도 모릅니다. 즐기면서 여러 번 읽어 보시길 바랍니다.

마지막으로, 독자로 상정한 각 직종의 분들께 메시지를 남깁니다.

【의료계 학생(의대생 · 간호대생)】

ICU 진료에서의 치료 내용의 세부 사항을 이해하는 것이 어렵게 느껴질 수 있습니다. 세부적인 의문이나 난해한 내용에 억지로 멈춰서 이해하려 하지 말고, 우선 ICU 진료의 전체적인 개요를 파악해 보세요. 각 장의 초반부에 나오는 병태생리와 기기의 기본적인 설명은 앞으로 전공의로서 임상 현장에 나갈 때 분명히 도움이 될 것입니다.

【초기 전공의 1년 차】

가장 중요한 목표는 장기별로 평가를 진행하는 ICU 특유의 사고회로와 중증 환자의 병태를 간단히 풀어내기 위한 생리학을 익히는 것이라고 생각합니다. ECMO나 인공호흡기 같은 장비의 기본을 함께 이해한다면, 전문성이 높고 다소 어렵게 느껴졌던 ICU 진료가 점점 즐거워질 것입니다.

【초기 전공의 2년 차】

ICU 진료에서 각 증례의 객관적인 지표에 기반한 평가와 기기 설정에 익숙해졌다면, 이제는 "내가 이 상황에서 진료를 맡는다면 앞으로 어떤 식으로 치료를 진행할 것인가…"와 같이 진료의 의사결정을 하는 입장에서 이 책을 읽어 보세요. 내일 자신이 비슷한 증례를 담당하게 된다면 이렇게 치료해 보고 싶다는 마음가짐으로 능동적으로 읽어나가는 것이 무엇보다도 효율적인 학습이 될 것입니다.

【후기 전공의 또는 그 이상의 경력 의사】

이미 알고 있는 내용도 있을 수 있지만, 관습적으로 수행해 오던 ICU 진료를 근거와 가이드라인에 따라 다시 이해할 수 있는 계기가 될 것입니다. 또한, "이런 상황에서 나도 자주 고민했었는데…" 하는 마음으로 ICU 진료에서 매일 부딪히는 어려움을 겪어 본 경험이 있는 만큼, 공감하며 읽을 수 있는 부분도 있을 것입니다. 학습을 심화하여 일상 임상이나 후배 교육에 활용하시길 바랍니다.

【기타 ICU 진료에 관여하는 의료진】

전문성이 높은 ICU 진료에서는 팀 의료가 필수적입니다. 이 책을 읽음으로써 의사의 시점에서는 각 증례를 어떻게 바라보고, 어떤 점을 고민하며 진료에 임하는지를 이해할 수 있을 것입니다. 모든 직종이 ICU 진료에 중요한 마인드를 공통 언어로 익힌다면, 더 효과적인 의사소통이 가능해질 것입니다. 또한, 마지막 장에서는 "PICS" 등 다학제적 협업이 주제로 다뤄지고 있으니 꼭 한 번 읽어 보시길 추천합니다.

캐릭터 소개

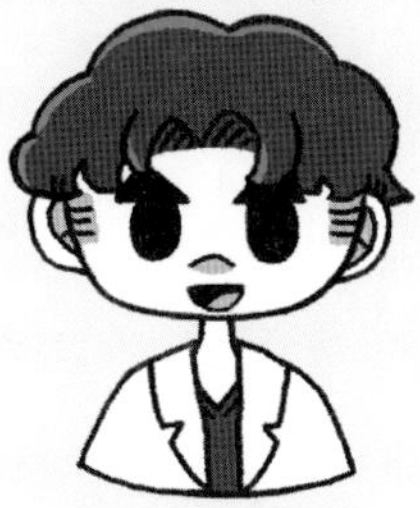

- **아츠시**

  (의사 7년 차, 응급의학과 · 중환자실 스태프)

  퍼머넌트 헤어가 트레이드마크인 뜨거운 열정을 가진 응급의학과 · 중환자실 전문의. 두 달에 한 번 야간 근무가 끝난 후 미용실에 가서 퍼머하는 것이 무엇보다도 큰 행복.

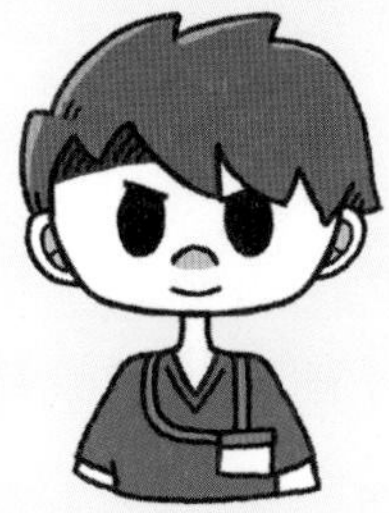

- **하야테**

  (의사 3년 차, 응급의학과 · 중환자실 전공의)

  야구부 활동으로 길러진 근성을 바탕으로 매일 열심히 환자와 마주하는 성실한 전공의. 넘치는 체력을 발휘하여 야간 근무 전에도 짬을 내어 낚시에 몰두하고 있다.

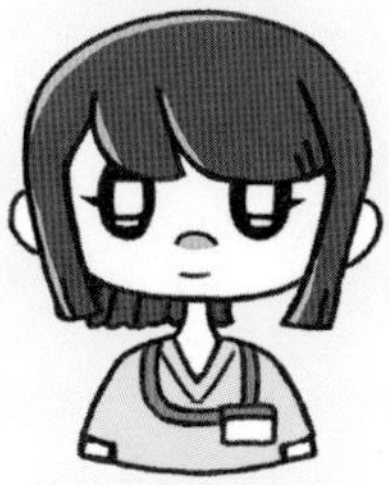

- **히카리**

  (의사 3년 차, 응급의학과 · 중환자실 전공의)

  의대생과 수련의 시절부터 우수한 성적을 거둬온 우등생. 사실 엄청난 애주가로, 야간 근무 후에는 마른 오징어를 안주 삼아 집에 있는 맥주 서버로 따른 최고의 맥주를 마시는 것이 루틴이다.

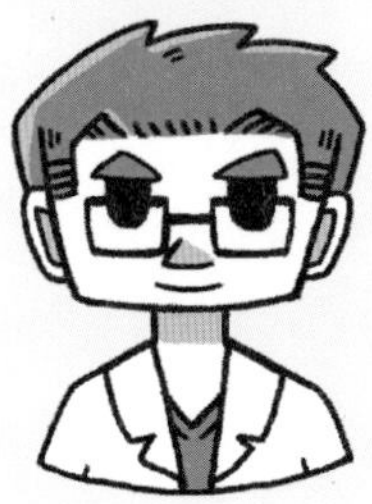

- **노부로**

  (의사 27년 차, 응급의학과 · 중환자실 부장)

  응급의학과, 중환자실, 마취통증의학과, 감염질환, 소아청소년 응급의학과 분야에 정통한 믿음직한 베테랑 의사. 매주 정기적으로 젊은 의료진들과 함께 진행하는 병동 회진(일명 "부장 회진")은 모두에게 큰 인기를 끌고 있다.

목차

4 ARDS

5 혈액 정화

6 TTM

ECMO의 원리와 관리는 어려워…

1 보조순환 VA-ECMO

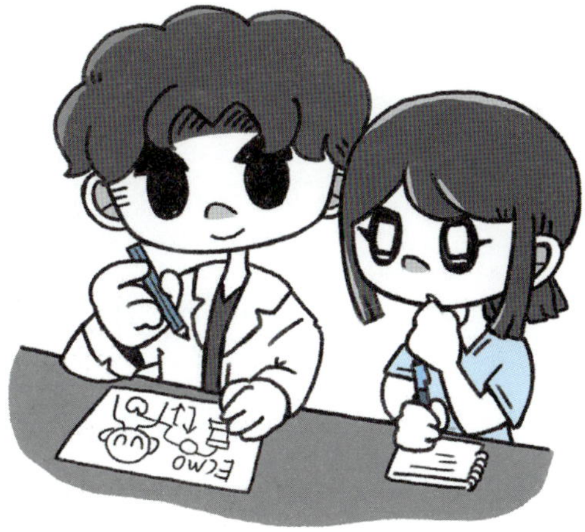

【시나리오 1】

오늘 히카리 선생님이 담당하게 된 환자는 65세 남성으로, 어젯밤 당직 중 폐동맥 혈전색전증으로 인한 폐쇄성 쇼크가 발생하여 VA-ECMO[*1]를 적용받고 ICU에 입실한 환자입니다.

아침에 인계받은 후, 히카리 선생님은 익숙하지 않은 VA-ECMO의 관리에 당황한 듯합니다.

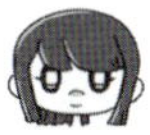

히카리 어떡하지…. ECMO 관리는 어디서부터 시작해야 할까….

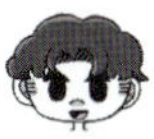

아츠시 오, 히카리 선생은 VA-ECMO 환자를 직접 담당하는 건 처음이야?

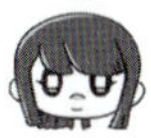

히카리 사실 처음이라 자신이 없어요….

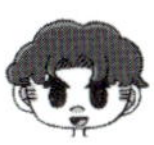

아츠시 VA-ECMO는 크고 복잡해 보여서 겁날 수 있지만, 중요한 포인트를 하나씩 짚어 나가면 두려워할 필요 없어! 먼저 원리부터 함께 공부해 보자.

1 VA-ECMO의 회로 구조와 혈행역학[1,2]

VA-ECMO를 방금 적용한 환자를 담당하게 된다면, 누구나 막막함과 불안감을 느낄 수 있습니다. VA-ECMO를 관리하려면 복잡한 회로 구성과 VA-ECMO로 인해 발생하는 혈

*1 VA-ECMO: venoarterial extracorporeal membrane oxygenation

행역학적 변화를 이해해야 합니다. 먼저 회로를 자신이 직접 그림으로 그릴 수 있게 되는 것을 목표로 삼아야 합니다. VA-ECMO에 대한 부담을 느끼는 분이라도, 이 장을 통해 한 걸음씩 VA-ECMO에 다가가 보세요!

❶ VA-ECMO의 기본 구조

갑자기 전체를 보려고 하면 어렵게 느껴질 수 있으니, 먼저 각 부위의 역할을 생각하며 그려봅시다(종이와 펜을 준비하세요!). 이번에는 ICU에서 자주 접하게 되는 대퇴동정맥 접근 방식을 예로 들어 설명하겠습니다(그림 1).

① 먼저 몸에서 혈액을 빼내고(탈혈, drainage) 다시 몸으로 되돌려야(송혈, return) 하므로, **환자의 대퇴동정맥 부근에 탈혈관(draiage vessel, 대퇴정맥에 삽입)과 송혈관(return vessel, 대퇴동맥에 삽입)을 그려보세요.**

② 단순히 관을 삽입한 상태에서는 일반적인 혈류 방향대로 동맥에서 정맥(송혈관→탈혈관)으로 혈액이 흘러갑니다. 이를 방지하기 위해 원심펌프를 이용해 혈류를 역방향(탈혈관→송혈관)으로 만들어 냅니다. 원심펌프의 유량(회전수)은 ECMO 본체(콘솔)에서 조작하므로, **회로 중간에 원심펌프를 그리고 원심펌프와 연결된 콘솔도 그려 넣습니다.**

③ 정맥혈을 산소화하기 위해 인공 폐가 필요합니다. **인공 폐는 원심펌프보다 송혈(return) 쪽에 그립니다.** 더 깨끗한 동맥혈이 체내로 공급된다는 이미지를 떠올리면, "인공 폐는 원심펌프의 탈혈 쪽이 아닌 송혈 쪽에 있다"는 점을 이해하기 쉽습니다. 또한, 인공 폐로 보내는 의료용 가스의 유량(sweep gas[L/분])과 F_IO_2를 조절하기 위해 가스 블렌더가 필요합니다. 이 sweep gas를 통해 인공 폐에서 산소화와 환기가 이루어집니다. **가스 블렌더**는 콘솔에 내장된 제품도 있고, 별도로 부착된 것이 있으므로, **콘솔 가까이에 배치한 후 인공 폐와 가스 블렌더를 연결합시다.**

④ 체외로 순환되는 혈액은 외부 공기에 의해 냉각됩니다. 혈액 온도를 관리하기 위해 냉온수조가 필요합니다. **냉온수조**도 가스 블렌더와 마찬가지로 콘솔에 내장된 경우와 별도로 부착된 경우가 있으니, **콘솔 근처에 배치하세요.** 냉온수조에서 나온 물은 인공 폐에서 혈액 주위를 순환하며 체온을 조절합니다. 냉온수조는 인공 폐와 연결해 주세요.

⑤ 마지막으로 **회로 내 압력을 모니터링하기 위해 압력 센서를 장착합니다.** 일반적으로 P1(탈혈압, prepump), P2(폐 전압, preoxygenator), P3(송혈압 또는 폐 후압, postoxygenator) 세 지점에서 측정하며, 이를 통해 회로에서 발생하는 문제를 모니터링합니다.

그림 1 VA-ECMO 그리는 순서(예)

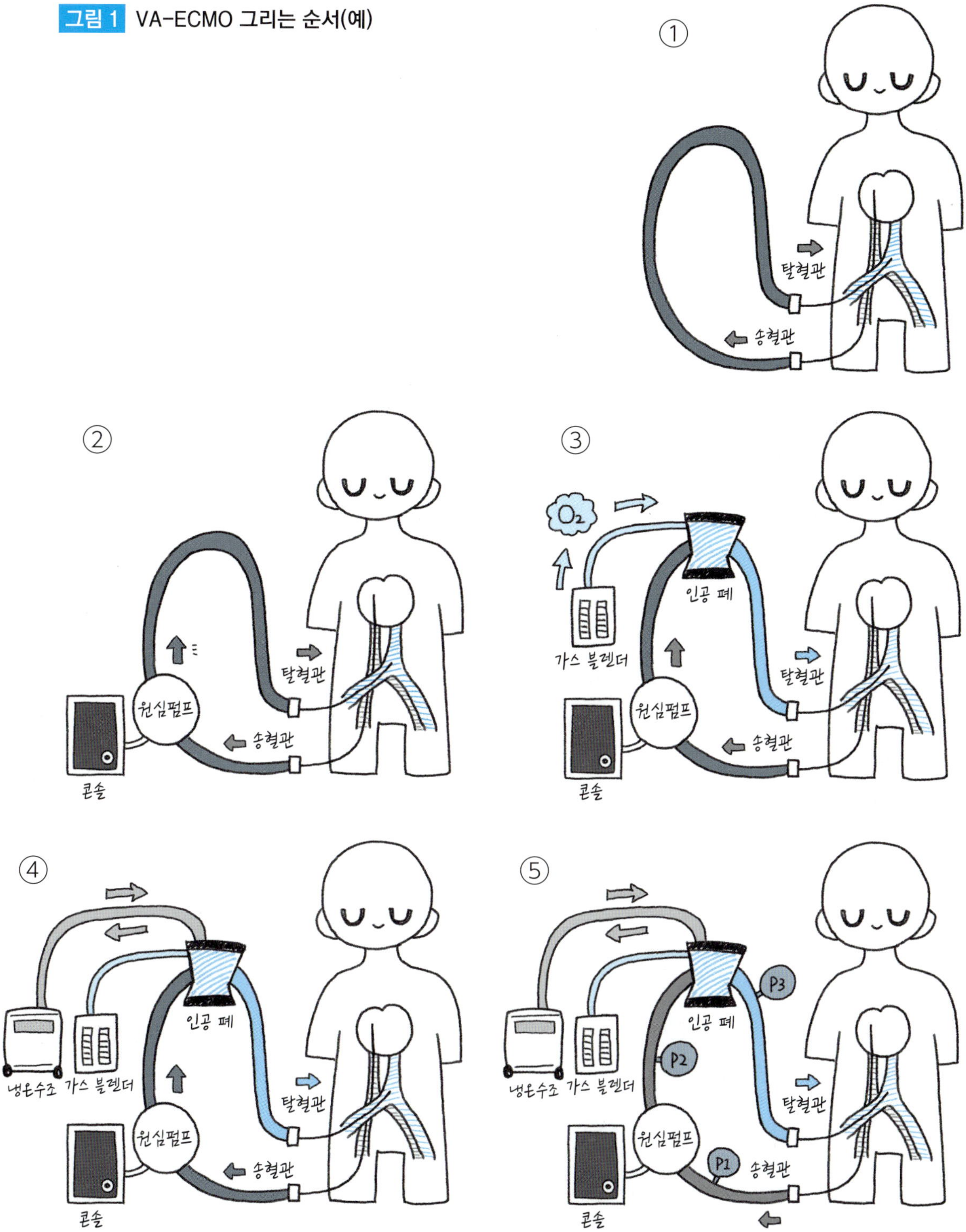

회로의 구성과 각 부위의 역할이 정리되었나요? 실제로 회로를 볼 기회가 있다면, 위의 순서에 따라 회로를 관찰하면 더 쉽게 이해할 수 있을 것입니다.

❷ VA-ECMO 중의 혈행역학

「❶ VA-ECMO의 기본 구조」에서 이미 눈치채신 분도 있을지 모르지만, VA-ECMO를 도입하면 비생리학적인 혈행역학이 발생합니다. 이를 이해하면서 VA-ECMO에 한 걸음 더 다가가 봅시다.

① 전부하의 감소

탈혈관을 통해, 원래는 우심방으로 돌아가야 할 혈액이 ECMO 회로로 빠져나가기 때문에 정맥 환류량이 감소합니다. 이로 인해 우심실 전부하(≒확장기말 용적[EDV])가 감소합니다.

② 후부하의 증가

대퇴동맥을 통해 삽입된 송혈관으로 대동맥에서 심장 쪽으로 혈액을 역행성으로 보냅니다. 이 과정에서 심장에서 박출되는 혈액과 충돌하게 되어 좌심실에 강한 후부하가 가해집니다. 이는 좌심방압 상승이나 폐울혈을 유발할 수 있으며, 특히 좌심실 기능이 크게 저하된 상태에서는 주의가 필요합니다.

③ 자가 심장에 의한 박출량의 감소

전부하 감소와 후부하 증가라는 이중의 부담으로 인해 자가 심장에서의 심박출량이 감소합니다.

이러한 변화가 전신에 미치는 영향은 환자의 심기능 상태와 ECMO의 유량에 따라 동적으로 변화합니다. ECMO 유량이 과도하면 부작용이 발생할 수 있지만, 유량이 부족하면 장기 관류가 충분하지 않아 치료의 목적을 상실하게 됩니다. "ECMO 관리 중 모니터링"(p.13)에서 설명할 다양한 지표를 기반으로 유량을 조절해야 합니다.

VA-ECMO 관리 중에는 일반적인 혈행역학과는 다른 양상이 나타나므로, 자가 심장으로부터의 심박출과 ECMO 혈류 간의 균형을 고려하는 것이 중요합니다. 다른 증례를 통해 한 걸음 더 깊이 이해해 봅시다.

증례

급성심근경색으로 인한 심장성 쇼크와 동반된 폐부종 환자에게 VA-ECMO를 도입하고, 관상동맥 치료를 진행했다. ECMO 도입 직후에는 자가 심장에서의 박출이 거의 없었고, 거의 모든 장기 관류가 ECMO 혈류에 의존하고 있었다. 다음 날 오른손의 SpO_2 모니터에서 SpO_2가 100에서 98%로 감소한 것이 관찰되었다. 이 시점에서 심기능은 점차 개선되고 있었지만, 폐부종은 여전히 남아 있었다.

그렇다면 이 환자에게 어떤 문제가 있는 걸까요?

VA-ECMO 관리 중에는 자가 심장에서 박출되는 순행성 혈류와 ECMO에서 산소화된 역행성 혈류가 만나는 지점이 있습니다. 이를 **mixing zone**이라고 부릅니다. 이 mixing zone보다 근위부(심장 쪽)에서는 자가 폐에서 산소화된 혈액이, 원위부(대퇴동맥 쪽)에서는 ECMO에서 산소화된 혈액이 관류합니다. ECMO 관리에서 중요한 점은 바로 **"뇌와 관상동맥에 산소화된 혈류를 유지하는 것"**이며, 이 과정에서 항상 mixing zone의 위치를 고려해야 합니다.

이번 증례에서는 심기능의 개선에 따라 mixing zone이 이동하면서 관상동맥과 뇌에는 자가 폐에서 산소화된 혈류가 도달했습니다. 그러나 폐 손상이 남아 있는 경우(산소화 기능이 저하), 인공호흡기 설정을 조정하여 자가 폐에서 산소화를 조절해야 합니다(그림 2).

이 mixing zone의 위치를 추정하기 위해, VA-ECMO 관리 중에는 동맥 라인을 우측 요골동맥에 삽입합니다. 동맥 라인과 ECMO 송혈관의 PaO_2 값을 비교했을 때, 두 값이 비슷하다면 mixing zone은 완두동맥(brachiocephalic artery)보다 심장 쪽에 위치해 있다고 추정할 수 있습니다. 기본적으로 ECMO 혈류의 SaO_2는 100%인 경우가 많기 때문에, **오른손의 SpO_2가 100% 아래로 떨어지기 시작하면 "mixing zone이 원위부 쪽으로 이동했을 가능성?"을 고려하며 동맥 혈액 가스를 평가**하는 계기가 됩니다. 이러한 이유로 **ECMO 관리 중에는 원칙적으로 SpO_2 모니터와 동맥 라인을 오른손에 삽입**합니다.

소요약

회로는 각 역할과 연관지어 기억하자!

혈행역학은 평소와 다르다! 중요한 것은 mixing zone!

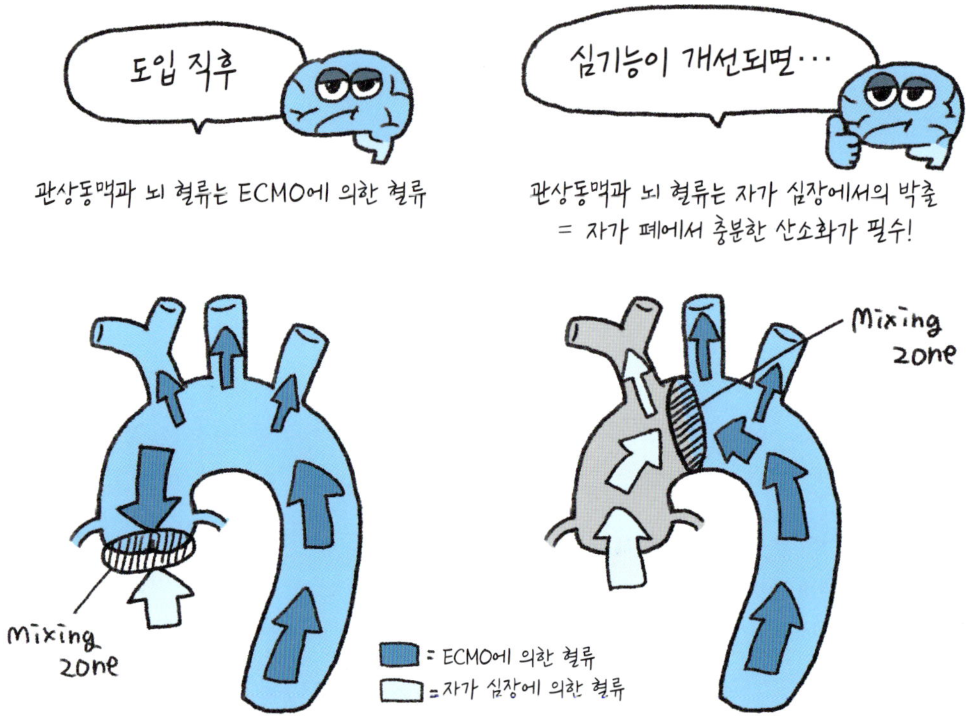

그림 2 Mixing zone

2 VA-ECMO의 적응과 금기

VA-ECMO는 매우 침습적이며, 도입과 관리에 많은 인력이 필요하므로 적응증을 신중히 검토해야 합니다.

적응증은 **난치성 심정지에 대한 ECPR**[*2]과 **심장성 쇼크**로 크게 두 가지로 나눌 수 있습니다.

환자의 전제 조건은 **발병 초기(6시간 이내 등)의 심장성 쇼크(심정지 포함)일** 것, **일반적인 약물 치료에 난치성일** 것, **가역적인 병태 또는 대체 심순환 보조/심장이식의 적응증이 있을** 것의 3가지입니다. 이를 바탕으로 아래와 같은 사항들을 고려합니다.

❶ 난치성 심정지에 대한 ECPR[3,4)]

국제 가이드라인에서 제안된 ECPR의 적응을 표 1로 정리합니다. 대체로, 목격된 심정지

[*2] ECPR: extracorporeal cardiopulmonary resuscitation(체외순환식 심폐소생술)

표 1 ECPR의 적응증

Extracorporeal Life Support Organization (ELSO)
- 연령 <70세
- 목격된 심정지
- 심정지 후 CPR 도입까지 시간이 5분 미만(=bystander CPR이 이루어진 경우)
- 초기 파형이 VF, pulseless VT, PEA
- 심정지 후 ECMO 도입까지 60분 미만으로 예상되는 경우
- ECMO 도입 전 CPR 중의 $EtCO_2$ >10 mmHg
- 경과 중 ROSC가 있거나 VF가 반복되는 경우
- 일반적인 CPR 중 "생명 징후(signs of life)"가 보이는 것은 생존 예측 인자
- 알려진 생명 예후를 결정하는 합병증(말기 심부전, 말기 COPD, 말기 신부전, 간부전, 말기 질환)이 없는 경우
- 중등도 이상의 대동맥판역류가 없는 경우

European Resuscitation Council (ERC)
- 목격된 심정지로 bystander CPR이 이루어진 경우
- CPR 시작부터 ECPR 확립까지 60분 미만일 것으로 예상됨
- 비교적 젊은 연령(65-70세 미만)이며 자립적인 생활로 복귀하는 데 장애가 되는 기저질환이 없는 경우
- 심정지의 원인이 치료 가능한 것으로 추정되는 경우

와 목격자에 의한 CPR이 이루어진 비교적 젊은 환자로, VA-ECMO 도입까지 60분 이내로 예상되는 경우가 적응증으로 간주됩니다. 초기 심전도 파형은 쇼크 가능 리듬이 주요 목표지만, 무맥성 전기활동(PEA)도 때때로 ECPR의 적응증이 될 수 있습니다. 실제 환자를 마주했을 때는 적응증에 대해 충분히 생각할 시간이 부족하므로, 사전에 병원 내에서 적응증을 미리 결정해 두는 것이 좋습니다.

❷ 심장성 쇼크[1)]

VA-ECMO가 적응증이 되는 심장성 쇼크는 Extracorporeal Life Support Organization(ELSO)에서 간결하게 정리하고 있습니다(표 2). 심장성 쇼크를 초래하는 원인 질환은 다양하지만, VA-ECMO의 도입이 필요한 상황에 대해서는 동일한 ELSO에서 명시하고 있습니다(그림 3). 주요한 적응증으로는 심장 질환, 심장 수술 후, 중증 폐동맥 혈전색전증, 순환이 불안정한 저체온증 등이 있으며, 최근에는 다양한 병태에서 사용 경험이 점차 확대되고 있습니다.

표 2 VA-ECMO 적응이 되는 심장성 쇼크의 예

SHOCK Trial (1999)	SBP < 90 mmHg 또는 SBP > 90 mmHg를 유지하기 위해 혈관수축제가 필요 장기 손상의 소견(요량 < 30 mL/시간 또는 사지 냉감) 혈행역학: CI < 2.2 L/분/m^2이면서 PCWP > 15 mmHg
IABP-SOAP II (2012)	MAP < 70 mmHg 또는 SBP < 100 mmHg가 충분한 수액 소생 후(결정액 1 L 또는 교질액 500 mL)에도 지속 장기 손상의 소견(의식 장애, 망상피부반점, 요량 < 0.5 mL/kg/시간이 1시간, 젖산값 > 2 mmol/L)
EHS-PCI (2012)	SBP < 90 mmHg가 30분 지속 또는 SBP > 90 mmHg를 유지하기 위해 순환 작용제가 필요 장기 손상의 소견이 있으며, 좌심실 충만압 상승이 있음
ESC-HF Guidelines (2016)	SBP < 90 mmHg가 적절한 수액 소생 후에도 지속되며, 장기 손상 소견이 있음 임상 소견: 사지 냉감, 저혈압, 의식 장애, 맥압 협소화 검사: 대사성 산증, 젖산값 상승, 혈청 크레아티닌값 상승
KAMIR-NIH (2018)	SBP < 90 mmHg가 30분 이상 지속되고, SBP > 90 mmHg를 유지하기 위해 보조 치료가 필요 장기 손상의 소견(요량 < 30 mL/시긴, 사지 냉감)

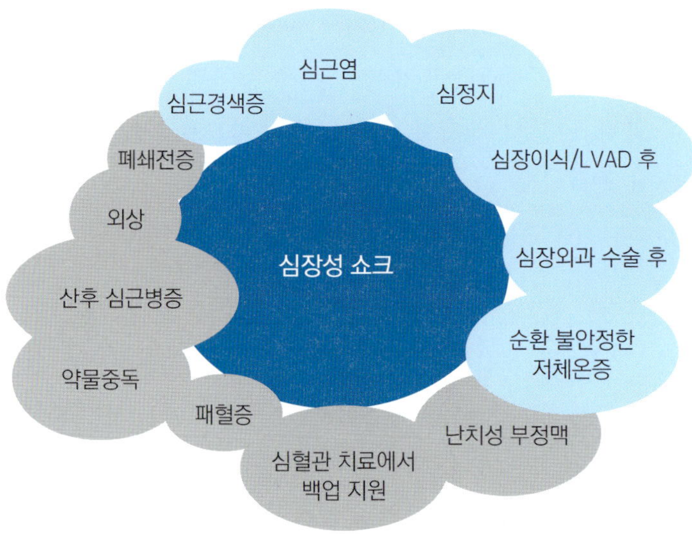

그림 3 VA-ECMO가 적응증이 되는 심장성 쇼크

파란색: 일반적인 VA-ECMO 적응증 질환, 회색: 최근 사용 경험이 축적되고 있는 질환
(Lorusso R. ASAIO J. 2021;67:827-44[1])

❸ VA-ECMO의 금기[1)]

마지막으로 일반적인 금기 사항을 표 3에 정리하였습니다. **연령만을 금기 판단의 절대 기준으로 삼아서는 안 되며,** 이 표를 참고하여 종합적으로 판단해야 합니다. ECMO 도입 전의 정보를 사용한 예후 예측 점수는 ECMO 도입 여부를 결정하는 참고 지표로 사용할 수 있습니다(표 4).

표 3 VA-ECMO의 금기

- 심기능 회복이 불가능하며, 심장이식이나 보조인공심장의 적응증에 해당되지 않는 경우
- 예후가 나쁜 상태(말기 장기 손상, 악성종양, 악성종양 환자의 중증 폐색전증, 화학요법 관련 만성 심근병증 등)
- 중증 대동맥판역류
- 대동맥 또는 말초혈관에 미치는 중증 혈관 질환(석회화나 폐쇄 등)
- 수술을 시행하지 않은 급성 대동맥박리 Stanford A 또는 B형으로, 주요 대동맥 분지에 영향을 미치는 경우(상행대동맥, 주요 경부 혈관)
- 중증 뇌신경 손상(지속성 저산소 뇌병증, 중증 외상 또는 출혈)
- 혈액응고 이상을 동반한 중증 면역결핍 질환
- 간경변(Child-Pugh B 또는 C)

(Lorusso R. ASAIO J. 2021; 67: 827-44[1)])

3 도입 시[1)]

여기까지 ECMO 회로와 적응증에 대해 설명했지만, 이것만으로는 VA-ECMO를 시작하기에 충분하지 않습니다. 송혈관(return cannula)과 탈혈관(drainage cannula)을 혈관 내에 안전하게 관삽입(cannulation)하고, 이 작업이 완료된 이후에는 초기 설정을 수행해야 합니다. 여기까지 완료되면 이제 본격적으로 펌프를 가동할 차례입니다!

❶ 관삽입(Cannulation)[1)]

성인에게 VA-ECMO를 도입할 때, 관삽입 부위로 대퇴 동·정맥이 선택되는 경우가 일반적입니다. 도입 시 발생할 수 있는 합병증으로는 혈관 손상이 있으며, 특히 후복막 출혈이나 복강 내 출혈과 같은 경우에는 치명적인 결과를 초래할 수 있습니다. 고위 천자나 후벽 천자, 부적절한 가이드 와이어 및 확장기(dilator) 조작이 원인이 될 수 있으므로, 관삽입 시술 시에는 초음파나 투시를 사용하는 등 합병증 위험을 가능한 한 줄이기 위한 전략을 세워야 합니다. ECPR 상황 등에서 혈관 천자나 확인이 어려운 경우에는 외과적 절개(cut-down)를 통해 삽

표 4 The SAVE score

지표	점수
급성 심장성 쇼크의 진단 분류(하나 이상 선택)	
심근염	3
난치성 VT/VF	2
심장/폐이식 후	3
선천성 심질환	−3
기타 진단	0
나이	
18-38	7
39-52	4
53-62	3
≧63	0
체중(kg)	
≦65	1
65-89	2
≧90	0
ECMO 도입 전의 급성 장기 부전(해당 항목 모두 포함)	
간부전[a]	−3
중추신경계 상애[b]	−3
신부전[c]	−3
만성 신부전[d]	−6
ECMO 도입 전의 기계환기 기간(시간)	
≦10	0
11-29	−2
≧30	−4
최고 기도 내압≦20 cmH_2O	3
ECMO 도입 전의 심정지	−2
ECMO 도입 전의 확장기혈압≧40 mmHg[e]	3
ECMO 도입 전의 맥박압≦20 mmHg[e]	−2
ECMO 도입 전의 혈중 젖산≦15 mmol/L	−3
혼수	−6
Total −35~17점	

SAVE score	Class	생존율 (%)
>5	I	75
1~5	II	58
−4~0	III	42
−9~−5	IV	30
≦−10	V	18

[a] 총빌리루빈>1.9 mg/dL, 또는 AST 또는 ALT>70 IU/L
[b] 신경 외상, 뇌출혈, 뇌염, 뇌색전증, 경련 또는 뇌전증 지속 상태
[c] 급성 신기능 장애(혈청 크레아티닌>1.5 mg/dL)로, 신대체요법 유무와 관계없음
[d] 사구체 여과율<60 mL/분/1.73 m^2가 3개월 이상 지속됨
[e] ECMO 도입 전 6시간의 최악의 수치

입하기도 합니다. 또한, 심장외과 수술 중 인공 심폐기로부터 이탈할 수 없는 증례에서는 개흉 하에서 직접 우심방에서 탈혈하고, 상행대동맥으로 송혈하는 형태로 도입되기도 합니다(중심 관삽입, central cannulation). 이 경우 순행성으로 송혈이 되기 때문에 좌심실 후부

하의 증가를 피할 수 있는 장점이 있지만, 특수한 증례에서만 적응이 되며 침습성도 큽니다.

또한, 캐뉼라 크기 선택에 관해서는 **송혈관(return cannula)은 15-17Fr**일 경우 4 L/분 이상의 유량이 가능하다고 알려져 있습니다. **탈혈관(drainage cannula)은 19-25Fr**로 폭이 있지만, 굵을수록 높은 유량을 확보하기 쉽습니다. 혈관 직경과 비교하여 개별적으로 검토하지만, 특히 ECPR 상황에서는 정보와 시간이 제한적이기 때문에 의료기관마다 정해진 크기를 준비해 두는 경우가 많습니다. 필자의 병원에서는 ECPR에서는 송혈관은 16.5Fr, 탈혈관은 19.5Fr을 사용하고 있습니다.

❷ 초기 설정

ECMO 관리를 위한 초기 설정에 관한 연구는 많지 않으며, 실제 임상에서는 ELSO 가이드라인(Extracorporeal Life Support Organization[ELSO] General Guidelines for all ECLS Cases. 온라인에서 확인 가능)을 참고합니다. ECMO 도입 시에는 혈액 유량, sweep gas 유량, F_IO_2의 세 가지 항목을 설정해야 합니다.

① 혈액 유량(L/분)

ECMO 관리 중에는 자가 심장에서 나오는 심박출량과 ECMO 유량의 합이 환자의 순환을 결정합니다. 앞서 언급한 것처럼 후부하 문제가 있으므로, 필요한 최소한의 유량을 유지하는 것이 중요합니다.

- **초기 설정 기준: 3 L/분/m²**
  (성인: 60 mL/분/kg, 소아: 80 mL/분/kg, 신생아: 100 mL/분/kg)

② Sweep gas 유량(L/분)

Sweep gas는 인공 폐에서 산소 공급과 CO_2 배출을 수행합니다. Sweep gas의 유량은 송혈되는 혈액의 $PaCO_2$를 조절하는 데 중요합니다. $PaCO_2$를 낮추고자 할 때는 가스 유량을 증가시켜 CO_2 배출 효율을 높일 수 있습니다.

- **초기 설정 기준: ECMO 유량: sweep gas 유량=1 : 1**

③ F_IO_2

송혈되는 혈액의 PaO_2를 조절합니다.

- **초기 설정 기준: F_IO_2=1.0**

❸ 항응고제

애써 펌프를 가동했더라도 혈전이 발생하여 회로를 교체해야 하는 상황이 온다면 참으로 안타깝겠지요. 관삽입 종료 후 반드시 항응고제를 투여합시다.

- **초기 투여 기준: 미분획 헤파린 50-100 단위/kg 볼루스 투여**
  이후 10-20 단위/kg/시간으로 지속 투여 시작

소요약

- **VA-ECMO 주요 적응증: ECPR과 심장성 쇼크로 구분하여 적응증 조건을 파악하고, 금기도 함께 판단하자!**
- **합병증을 피하기 위해 안전한 관삽입 술기를 수행하자!**

【시나리오 2】

히카리 선생님, 뭔가 조금씩 이해가 되어가는 것 같아요.

아츠시 좋아, 그 페이스야! 이분은 커다란 폐색전증 때문에 혈류가 폐동맥에서 멈춰서 순환 부전이 생겼고, 산소화도 high V/Q 문제 때문에 충분히 이루어지지 않고 있어. 지금 헤파린으로 항응고 치료를 하면서 혈전이 녹는 것을 기다리고 있는 상태야. 혈전이 녹아가는 치료 과정에서 순환과 산소화를 어떻게 평가해 갈 수 있을까?

히카리 어렵네요. 초음파로 본 우심실의 움직임이 개선되는지 살펴보려고 합니다.

아츠시 그럼 구체적으로 우심실이 어떤 소견을 보여야 ECMO에서 이탈할 수 있을까?

히카리 …라고 말씀드렸지만, 사실 시각적인 인상만으로 평가하려는 것 같아서 부족한 것 같아요. 그런데 다른 지표를 잘 모르겠어요.

아츠시 그렇지! 어떤 치료에서든 마찬가지지만, 지금 ECMO로 순환을 유지할 수 있는 상황에 안심하는 게 아니라, 이 환자가 어떤 상태가 되었을 때 장비를 제거할 수 있을지를 항상 염두에 두는 것이 중요해. 물론 EF(좌심실 박출률)의 개선은 ECMO를 이탈할 수 있을지 평가하는 데 참고가 되는 소견이지만, 그 외에도 봐야 할 포인트가 많으니 공부해 보자!

4 ECMO를 도입한 후에는?[1)]

가까스로 ECMO를 도입했다!고 생각할 수도 있지만, ECMO 도입은 목표가 아니라 시작점에 선 상태입니다. 이제부터는 관리의 구체적인 접근법에 대해 하나씩 설명해 보겠습니다.

❶ 원인 검사와 치료

ECMO 도입에는 반드시 그에 이르게 된 원인이 있을 것입니다. 특히 ECPR의 경우 초기 대응에서 원인 탐색이 불충분한 경우가 많으므로, ECMO 도입 후에도 다시 원인을 탐색해 갑시다. 원인이 밝혀지면 ECMO 관리와 병행하여 해당 원인에 대한 치료를 진행합니다.

❷ ECMO 관리 중 모니터링

ECMO의 모니터링은 ECMO 자체와 환자 관련으로 나눠서 생각할 수 있습니다. 각각 무엇과 관련이 있는지를 표 5에 정리하였습니다. 먼저 혈행역학에 대해 생각해 봅시다(회로 내 압력은 다음 장 VV-ECMO에서 설명하고 있습니다).

예를 들어, 의사가 회전수를 줄이지 않았음에도 불구하고 전날과 비교했을 때 ECMO 유량이 감소했다고 가정해 봅시다. 이 경우, "ECMO에 문제가 생겨 유량이 감소한 것인지" 혹은 "자가 심장 기능의 개선에 따라 ECMO 유량이 감소한 것인지"를 신속하게 감별해야 합니다.

혈압이 떨어지지 않았고, 송혈관에서 채취한 혈액의 PaO_2와 오른손 동맥혈 가스의 PaO_2를 비교했을 때 명확한 차이가 있다면 mixing zone이 원위부로 이동했을 가능성이 있습니다(자가 폐 기능이 좋다면 크게 변동하지 않을 가능성도 있다는 점에 유의). 또한 초음파로 심장 수축의 개선이 확인되고, 젖산값의 상승이나 중심정맥 산소포화도의 저하가 없으면 이는 산소 수요와 공급의 균형도 유지되고 있음을 의미합니다. 이 경우, "자가 심장의 개선에

표 5 ECMO 관리 중 모니터링 지표

ECMO 관련		환자 관련	
ECMO 유지		혈행역학	산소의 수요와 공급 균형
• 인공 폐의 산소화 • 송혈 가스 $PaCO_2$ • 회로 압력	• 회전수와 유량	• 동맥혈압, 맥압, 심박수 • 오른손 PaO_2, SpO_2 • 심초음파 • 우심실 카테터	• 젖산값 • 중심정맥혈 산소포화도

따른 유량 감소"로 판단하여 ECMO 이탈을 고려하는 지표가 됩니다. 반대로 유량 감소와 함께 혈압도 하강하고 심장 수축의 개선도 없으면 "ECMO 문제로 인한 유량 감소"로 판단하여 개입을 고려해야 합니다. 젖산값의 상승 등 산소 공급과 수요의 균형이 깨졌음을 나타내는 지표가 있다면 더욱 긴급한 개입이 요구됩니다.

이처럼 ECMO 관리 중에는 다양한 지표로 얻어진 정보를 종합하여 환자에게 필요한 개입을 수행해야 합니다. "내가 지금 무엇을 평가하고 있는가"를 생각하면서 관리해 봅시다.

❸ 그 외에 중요한 관리

① 호흡관리

VA-ECMO를 사용하는 환자는 일반적으로 인공호흡이 필요합니다. VILI(ventilator induced lung injury)가 생기지 않도록 인공호흡 관리를 해야 합니다(4장 ARDS 참고). 특히 VA-ECMO 증례에서는 다음 두 가지 호흡 관리에 유의해야 합니다.

1. ECMO 이탈을 위해 자가 폐 치료도 필요

좌심 기능이 개선되면 mixing zone이 원위부로 이동하여 자가 심장에 가까운 대동맥 분지(관상동맥이나 완두동맥)로 자가 폐에서 산소화된 혈액이 공급됩니다(그림 2). 자가 폐의 기능을 개선하는 치료를 병행하여 진행합시다.

2. (심장성) 폐부종

좌심부전으로 인한 심장성 폐부종이나 체액 과다로 인한 폐부종은 환자의 불량한 예후와 관련이 있습니다[5].

심장성 폐부종에서는 VA-ECMO의 유량을 증가시키면 오히려 좌심실의 부하가 증가할 수 있습니다. 좌심실 후부하와 심장 수축 기능을 고려하여 이뇨제, 혈관확장제, 강심제의 투여를 했지만, 필요시 Impella®*3를 도입하여 좌심실후부하 경감시켜 상황을 개선할 수 있습니다(p.20 칼럼 참조).

② 과도한 수액을 피하는 수분관리

수분 균형(fluid balance) 과다와 환자의 불량한 예후사이의 인과 관계는 복잡하지만, 결과적으로 관련성이 있다는 보고가 많습니다. 또한 VA-ECMO 환자에서 creep fluids라고 불리는 순환 소생 목적이 아닌 약물 용해나 투여를 위해서 사용된 수액이 비생존 환자에서

*3 Impella®: percutaneous transvalvular microaxial flow pump

유의미하게 많았다는 결과도 있습니다[6]. 혈행역학 관리에 불필요한 수액은 줄이고, 순환 상태를 유지할 수 있는 범위에서 수분 균형을 엄격히 관리해야 합니다.

③ 항응고요법[7]

VA-ECMO 회로 내에서 혈전 형성은 기계적 용혈, 회로 폐쇄, 응고 장애를 유발하여 ECMO 관리를 어렵게 만듭니다. 적절한 항응고요법은 VA-ECMO 관리에 필수적이지만, 이로 인한 출혈 합병증에도 주의를 기울여야 합니다.

일본에서는 주로 항응고제로 미분획 헤파린(헤파린 Na)이 사용됩니다. 항응고요법의 효과 모니터링은 activated clotting time(ACT) 또는 activated partial thromboplastin time(APTT)이 사용됩니다.

ACT는 혈소판과 응고인자를 포함한 전혈이 응고하는 데 걸리는 시간을 측정하는 검사 방법으로, 결과를 즉시 알 수 있고 널리 사용 가능한 점이 장점입니다. 반면, 검사 기기나 검사 방법에 따라 결과가 달라질 수 있다는 단점이 있습니다. 목표값은 180-200 정도이며, 출혈 경향이 있는 경우에는 140-160 정도로 관리합니다.

APTT는 헤파린 효과 판정의 골드 스탠다드로, 수기적 오류로 인한 변동이 없다는 장점이 있습니다. APTT는 정상값의 1.5-2.5배(대략 55-65초 정도)를 목표로 하며, 출혈 합병증이 두드러지는 경우에는 40-50초 정도까지 단축하여 관리하기도 합니다.

히로시마대학병원 응급중환자실에서는 주로 APTT를 6시간마다(0/6/12/18시) 측정하여 관리하고 있습니다.

5 VA-ECMO 이탈[1]

ECMO 설정을 낮출 수 있는지는 심장 기능의 회복 소견이 있는지에 달려 있습니다.

즉,

- 맥압 > 10 mmHg
- 평균혈압 > 65 mmHg
- $ScvO_2 > 65\%$

이러한 조건들이 ECMO 흐름이 2-2.5 L/분일 때와 최소한의 순환 작용제로 유지되고 있다면, ECMO 이탈을 고려할 수 있습니다.

순환 작용제의 투여량은 VA-ECMO를 도입했던 시점보다 줄어들어야 한다고 판단됩니다.

VA-ECMO 이탈 검사는 아래와 같은 절차로 진행하는 것이 일반적입니다.

① ECMO 유량을 5–10분 간격으로 500 mL/분씩 줄인다.

② ECMO 유량 1 L/분까지 감량하면, 3–5분 후에 환자의 호흡과 순환 상태를 평가한다.

③ 다음 상황이 나타나면 이탈 검사는 성공으로 판단된다.

(가) 혈행역학

(1) 평균 혈압 > 60 mmHg

(2) LVOT VTI (좌심실 유출로 속도 시간 적분값) > 0.12–0.15 cm

(3) 조직 도플러법에 따른 외측 승모판륜 수축기 운동 속도(S') ≧ 6 cm/초

(4) CVP ≦ 10 mmHg

(5) CI > 2.2 L/분/m^2

(6) 좌심실 EF ≧ 25–30%

(나) 순환 작용제: 다음 중 1–2가지까지

(1) Dopamine < 3 μg/kg/분

(2) Dobutamine < 3 μg/kg/분

(3) Milrinone < 0.3 μg/kg/분

(4) Norepinephrine < 0.06 μg/kg/분

(5) Epinephrine < 0.1 μg/kg/분

(6) Phenylephrin < 1 μg/kg/분

(7) Vasopressin < 0.03 μg/kg/분

이탈 검사 중에는 ECMO 유량이 저유량이 되어 혈전 형성 및 ECMO 폐쇄 위험이 높아지므로 항응고요법을 치료 범위 내에서 유지해야 합니다.

이탈 검사에 성공하면, 즉시 ECMO를 이탈합시다.

탈혈관(drainage cannula)은 제거 후 삽입 부위를 압박하여 지혈합니다. 송혈관(return cannula)은 일반적으로 외과적 봉합 처치를 시행합니다. 혈관외과 의사와 이탈의 시점을 미리 논의해 두어야 합니다.[주)]

5–7일 이내에 ECMO 이탈할 수 없다면, 우심실 기능이 유지되고 있는 경우 좌심실 기능 개선을 위한 시간을 확보하기 위해 일시적인 좌심실 보조장치(예: Impella®)의 삽입을 고려합시다. 좌심실 기능의 개선이 기대되지 않는 경우, 심장 이식의 적응증이 있으면 좌심실 보조장치(LVAD)의 조기 삽입이나 이식 준비를 진행합니다.

역자주: 국내에서는 외과적 봉합도 하지만 bedside에서 Preclose "prostyle" vascular closure device를 이용하여 봉합하기도 한다.

표 6 장기 삽입형 좌심실 보조장치 및 심장이식의 적응증 조건 예시

- 신경학적 회복이 이루어져 있음
- 다장기 부전이 없음
- 고령이 아님
- 사회적 지원을 받을 수 있음
- 전이성 악성종양이 없음

장기적인 장치 삽입 또는 이식의 적응증은 각 병원에서 개별적으로 검토되는 것이 일반적이지만, 표 6을 참고합시다. 적응증에 해당하지 않는 경우에는 VA-ECMO의 withdrawal (최대한의 고통 완화와 병행한 ECMO 이탈)을 포함하여 논의를 진행합니다.

한편, 모든 VA-ECMO가 도입 환자에 대해서는 **도입 시점부터 완화적 대응에 대한 검토를 시작하고 ECMO 관리에서 기대되는 효과, 치료의 목표를 설정하며, 가족에 대한 지원 등을 다각적으로 제공하는 것이 이상적입니다.** 완화 치료에 대한 지식을 가진 전문가의 개입이 기대됩니다.

【시나리오 3: VA-ECMO의 합병증】

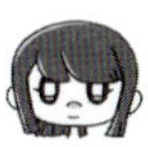
히카리 이상하네요…. ECMO 유량이나 활력징후는 좋아 보이는데, 왜 젖산이 떨어지지 않을까요?

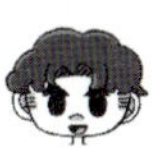
아츠시 (혈액 가스 결과를 보며) 그러게 말이야…. 히카리 선생, 환자의 신체 소견은 확인했어?

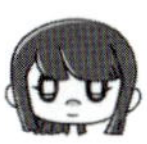
히카리 …! 좌측 다리의 혈색이 우측보다 분명히 나빠 보입니다. 혹시 허혈인가요?

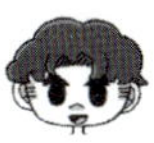
아츠시 이 환자는 좌측 대퇴동맥에 송혈관이 들어가 있네. 대처 방법은 알고 있나?

6 VA-ECMO의 합병증 관리[1]

ECMO의 합병증은 환자의 생명 예후에 직결됩니다. 대응책도 확실히 공부해 둡시다.

VA-ECMO는 강력한 순환 보조 기능을 제공할 수 있지만, 그와 동시에 매우 침습적인 치료법이므로 합병증을 최소화하는지가 ECMO 관리의 핵심이라고 할 수 있습니다. ECMO 전반에 관련된 합병증에 관해서는 다음 장의 VV-ECMO에서 설명하므로, 여기서는 VA-ECMO에 특유한 합병증에 관해 설명하겠습니다.

❶ 하지 허혈

송혈관이 삽입된 대퇴동맥은 삽입 부위보다 먼 쪽 하지의 혈류가 캐뉼라에 의해 차단될 수 있으며, 이런 경우에는 하지의 혈류를 유지하기 위해 distal perfusion cannula(원위측 관류 캐뉼라)를 삽입합니다(그림 4). ECMO 도입 후 4시간 이내에 이러한 조치가 필요한지 판단해야 합니다.

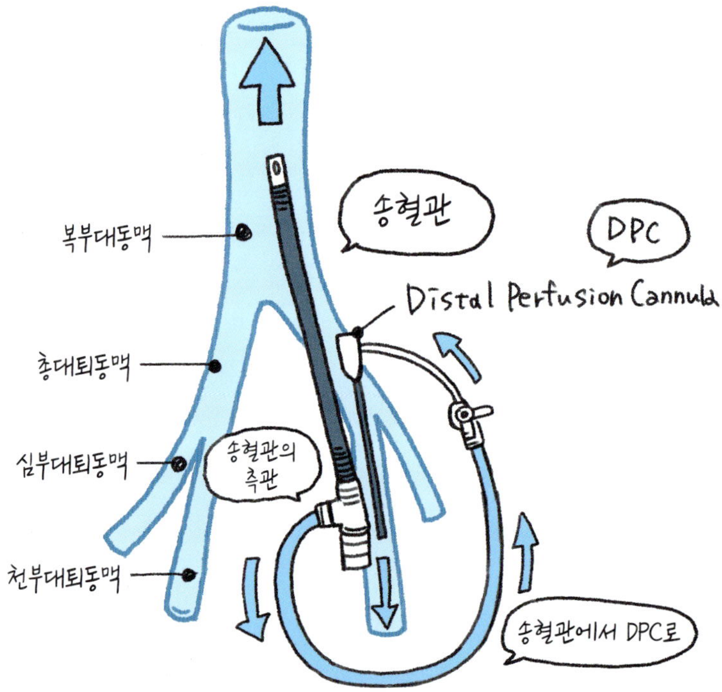

그림 4 Distal perfusion cannula(원위측 관류 캐뉼라)

❷ 역행성 송혈(retrograde perfusion)의 폐해

앞서 언급한 것처럼 역행성 송혈로 인해 좌심실 후부하를 증가시켜, 심장 부하 경감이라는 급성 허혈성 심장 관리 원칙과 상반되는 결과를 초래할 수 있습니다. 따라서 **VA-ECMO 유량은 적절한 장기 관류를 유지하면서 혐기성 대사를 피하고, 자가 심박출을 최대한 방해하지 않는 최소한의 수준으로 유지해야 합니다.** 이와 더불어 혈행역학과 심장 부하를 평가하여 좌심실 부하의 경감을 단계적으로 시도합니다. 이를 좌심실의 unloading이라고 부릅니다. 좌심실 부하의 평가 방법과 unloading의 방법을 표 7-1, 표 7-2에서 소개합니다.

그럼에도 ECMO 유량으로 인해 대동맥판의 개방이 방해되거나, 대동맥판 역류로 인해 좌심실 확대가 진행되는 경우 더 침습적인 방법으로 좌심실 내 용량을 직접 줄이는 방법이 있

표 7-1 좌심실 부하 평가

방법	지표	부하의 크기		
		경도	중등도	중증
동맥 라인	혈압	경도 저하	중등도 저하	거의 0
중심 정맥 라인	$ScvO_2$	75-55%	55-45%	< 45%
	CVP(mmHg)	8-12	12-16	> 20
심초음파	A판	2심박마다 열림	3-4심박마다 열림	열리지 않음
	좌심실 확장	경도	중등도	중증
	좌심방 확장	경도	중등도	중증
	좌심실 내의 모야모야 초음파	경도	중등도	중증
	IVC 직경(cm)	1.5-2.5	> 2.5	> 2.5
	IVC 변화량(%)	< 50%	< 50%	없음
폐동맥 카테터	PCOP(mmHg)	13-18	18-25	> 25
검토해야 할 좌심실 unloading법		저침습적 방법	IABP + 저침습적 방법	침습적 방법

표 7-2 좌심실 unloading의 방법

	방법	효과
저침습적 방법	ECMO 유량의 감량	★★★☆☆
	강심제	★★☆☆☆
	혈관확장제	★★☆☆☆
	PEEP 증가	★★☆☆☆
	이뇨제	★☆☆☆☆
침습적 방법	Impella®	★★★★★
	Pulsatile trans-aortic suction device (PulseCath iVAC2L® 등)	★★★☆☆
	심방중격 절개	★★★☆☆
	외과적 vent(좌심실에서 직접 탈혈)	★★★★★
	폐동맥 vent	★★★☆☆
	IABP	★★☆☆☆
	중격을 통한 심방 카테터 삽입	★★★★☆
	탈혈관의 추가 삽입	★★☆☆☆
	Central ECMO로의 전환	★★★☆☆

으며, 이를 좌심실 "벤트(vent)"라고 부릅니다(표 7-2의 침습적 방법). 특히 Impella®는 일본에서도 도입하는 병원이 증가하고 있으며, 관리 방법은 반드시 전문 서적을 통해 한번 학습해야 합니다.[주)]

칼럼 Impella®[8)]

(1) Impella®의 개요

일시적인 좌심실 보조장치로, 일본에서도 Impella® 사용 빈도가 증가하고 있습니다(시행 병원 목록: https://j-pvad.jp/facility/). 특히 일본에서 선택된 좌심실 보조용 Impella®에 대해 간단히 소개하겠습니다.

Impella®는 속이 비어 있는 파이프 형태의 카테터 내부에 설계된 회전식 아르키메데스 스크류가 작동하여 좌심실 내에서 대동맥으로 혈액을 배출하는 장치입니다. 대퇴동맥이나 쇄골하동맥 등을 통해 삽입하며, 역행성으로 대동맥판을 경유해 좌심실 내에 위치시킵니다(그림 5).

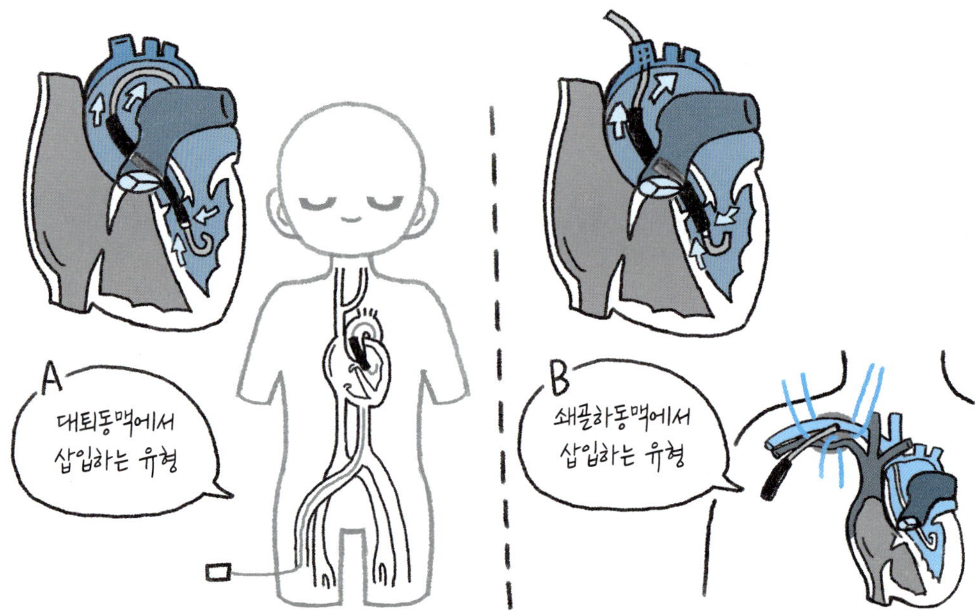

그림 5 Impella®

A: 대퇴동맥으로부터, B: 쇄골하동맥으로부터

역자주: 현재 국내에서 Impella®는 사용할 수 없다. 2025년 보험 도입 예정으로 사용할 수도 있다.

Impella®는 보조할 수 있는 박출량의 상한에 따라 Impella® 2.5, Impella® CP (3.5-4.3 L/분까지), Impella® 5.0, Impella® 5.5의 종류가 있습니다. Impella® 5.0 이상은 삽입 시 혈관 수술이 필요하지만, 그 미만이면 경피적으로 삽입이 가능합니다.

Impella®가 혈행역학에 미치는 효과는 ① **평균동맥압 상승, ② 심박출량 증가, ③ 조직 순환 개선, ④ 관상동맥 혈류의 증가**입니다. 또한, 좌심실 내에서 직접 혈액을 배출하기 때문에 좌심실 unloading(확장기말 좌심실 내압, 좌심실 작업량, 심근 산소 요구량의 감소)과 더불어 폐동맥압과 우심실 후부하를 경감시킵니다. 위에서 언급했듯이 VA-ECMO 관리 중 좌심실 확장이 제어되지 않을 때 **vent를 수행하는 장치로도 유용**합니다.

이러한 효과를 활용하기 위해 좌심실 보조용 Impella®는 다음과 같은 상황에서 사용됩니다. ① 심장성 쇼크에서 순환 보조, ② 좌심실 unloading (VA-ECMO+Impella®=ECMELLA), ③ 고위험 PCI, ④ VT 절제술.

이처럼 다양한 상황에서 강력한 지원을 제공할 수 있지만, 문제점도 존재합니다. 주요 문제점으로 ① 출혈 합병증, ② 용혈, ③ 사지 허혈, ④ 색전증이 있습니다. IABP와 비교하면 이러한 빈도가 높습니다[9,10]. ②의 용혈은 신장 손상을 유발하며 실제로 신대체요법의 적응증 빈도가 증가한다는 것도 알려져 있습니다[11].

결과적으로, 현시점에서 Impella®가 환자의 예후를 개선한다는 절대적인 데이터는 얻어지지 않았습니다.[주]

좌심실 보조용 Impella®의 금기로는 ① 좌심실 혈전, ② 대동맥 인공판막입니다. 상대적 금기로는 ③ 중증 대동맥판 역류, ④ 폐쇄성 비대심근병증, ⑤ 심근경색 후 중격 천공, ⑥ 용혈을 동반한 혈액 질환, ⑦ 상행대동맥류, ⑧ 중증 말초동맥질환이 있습니다. 또한, 좌심실 전부하가 적절한 것이 전제 조건이며, 중증 우심실부전 사례에서는 Impella® 단독 관리가 불가능합니다.

또한, Impella®로 삽입하는 보조순환용 펌프 카테터의 재료비는 257만 엔으로 매우 고가입니다(진료 점수 조견표 2022년 4월판). 보험 청구가 가능하기 때문에 병원에 부담이 되는 것은 아니지만, 담당하는 의사는 보험기준을 알고 있어야 합니다. 병원은 Impella® 삽입으로 인해 첫날에는 "경피적 심폐보조법 11,000점"을, 2일째 이후에는 "대동맥 풍선 펌프법 3,680점"을 청구할 수 있습니다. 새로운 치료법이긴 하지만 실제로 병원이 청구할 수 있는 기술료 측면에서는 VA-ECMO나 IABP와 다르지 않습니다.

역자주: 최근 발표된 DanGer Shock Trial에서는 STEMI(급성 ST 분절 상승 심근경색)와 관련된 심장성 쇼크 환자의 치료에서, 표준 치료와 함께 미세축 유동 펌프(microaxial flow pump)를 routine하게 사용하는 경우, 표준 치료만을 시행했을 때보다 180일 이내 모든 원인에 의한 사망 위험이 낮아지는 결과를 보였다.

(2) ECMELLA

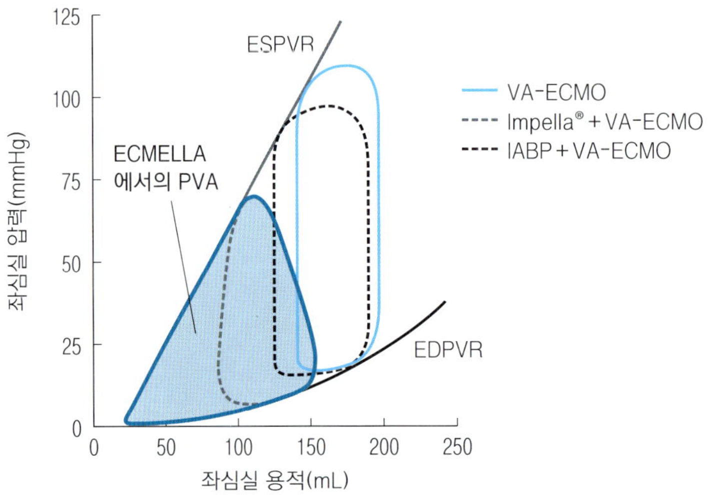

그림 6 좌심실에서의 PV-루프와 PVA(pressure-volume area: 압력-용적 면적)

PVA는 심근의 산소 소모량을 나타냅니다. ECMELLA는 ECMO에 의한 전부하 경감과 Impella®에 의한 좌심실 unloading(후부하 경감)을 통해 좌심실 작업량을 극적으로 개선합니다. IABP는 후부하를 약간 줄이지만, 좌심실 작업량을 거의 감소시키지 못합니다.
ESPVR: end-systolic pressure-volume relationship(수축기말 압력 용적 관계)
EDPVR: end-diastolic pressure-volume relationship(확장기말 압력 용적 관계)
(Ezad SM. Circulation. 2023; 147: 1237-50[12]에서 일부 수정)

Central을 제외한 VA-ECMO는 역행성 유량으로 인해 좌심실 후부하를 증가시키고, 특유의 합병증을 유발합니다(본 장 1-②, 6-② 참조). 이를 방지하기 위해 **좌심실 unloading을 위해 Impella® 를 병용하는 개념이 ECMELLA**입니다. 표 7-2에서 침습도가 상대적으로 낮으면서도 효과가 크다는 점에서 임상 활용이 증가하고 있습니다. ECMELLA는 ECMO 단독 혹은 ECMO+IABP와 비교했을 때, 좌심실 unloading을 통해 좌심실의 작업량을 줄이는 효과가 있습니다. 이와 관련해 PV-loop을 사용해 생각해 봅시다. PV-loop(pressure-volume loop)란 1심박 내에서 좌심실의 압력과 용적을 동일 평면에 나타낸 궤적으로, 심장의 수축성과 확장성, 전부하 및 후부하를 가시화함으로써 순환 역학을 이해하는 데 유용합니다(자세한 내용은 전문 서적 참조). PV-loop에서 PVA(pressure-volume area)는 심근의 산소 소모량을 나타내며, 그림 6에서 보듯이 ECMELLA는 ECMO 단독 또는 ECMO+IABP와 비교했을 때 PVA를 감소시켜 심근의 산소 소모량을 줄이는 것을 알 수 있습니다[12]. 난치성 심장성 쇼크 환자에서 VA-ECMO 단독과 비교했을 때 환자의 예후를 개선했다는 후향적 연구가 여러 건 보고되었지만[11,13], 2019년 기준 메타분석에서는 좌심실

unloading 방법으로 Impella®가 사용된 비율이 IABP에 비해 현저히 적었으며(IABP가 90%)[14], 앞으로 추가적인 연구가 필요합니다.

한편, VA-ECMO 단독과 비교했을 때 ECMELLA의 합병증 위험은 더 증가합니다[15]. Impella®와 IABP를 비교한 연구들에서는 Impella® 사용군의 예후가 더 좋을 가능성을 시사한 보고가 있는 반면[16], 예후에 차이가 없으며 출혈 합병증이 Impella®군에서 더 많이 발생했다는 연구도 있습니다[15].

실제 임상에서는 ECMELLA로 치료를 시작하여 순환 보조의 필요성이 감소했더라도 여전히 좌심실 지원이 필요한 경우 먼저 우심실 기능이 개선되었는지를 확인한 후 VA-ECMO를 제거하고 Impella® 단독 관리로 전환합니다. 그 후 Impella®를 제거하거나 장기이식형 좌심실 보조장치 또는 심장이식을 준비하는 전략을 취합니다. 순환 보조가 VA-ECMO보다 생리적이라는 점을 고려하면 합리적인 방법이지만 이는 우심실 기능 개선이 확인된 경우에만 검토할 수 있는 방법입니다.

현재 시점에서 어떤 unloading 방법이 가장 적합한지, 어떤 환자에게 ECMELLA가 이점이 있는지, 언제 ECMO를 이탈하여 Impella® 단독으로 전환하는 것이 좋은지에 대해 명확하진 않지만, 사례의 축적과 관리 경험의 증가를 통해 답을 얻을 가능성이 있습니다.

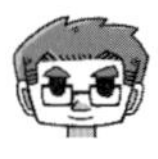

노부로 VA-ECMO 관리에서 중환자실 의사에게 요구되는 역할은 “VA-ECMO 지원 기간을 최소한으로 하기 위한 적절한 평가와 개입 및 안정적인 관리”입니다. 이를 위해 mixing zone을 고려하며, 변화하는 심장의 펌프 기능과 전부하 및 후부하를 면밀히 평가해야 합니다. 항상 ECMO 이탈을 염두에 두고, 그 시점에서 최적의 관리를 목표로 삼아야 합니다. 또한 합병증의 발생을 미리 인지하고 신속히 대응할 수 있는 준비가 필요합니다. 이를 위해 함께 철저히 공부해 둡시다.

요약

- VA-ECMO의 회로를 직접 그릴 수 있도록 하자
- 도입은 목표가 아니라 시작이다! 관리 방법을 정리하자
- VA-ECMO 특유의 합병증과 대처 방법을 기억하자

■ 참고문헌

1) Lorusso R. ASAIO J. 2021; 67: 827-44.
2) Gajkowski EF. ASAIO J. 2022; 68: 133-52.
3) Richardson ASC. ASAIO J. 2021; 67: 221-8.
4) Soar J. Resuscitation. 2021; 161: 115-51.
5) Schmidt M. Crit Care. 2014; 18: 203.
6) Besnier E. Shock. 2020; 53: 426-33.
7) McMichael ABV. ASAIO J. 2022; 68: 303-10.
8) Lusebrink E. Circulation. 2022; 145: 1254-84.
9) Scherer C. J Clin Med. 2020; 9: 3803.
10) Pieri M. J Interv Cardiol. 2018; 31: 717-24.
11) Schrage B. Circulation. 2020; 142: 2095-106.
12) Ezad SM. Circulation. 2023; 147: 1237-50.
13) Akanni OJ. ASAIO J. 2019; 65: 219-26.
14) Russo JJ. J Am Coll Cardiol. 2019; 73: 654-62.
15) Grandin EW. J Am Coll Cardiol. 2022; 79: 1239-50.
16) Baldetti L. Int J Cardiol. 2020; 312: 16-21.

[波多間浩輔, 松本丈雄, 石井潤貴]

SpO$_2$가 80%인데 괜찮을까…?

2 VV-ECMO

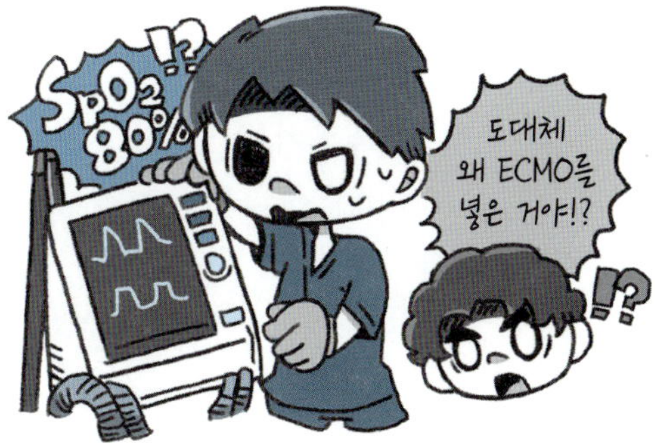

하야테 선생님은 VA-ECMO 환자를 몇 명 담당하면서 ECMO라는 장치 자체에 조금씩 익숙해지고 있었습니다.

오늘 하야테 선생님이 맡은 환자는 COVID-19 폐렴으로 인해 호흡 상태가 악화되어 ICU에 입실한 60대 여성입니다. 기관삽관 후 인공호흡기 치료를 시작했으나 호흡 상태의 개선이 미미하여 아츠시 선생님은 VV-ECMO를 도입하기로 했습니다. 하야테 선생님은 완벽히 이해하지 못한 상태에서 VV-ECMO 도입을 돕게 되었습니다.

하야테 VA-ECMO 다음에는 VV-ECMO인가~. 심장 문제가 아니라 폐를 대신해 주는 장치였지? 음… 오른손 SpO$_2$가 80%!? 큰일이네, 너무 낮은데…. 인공호흡기 설정은 F_IO_2 0.3, PEEP 10 cmH$_2$O, 고원(plateau) 압력 20 cmH$_2$O, 1회 환기량은 3 mL/kg로 낮은 편이네. 보기에도 중증 환자인 것 같으니, F_IO_2랑 구동 압력을 조금 더 올려야겠어.

아츠시 하야테 선생님, 폐를 쉬게 하려고 VV-ECMO를 도입한 건데, 그게 맞는 걸까?

하야테 어, 그런데 SpO$_2$가 80%이고, 1회 환기량이 3 mL/kg인 건 너무 낮지 않나요? 중증 환자니까 충분히 산소를 공급해 줘야 하지 않나요!

아츠시 음, 아무래도 VV-ECMO의 역할과 목적을 잘 이해하지 못한 것 같네. 같이 공부해 볼까!

【VV-ECMO란?】

먼저, 이해하기 쉽도록 직접 VV-ECMO의 일러스트를 그려보는 연습을 해봅시다! 그림 그리는 방법에 대해서는 앞 장에서 설명한 내용을 참고하세요.

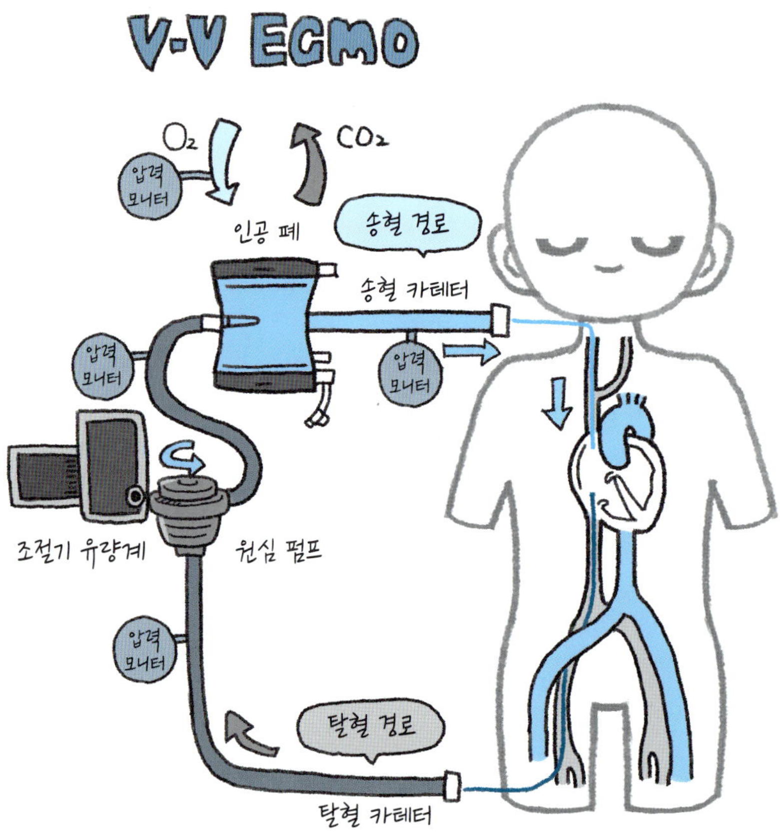

【 VA-ECMO와의 차이는? 】

VA-ECMO는 **V(정맥)에서 탈혈(drain)하여 A(동맥)로 송혈(return)**하기 때문에, 혈액은 우심방→탈혈 회로(drain circuit)→원심 펌프→인공 폐→송혈 회로(return circuit)→동맥의 순서로 흐릅니다. 급성 심근경색이나 심근염 등으로 인해 심기능이 현저히 저하된 경우에도 전신에 산소를 운반할 수 있으므로, **심폐 보조를 목적으로** 도입됩니다. VA-ECMO와 PCPS는 동의어입니다. VA-ECMO는 심근경색, 심근염, 폐혈전색전증으로 인한 쇼크나 우발성 저체온증에 의한 순환 부전 등에 적응증이 되지만, 수일–1주일 이내에 병태가 회복되는 경우가 많아 조기 이탈이 가능합니다.

VV-ECMO는 **V(정맥)에서 탈혈(drain)하여 V(정맥)로 송혈(return)**하기 때문에 혈액은 우심방→탈혈 회로(drain circuit)→원심 펌프→인공 폐→송혈 회로(return circuit)→우심방 순서로 흐릅니다. VV-ECMO는 심장을 보조하는 효과는 없으며, **호흡 보조만을 목적**으로 도입됩니다. VV-ECMO를 통해 폐를 쉬게 하는(=lung rest) 것이 가능해지고, 인공호흡 관리 중 발생할 수 있는 ① 과도한 환기량(volutrauma), ② 과도한 압력(barotrauma), ③ 폐포의 주기적인 허탈 및 재확장(atelectrauma), ④ 폐 자체의 염증(biotrauma), ⑤ 산소 독성으로 인한 VILI(ventilator-induced lung injury)의 발생을 줄일 수 있습니다(4장 참조). 중증 호흡부전의 회복에는 2주에서 수개월이 소요되므로, **VA-ECMO와는 달리 장기적인 관리가 필요하다는 점이 큰 차이점**입니다.

1 VV-ECMO의 도입

❶ VV-ECMO의 도입 기준

중증 호흡부전 환자에서 인공호흡기 관리만으로는 산소화가 유지되지 않거나 고이산화탄소혈증이 발생하는 경우, 또는 폐에 비가역적인 손상을 줄 정도로 높은 인공호흡기 설정이 필요한 경우에 VV-ECMO가 도입됩니다.

2009년 CESAR trial[1]에서 VV-ECMO의 효과가 입증되었으며, 이후 H1N1 인플루엔자 폐렴으로 인한 중증 호흡부전에 대한 유효성도 보고되었습니다[2]. 이로 인해 ECMO의 시행 건수는 증가 추세를 보였습니다. 최근에는 COVID-19로 인해 VV-ECMO의 시행 건수가 더욱 증가하고 있습니다.

적응 질환으로는 바이러스성 폐렴, 세균성 폐렴, 천식 중첩 발작, 수술 후 · 패혈증 · 외상에 으로 인한 ARDS 등이 있으며, 폐 기능이 가역성이 있어야 한다는 전제 조건이 있습니다.

표 1에 ELSO 가이드라인[3]에 기재된 ECMO 도입 기준과 상대적 금기를 나타냈습니다. 이는 많은 병원에서 참고하는 도입 기준입니다.

또한, 2018년에 발표된 EOLIA trial[4]의 도입 기준도 표 2에 기재하였습니다. 도입까지의 시간 경과와 복와위 요법과 같은 지지 요법이 구체적으로 나와 있습니다.

❷ 캐뉼라의 선택, 캐뉼라의 적절한 위치

VV-ECMO는 몇 주에서 몇 달 동안 시행할 가능성이 있으므로, ECMO의 수명을 연장하기 위해 **탈혈을 효율적으로 수행하는 것이 중요**합니다. **탈혈에서 중요한 것은 캐뉼라의 굵기와 적절한 위치에 삽입하는 것**입니다.

캐뉼라의 굵기를 선택할 때 Hagen-Poiseuille 법칙이 기본원칙으로 적용됩니다.

표 1 ELSO 가이드라인에 따른 VV-ECMO 도입 기준

적응증

1) 저산소혈증

저산소성 호흡부전의 경우, 사망률이 50% 이상일 때 고려되며, 사망률이 80% 이상일 때 적응증이 된다.

사망률 50%: $F_IO_2 > 0.9$에서 P/F 비율 < 150 and/or Murray 점수 2-3점

사망률 80%: $F_IO_2 > 0.9$에서 P/F 비율 < 100 and/or 6시간 이상의 적절한 치료에도 불구하고 Murray 점수 3-4점

2) 고이산화탄소혈증

인공호흡기 관리하에서 높은 흡기 고원(plateau) 압력(Pplat > 30 cmH_2O)에도 불구하고 CO_2가 높은 경우

3) 심각한 공기 누출 증후군

4) 폐 이식 대기자 명단에 등록된 환자로 삽관이 필요한 경우

5) 즉시 심부전 및 호흡부전으로 진행될 수 있는 병태(폐쇄전증, 상기도 폐쇄, 적절한 대응에도 개선이 어려운 경우)

상대적 금기

절대적으로 적응증에서 제외되는 병태는 존재하지 않으며, 증례별로 평가한다.
그러나 예후가 불량할 가능성을 시사하는 상태에서 상대적으로 적응증에서 제외될 수 있는 경우는 다음과 같다.

1) 7일 이상 높은 조건 하($F_IO_2 > 0.9$, Pplat > 30 cmH_2O)에서의 인공호흡기 관리
2) 면역억제 상태(호중구 수가 400/mm^3 이하)
3) 최근 또는 악화 경향이 있는 두개내 출혈
4) 중추신경계 손상이나 말기 악성종양 등 비가역적인 상태
5) 연령 제한은 없으나, 연령이 증가할수록 위험성이 높아짐

Murray Score[5)]

	0점	1점	2점	3점	4점
X선상의 폐음영	없음	25%	50%	75%	전폐야
P/F 비율	≧300	225-299	175-224	100-174	<100
PEEP(cmH_2O)	<5	6-8	9-11	12-14	≧15
순응도(mL/cmH_2O)	≧80	60-79	40-59	20-39	<19

합계점/4로 평균점을 산출한다.
0: 폐 손상 없음, 0.1-2.5: 경도-중등도 폐 손상, 2.5점~: 중증 폐 손상

표 2 EOLIA 시험에서의 ECMO 도입 기준

1. P/F 비율이 50 미만이 3시간 이상 지속되며, 지원 요법*으로도 개선되지 않음
2. P/F 비율이 80 미만이 6시간 이상 지속되며, 지원 요법*으로도 개선되지 않음
3. 인공호흡기 설정을 호흡수 35회/분, Pplat ≦ 32 cmH_2O로 유지하도록 설정해도 pH < 7.25 이면서 $PaCO_2$ ≧ 60 mmHg이 6시간 이상 지속됨

*지원 요법: NO 흡입, recruitment 수기, 복와위 요법, HFO, almitrine 투여

칼럼 히로시마대학의 도입 기준

히로시마대학에서도 ELSO 가이드라인에 따라 Murray score 3-4점이 지속되는 급성 호흡부전 환자를 VV-ECMO 적응증으로 간주하고 있습니다. 그러나 보다 간단하게 적응증을 판단하기 위해 일본 ECMOnet에서 권장하는 다음 기준도 참고하고 있습니다.

① PEEP 10 cmH_2O 이상에서 P/F 비율 100 미만

② 진행성으로 악화되고 있음

③ 일상생활동작(ADL)이 양호

① ②를 만족하는 증례는 Murray score에서 약 3.3점에 해당하므로, ELSO 가이드라인과의 일관성도 확보되고 있습니다. 이 외에도 나이는 중요한 예후 인자입니다. 일본 ECMOnet의 데이터에서는 사망 예후를 예측하는 나이의 cut off값이 59세였다는 점이 제시되었습니다[6]. 원질환이 가역성인지 여부는 벌집모양 변화와 기종성 변화의 범위로 판단하며, 침윤음영이나 간유리음영의 범위는 고려하지 않습니다.

[大下愼一郎]

아래의 식에서 알 수 있듯이, **유량에 가장 큰 영향을 미치는 요소는 반경, 즉 캐뉼라의 굵기**입니다.

$$\text{유량} = (\pi \times \text{관 내를 통과할 때의 압력 차} \times \text{반경}^4) / (8 \times \text{액체의 점도} \times \text{관의 길이})$$

캐뉼라의 굵기는 표 3에 나온 것처럼 체표 면적을 기준으로 선택하며, **혈관 직경의 2/3를 초과하지 않는 크기**로 결정합니다. 유량을 확보하기 위해 가능하면 가장 굵은 캐뉼라를 선택합니다.

표 3 캐뉼라 직경 선택

체표 면적(m^2)	탈혈관 직경(Fr) 대퇴정맥에서 약 50 cm	송혈관 직경(Fr) 내경정맥에서 약 15 cm
1.0-1.3	23	17
1.3-1.6	23	17
1.6-1.8	25	19
1.8-2.1	27	19
2.1-2.4	29	21

(문헌 7을 기반으로 작성)

성인의 VV-ECMO에서는 우내경정맥과 대퇴정맥이 삽입 부위로 자주 사용되며, 어느 쪽을 송혈 측 또는 탈혈 측으로 할지는 병원마다 다릅니다. 탈혈관의 위치는 삽입 부위가 우내경정맥과 대퇴정맥 중 관계없이 **가능한 한 우심방 근처에 배치하는 것이 중요**합니다. 우내경정맥을 통해 탈혈관을 삽입하는 경우, 하대정맥을 통한 탈혈에 비해 탈혈 불량이 발생할 가능성은 낮지만, 재순환율(다음 항목에서 설명)이 높아집니다.

2 VV-ECMO 중의 동맥혈 산소 포화도의 정상치는?

❶ 재순환이란?

재순환이란 **ECMO를 통해 산소화된 혈액이 다시 탈혈하는 현상**을 말합니다. 체내의 모든 정맥혈이 VV-ECMO를 통해 산소화되는 것이 아니며, ECMO에서 가스 교환된 혈액과 체순환을 끝낸 정맥혈이 혼합되어 폐순환으로 보내집니다. 재순환 비율이 증가하면 체순환을 마친 정맥혈의 비율이 증가하게 되어 환자에게 공급되는 산소가 감소합니다. 반대로 재순환 비율이 낮으면 ECMO 유량이 적더라도 환자에게 공급되는 산소를 증가시킬 수 있습니다.

재순환 비율은 아래와 같이 계산할 수 있습니다.

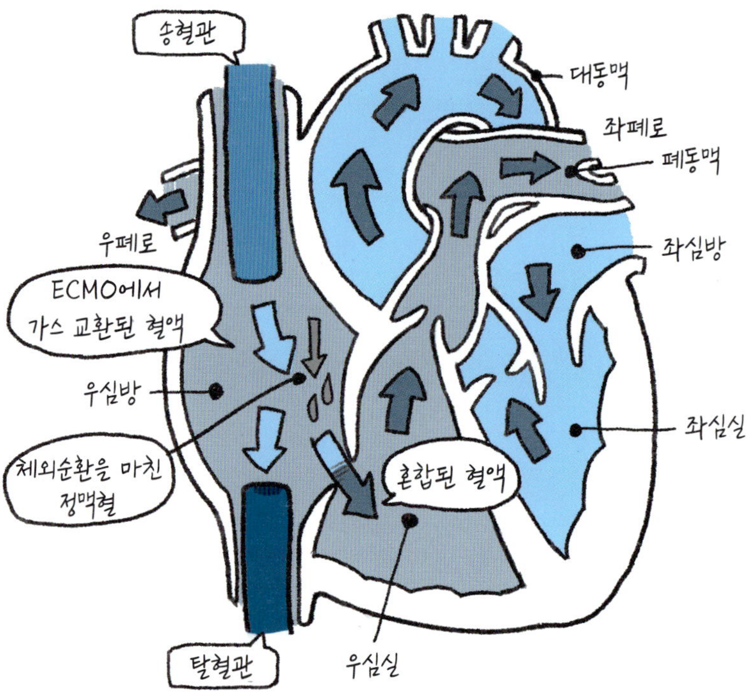

재순환율 = (탈혈 측 산소포화도 – 혼합정맥혈 산소포화도)/
(송혈 측 산소포화도[항상 1] – 혼합정맥혈 산소포화도)

실제로는 혼합정맥혈 산소포화도(SvO_2)를 VV-ECMO로 측정할 수는 없으므로, 중심정맥 라인에서 채취한 정맥혈 산소포화도($ScvO_2$)를 이용하여 재순환율을 추정합니다.

탈혈 측 산소포화도가 75% 이상인 경우에는 재순환을 의심합니다. 또한, 재순환율이 상승하면 환자의 **동맥혈 산소 포화도 감소나 $PaCO_2$ 상승**이 관찰됩니다.

❷ 재순환율이 상승하는 이유

이제 재순환율이 상승하는 요인에 대해 생각해 봅시다.

① 캐뉼라 위치 부적절

송혈관과 탈혈관의 위치가 가까우면 재순환율이 증가하므로, 송혈관과 탈혈관의 거리가 8 cm 이상 되는 것이 바람직하다고 합니다. 탈혈 캐뉼라는 가능한 한 깊게 삽입한 후, 재순환율을 평가하여 위치를 조정합니다. 캐뉼라를 깊게 삽입하는 조작은 맹목적으로 수행하면 위험하므로, 원칙적으로 투시하에서 진행해야 합니다.

② ECMO 유량이 많음

ECMO 유량을 증가하면 환자의 산소포화도가 일정 수준까지는 상승하지만, 당연히 ECMO 유량이 커질수록 탈혈관으로 흡입되는 혈액도 많아집니다. 이로 인해 재순환율이 증가하며 산소화에는 한계가 있습니다.

③ 심박출량 저하

심기능이 저하되면 우심방 내에서 혈액을 보낼 수 없게 되어 재순환율이 증가합니다. 이 경우, 카테콜아민을 사용하거나 VA-ECMO로 전환을 고려해야 합니다.

【AVALON 이중 내강 도관[8)]】

이중 내강 ECMO용 카테터로 우내경정맥을 통해 삽입하여 끝부분은 하대정맥 내에 위치시킴으로써, 상대정맥과 하대정맥의 두 곳에 있는 탈혈공을 통하여 탈혈하며, 두 탈혈공 사이에 있는 송혈공을 통해 송혈하는 구조로 되어 있습니다(그림 1). 일반적인 카테터는 재순환율이 약 30–50% 정도로 알려져 있지만, 이 캐뉼라는 한 개의 캐뉼라로 VV-ECMO를 운용할 수 있으며, 재순환율을 약 10% 정도로 낮출 수 있습니다.

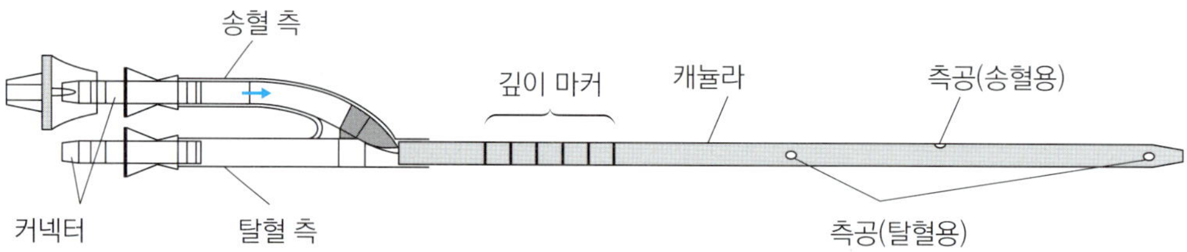

그림 1 AVALON Double-lumen 카테터의 구조[10)]

단점은 **캐뉼라의 적정 위치를 정하기가 어렵다는 점**으로, 삽입 시 투시하 또는 경식도 심초음파를 사용하여 삽입합니다. 10%의 비율로 이동하거나 위치 불량이 발생하여, 캐뉼라 끝이 우심방과 원위 간혈관에 근접해 IVC에 삽입되기 때문에, 캐뉼라의 이동에 따른 우심방 손상이나 간정맥 손상의 위험이 있습니다. 또한, 가이드 와이어가 삼첨판을 넘어 우심실에 잘못 삽입된 경우 우심실 천공의 합병증 발생도 보고된 바 있습니다[9)].

❸ VV-ECMO의 산소 운반

일반적으로 인공 폐 출구에서의 산소포화도는 100%, PO_2는 300 mmHg 이상입니다.

심장으로 되돌아온 혈액이 모두 탈혈되고, 송혈된 혈액이 모두 우심방으로 흐르게 되면 산소포화도는 100%가 됩니다. 그러나 실제로는 그렇지 않습니다. ECMO로 탈혈되지 않은 혈액이나 재순환으로 인해 우심실로 흐르는 혈류의 산소포화도는 80%대가 됩니다.

❹ 대응해야 하는 동맥혈 산소 포화도란?

결론부터 말하자면, **산소의 수요와 공급의 균형이 유지된다면 동맥혈 산소 포화도가 낮더라도 즉각적인 개입은 필요 없습니다.**

동맥혈 산소 함유량(CaO_2)$=1.34 \times Hb \times SaO_2/100+(0.003 \times PaO_2)$
산소공급량($\dot{D}O_2$)$=CaO_2 \times CO \times 10$
산소소비량($\dot{V}O_2$)$=DaO_2-DvO_2$ 또는 3–5 mL/kg/분
Hb: 헤모글로빈 농도(g/dL), SaO_2: 산소포화도(%),
CO: 심박출량(L/분), PaO_2: 동맥혈 산소분압(mmHg)

산소공급량 · 산소소비량의 식은 익숙해졌을 것으로 생각합니다. 정상적인 사람은 $\dot{D}O_2$: $\dot{V}O_2$ =5:1이 되며, 혼합정맥혈 산소포화도는 80% 정도입니다.

조직으로의 산소 공급에 영향을 미치는 3가지 요소는 SaO_2, Hb, 심박출량입니다. $\dot{D}O_2$가 감소하는 원인으로는, SpO_2가 변하지 않는다면, 순환 혈액량 감소, 심장성 쇼크, 빈혈 등을 생각해 봅시다.

또한, VV–ECMO에서는 ECMO를 통해 산소화된 혈액 일부가 재순환되지 않고 체내로 돌아가는 혈액(Flow A)과 ECMO를 거치지 않은 혈액(Flow B)이 합쳐져 폐순환으로 돌아갑니다.

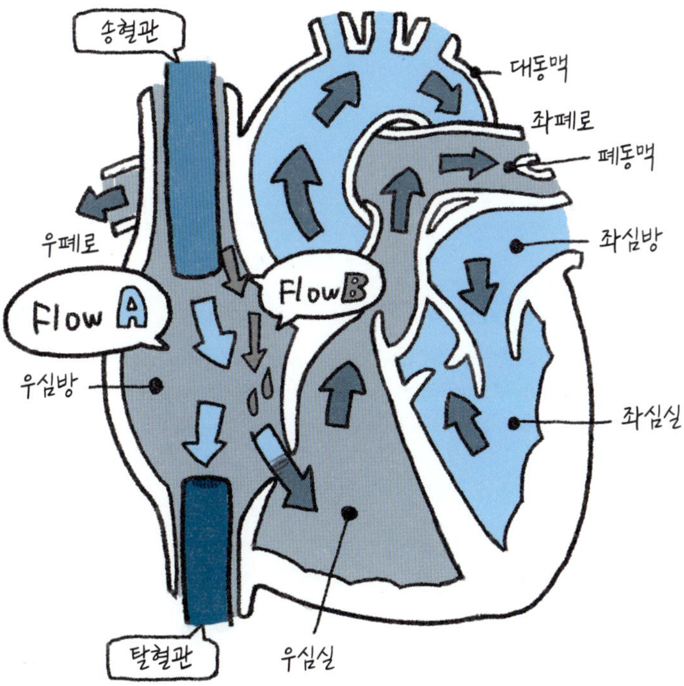

SaO_2가 저하될 때 단순히 ECMO 유량 부족만을 의심할 것이 아니라, 재순환율 증가나 심박출량 증가로 인해 ECMO를 통과하지 않은 혈액의 비율이 많아진 경우를 고려해야 합니다.

예를 들어 Flow A ($SaO_2 = 100\%$)가 3 L/분이고, Flow B ($SaO_2 \fallingdotseq ScvO_2$)가 2 L/분이라고 가정해 봅시다.

$ScvO_2$가 60%일 경우 Flow (A+B)의 SaO_2는 84%가 됩니다. $ScvO_2$가 75%일 경우 Flow (A+B)의 SaO_2는 90%가 됩니다.

반대로, 재순환율이 증가하여 Flow A가 감소한 경우나, 심박출량이 증가하여 Flow B의 비율이 증가하면 SaO_2는 저하하게 됩니다.

그렇다면 대응해야 할 동맥혈 산소 포화도 저하는 어떤 경우일까요?

$\dot{D}O_2$가 저하되거나, 혹은 $\dot{V}O_2$가 증가하는 경우에 산소 수요와 공급 균형이 무너집니다. $\dot{D}O_2:\dot{V}O_2 = 2:1$ 이하일 때, 혼합정맥혈 산소포화도는 50% 정도가 되어, 혐기성 대사가 시작됩니다. 이 혐기성 대사가 시작되는 시점을 **critical $\dot{D}O_2$**라고 합니다. $\dot{D}O_2:\dot{V}O_2 = 3:1$이 유지되고 있다면, SaO_2의 값에 상관없이 정상적인 대사는 유지됩니다.

젖산값, 심기능, 뇌국소 산소포화도, 사지 및 피부의 색, 장기 손상 등을 통해 **각 조직의 산소의 수급 균형을 평가하는 것이 중요**합니다. 순환 문제로 인해 산소 수급 균형이 무너졌다고 판단될 경우, 인공호흡기 설정을 올리는 것이 아니라 **빈혈을 개선**하고 수액 또는 승압제를 통해 **심박출량을 증가시키며, ECMO 유량을 늘림**으로써 $\dot{D}O_2$를 증가시킵니다.

또한, $\dot{V}O_2$가 증가하고 있는 경우에는 경련, 오한, 체온 상승, 통증 및 불안으로 인한 교감신경의 흥분 등이 원인으로 지적되며, 체온 상승의 원인을 탐색하고 진정 · 진통의 조절이 필요합니다[11].

3 ECMO 도입 후의 관리

그렇다면 기본적인 관리에 대해 살펴보겠습니다.

ECMO는 원심 펌프를 통해 탈혈관에서 체외로 혈액을 탈혈한 뒤, 인공 폐에서 O_2/CO_2 교환을 수행한 후, 송혈관을 통해 체내로 다시 혈액을 되돌려 보내는 장치입니다.

인공 폐에서의 가스 교환에 대해 설명하겠습니다.

인공 폐로 보내는 가스를 **송기 가스(sweep gas)**라고 합니다. Blender를 사용해 산소와 공기를 혼합하여 산소 농도를 조절하고 유량도 설정해야 합니다. 인공 폐에서는 중공섬유(hollow fiber)를 통한 농도 기울기에 따라 O_2와 CO_2가 이동합니다. 인공 폐의 산소 투과성은 매우 높아 비교적 적은 양의 송기 가스 유량으로도 산소 교환이 가능하기 때문에, **혈액 유량이 주로 산소화를 결정합니다. CO_2의 이동은 송기 가스 유량에 의존합니다.**

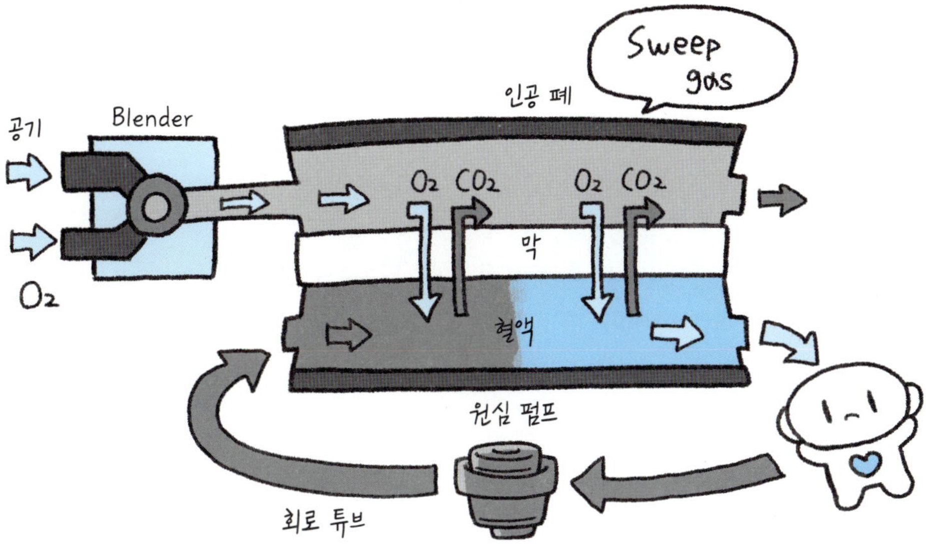

❶ 혈액유량

ELSO 가이드라인에서는 혈액 유량을 60–80 mL/kg/분으로 되어 있습니다. 또한, 체표면적 × 2.0–2.4 L/분이라는 식도 있습니다.

관 삽입 후 순환 혈액과 충전액이 섞일 때까지 혈류량을 점진적으로 증가시켜 얻을 수 있는 최대 혈류량을 확인합니다. 그 후, 장기에 대한 산소 공급이 적절한지 젖산값이나 신장 기능 등을 확인하면서 혈류량을 감소시킵니다. 급격한 PaO_2 상승은 뇌경색 위험을 높일 수 있으므로 주의가 필요합니다[12].

② Sweep gas

초기에는 sweep gas와 혈액 유량 비율을 1:1로 시작하고, PCO_2를 정상 범위 내로 유지할 수 있도록 조절합니다. ECMO 시작 전 PCO_2가 70 mmHg 이상일 경우 CO_2의 급격한 보정으로 인한 뇌순환 변동으로 뇌출혈, 뇌경색, 경련 등 합병증이 발생할 위험이 있습니다[13]. 따라서 송기 가스 유량은 낮게 시작하고, 점진적으로 증가시키는 것이 좋습니다.

③ 인공호흡기 설정

VV-ECMO의 가장 큰 목적은 폐를 쉬게 하는 것(lung rest)으로 낮은 기도 내압과 낮은 흡입기 산소 농도를 유지해야 합니다. 앞서 언급했듯이 VV-ECMO에서는 동맥혈 산소 포화도의 목표가 약 80% 정도이므로[주)] **호흡기 설정을 쉽게 올리지 않도록 주의**해야 합니다.

ELSO 가이드라인에서는 RR < 10, $F_IO_2 < 0.4$, Pplat < 25 cmH_2O, PEEP 5–15 cmH_2O, TV 1–5 mL/kg PBW로 기재되어 있습니다.

④ 항응고제

ECMO 관리 중 회로 내 혈전 형성을 예방하기 위해 항응고요법을 시행해야 합니다. 비분획 헤파린(UFH)이 일차선택약으로 사용되며, 캐뉼라 삽입 시 50–100단위/kg을 부하 투여하고, 이후 지속적으로 투여합니다. 활성화 부분 thromboplastin 시간(APTT) 또는 활성화 응고 시간(ACT)을 지표로 하여 20–50단위/kg/시간으로 유지합니다.

ELSO 가이드라인에서는 ACT를 지표로 삼는 것을 권장하지만, ACT와 APTT 중 어떤 지표를 사용할지는 병원에 따라 다릅니다. 목표값은 ACT 180–220초, APTT는 기준값의 1.5–2.5배 정도로 설정합니다. ECMO 시작 후에는 몇 시간마다 확인하고, 안정되면 하루에 몇 번 확인합니다.

UFH는 안티트롬빈(AT)과 결합하여 AT의 효과를 증대시켜 항응고 작용을 발휘하기 때문에 AT 활성이 저하되어 있을 때는 AT 제제의 보충이 필요합니다.

그 외에도 혈소판, PT-INR, 피브리노겐, 헤모글로빈은 매일 확인하며, 출혈 합병증을 고려하여 수혈을 검토합니다. 헤모글로빈의 목표값은 명확히 정해져 있지 않지만, 12 g/dL 정도를 기준으로 삼아 산소의 수급 균형을 고려하여 조절합니다. 혈소판은 2만/μL 이상 또는 출혈 경향이 있으면 5만/μL 이상을 목표로 합니다.

역자주: 최근 consensus guideline에서는 90% 이상을 목표로 하고 있으며, 이를 위해 ECMO flow를 최대화하도록 하고 있다.

❺ 회로내압에 대하여

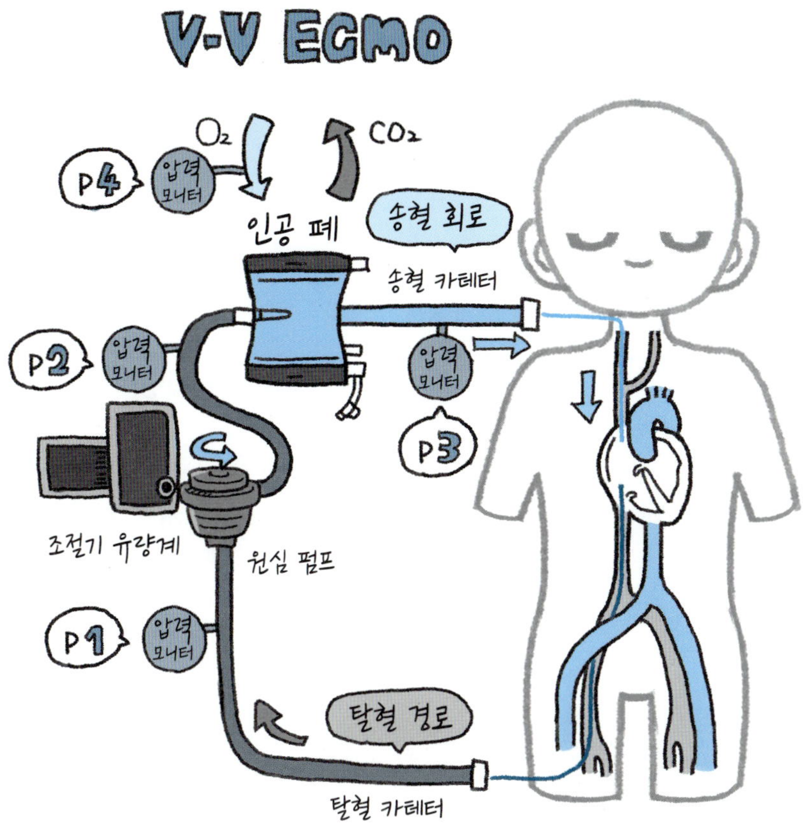

ECMO 회로에는 **P1(탈혈압), P2(폐 전압), P3(폐 후압), P4(송기 가스압)**라는 4개의 압력 모니터가 있습니다. 이 압력을 확인하여 ECMO 문제 발생 시 원인을 추정해야 합니다. ECMO 문제는 치명적이므로 회로 내 압력 평가가 매우 중요합니다.

P1은 **환자에서 원심 펌프까지의 혈액 압력**을 의미하며 기본적으로 음압입니다. 탈혈압이 음압 쪽으로 크게 기울 때는 탈혈 부전(drainage insufficiency)을 나타냅니다. 탈혈 부전 시에는 탈혈관이 떨리는 현상(chattering)이 발생합니다. 적혈구는 음압에 매우 약하기 때문에 탈혈압의 음압이 커지면 용혈이 발생할 수 있습니다.

P2는 **원심 펌프에서 인공 폐까지의 압력이며,** P3는 **인공 폐에서 환자까지의 압력**입니다. 원심 펌프에서 하류로는 양압입니다. P2와 P3를 함께 평가하면 문제가 어디에 있는지 알 수 있습니다. P2가 상승하고 P3가 하락하는 경우는 인공 폐의 이상을 의미하며 P2와 P3가 함께 상승하는 경우는 송혈관의 꺾임이나 폐쇄를 의미합니다(표 4 참조).

P4는 **송기 가스가 인공 폐로 원활하게 흐르고 있는지**를 확인하기 위한 압력입니다.

표 4 압력 모니터링의 해석

	P2(폐 전압)	P3(폐 후압)	P2-P3(비교차)
정상	→	→	→
인공 폐 이상	↑	↓	↑
송혈 불량	↑	↑	→

표 5 회로내압의 지표

P1(탈혈압)	탈혈 불량
P2(폐 전압)	인공 폐의 혈전
P3(폐 후압)	송혈 튜브 폐쇄
P4(송기 가스압)	가스 공급 중지 인공 폐의 악화(혈장 누출, wet lung)

P4의 상승은 혈장 누출(plasma leak)이나 wet lung과 같은 인공 폐의 악화를 의심하며, P4의 저하는 가스 라인의 꺾임이나 가스 배관이 벗어난 것을 고려합니다(표 5 참조).

혈장 누출은 인공 폐에서 가스 교환을 할 때 **혈액 쪽에서 혈장**(알부민, 글로불린[globulin], 응고인자 등)이 **침입하여 인공 폐 표면이 노란색 거품으로 덮이는 현상**을 말합니다. 혈장 누출로 인해 가스 교환 능력이 현저히 저하되기 때문에 회로 교체가 필요합니다.

또한 혈액에 포함된 수분이 인공 폐 내부에서 기화되어 인공 폐의 막을 통과한 뒤, 기체 상

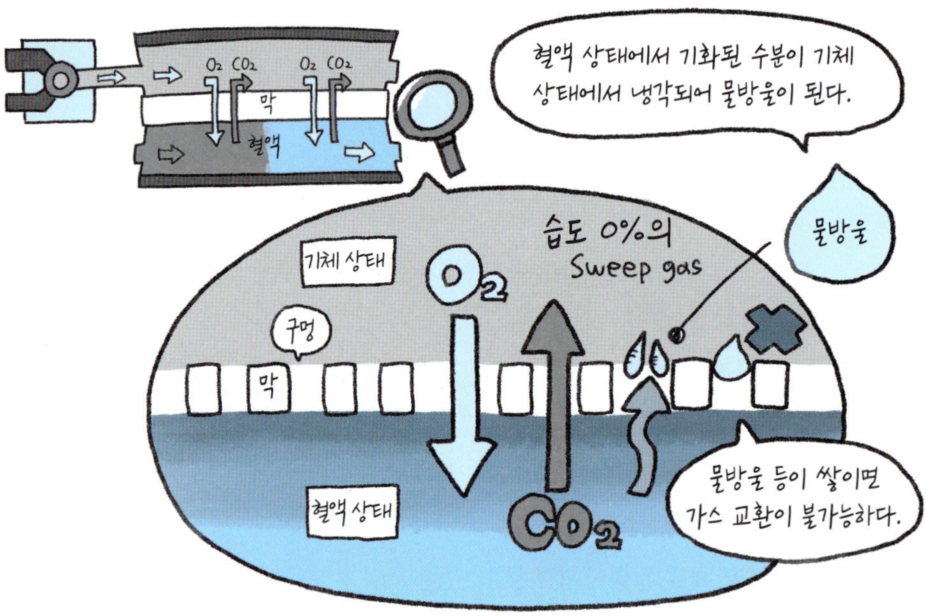

태로 방출됩니다. 기체 상태의 수분이 실온에서 냉각되면서 물방울을 형성하게 되고, 이 물방울이 **가스 교환에 필요한 막의 통로에 부착되어 가스 교환 능력이 저하되는 현상을 wet lung이라고 합니다.** 대처법으로는 송기 가스의 유량을 증가시켜 결로를 날려버리는 방법(gas flush)이 있습니다. 인공 폐의 악화가 의심될 때 gas flush를 실행함으로써 wet lung이 원인인지 여부를 판단할 수 있습니다.

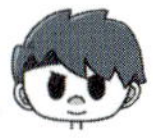

하야테 VV-ECMO에 대해 잘 이해했습니다. SpO_2가 80%여도 괜찮은 거군요!

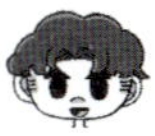

아츠시 그래, VV-ECMO 관리에서는 합병증뿐만 아니라, 그 원리에 대해 스스로 여러 번 그림을 그리면서 깊이 이해하는 것이 중요해.

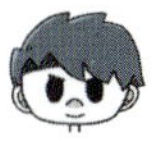

하야테 알겠습니다! 아, 그리고 VV-ECMO에서 이탈하는 시점은 어떻게 결정해야 하나요?

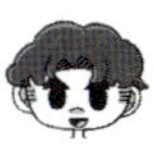

아츠시 좋은 질문이야. 여러 가지 기준과 방법이 있지만, 혈액 유량을 줄이면서 이탈 가능성을 평가하는 방법을 소개할게!

4 합병증(표 6, 표 7)

환자와 관련된 합병증으로는 출혈, 감염 등이 문제가 됩니다. 회로 내 혈전 형성을 예방하기 위한 항응고제의 사용이나 회로로 인한 응고 인자와 혈소판의 소모가 증가하면서 출혈 합병증이 발생합니다. 두개내 출혈, 폐포 출혈, 소화관 출혈을 동반할 경우 사망률은 각각 73.2%, 53.6%, 48.6%로 보고되어 있으며, 출혈 합병증은 사망률 증가와 관련이 있습니다[14]. VV-ECMO 관리 중에는 동공 직경, 의식 수준, 마비 등의 신경학적 소견과 카테터 삽입 부위, 위관 배액, 대변, 소변, 기도를 정기적으로 관찰해야 합니다.

표 6 ECMO 기기에 의한 합병증

산소화 불량	17.5%
혈전증　인공 폐	12.2%
기타 회로	17.8%
캐뉼라 문제	8.4%
기타	7.9%

(Brodie D. N Engl J Med. 2011; 365: 1905-14[15]를 바탕으로 작성)

표 7 환자 관련 합병증

배양 양성 감염	21.3%
수술 부위 출혈	19.0%
캐뉼라 삽입 부위 출혈	17.1%
폐 출혈	8.1%
용혈	6.9%
소화관 출혈	5.1%
두개내 출혈	3.8%
DIC	3.7%

용혈에 의해 **헤모글로빈뇨가 관찰될 경우 하프토글로빈 투여를 고려**합니다.

또한, ECMO에서는 카테터와 관련된 혈류 감염증의 위험성이 있습니다. 그러나 항균제의 예방적 사용에 의한 감염 위험을 감소하는 효과는 명확하지 않습니다.

5 이탈의 시점

동맥혈의 산소화, 폐 순응도, CT 및 흉부 X선 사진에서 폐 병변 개선이 확인되면 이탈을 고려합니다. ECMO 이탈 평가에서는 자가 폐의 산소화 능력과 환기 능력을 확인해야 합니다. 이탈 방법은 병원마다 다를 수 있으나 여기서는 히로시마대학병원에서 시행하는 이탈 방법을 소개합니다. 이는 런던에 있는 세인트 토머스 병원의 ECMO 이탈 프로토콜을 참고한 것입니다[16].

【스텝 0: 환자 선택】

목적: 원질환의 활동성이 소실되었는지 확인

- 흉부 X선 및 CT에서 유리 음영이 소실됨
- ECMO flow가 약 2.0–2.5 L/분 이하이고 호흡, 순환, 의식이 안정되어 있음(각성은 필수 사항이 아님)

【스텝 1: Oxygen challenge test】

목적: 자가 폐가 회복되었는지 확인

- 인공호흡기 설정을 VCV(PCV), F_IO_2 1.0, TV 6 mL/kg IBW, PEEP 5로 설정
- 15분 후 $PaO_2 \geqq$ 225 mmHg 이상이며 $P_{0.1} < 5$ cmH_2O

【스텝 2: Sweep off test[주)]】

목적: VV-ECMO를 이탈해도 괜찮은지 확인

- 인공호흡기 설정을 VCV(PCV), F_IO_2 0.4–0.5, TV 6–8 mL/kg IBW, PEEP 5로 설정
- 24시간 후 혈액 가스를 확인하고 허용 범위 내에 있음
- RR < 30회/분, $P_{0.1} < 5$ cmH_2O
- 순환 변동, 불안정 없음

역자주: Sweep gas 유량을 0으로 하는 것으로 ECMO flows가 유지되더라도 ECMO에 의한 산소화 및 이산화탄소 제거 기능 없이 순환만 유지되는 상태

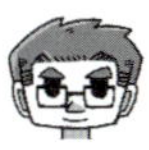

노부로 VV-ECMO는 장기 관리가 되기 때문에 가장 걱정되는 것은 무엇보다 합병증입니다. 폐 보호에는 매우 유용한 장치이지만, 합병증으로 생명을 잃는 사례가 있는 것도 사실입니다. 중환자치료에서 중요한 원칙 중 하나는 불필요한 장치는 하루라도 빨리 제거하는 것입니다. VV-ECMO도 이탈 시기를 놓치지 않도록 매일 면밀하게 모니터링하는 것을 유념해 주세요.

요약

- VV-ECMO는 장기적인 관리가 필요하므로 적절한 두께의 캐뉼라를 선택하고 적절한 위치에 고정하는 것이 중요하다
- 재순환(recirculation)을 이해해야 하며, VV-ECMO에서는 SpO_2 80%대가 일반적이므로 순환부전이나 산소 소비량 증가가 없는지 평가해야 한다
- ECMO 장비의 문제는 치명적일 수 있으므로, 회로 내 압력 평가를 적절하게 수행해야 한다
- VV-ECMO 관리 중에는 출혈이나 감염과 같은 합병증에 주의하고, 가능한 한 조기에 이탈을 시도해야 한다

■ 참고문헌

1) Peek GJ. Lancet. 2009; 374: 1351-63.
2) Davies A. JAMA. 2009; 302: 1888-95.
3) ELSO Adult Respiratory Failure Guidelines Version 1.4. 2017.
4) Combes A. N Engl J Med. 2018; 378: 1965.
5) Murray JF. Am Rev Respir Dis. 1988; 138: 720-3.
6) Ohshimo S. Crit Care. 2022; 26: 354.
7) 日本集中治療医学会, 日本救急医学会, 日本呼吸療法医学会, 日本呼吸器学会, 日本感染症学会, 日本麻酔科学会, 日本小児科学会, PCPS/ECMO研究会. COVID-19急性呼吸不全への人工呼吸とECMO基本的注意事項. 2020年3月24日.
8) Bazan VM. Indian J Thorac Cardiovasc Surg. 2021; 37(Suppl 2): 232-40.
9) Rubino A. Int J Artif Organs. 2014; 37: 741-7.
10) AVALONダブルルーメンカテーテル添付文書. 2018年9月(第2版).
11) Leach RM. Thorax. 2002; 57: 170-7.
12) Nunez JI. Intensive Care Med. 2022; 48: 213-24.
13) Cavayas YA. Am J Respir Crit Care Med. 2020; 201: 1525-35.
14) Fletcher-Sandersjöö A. J Intensive Care. 2017; 5: 27.
15) Brodie D. N Engl J Med. 2011; 365: 1905-14.
16) Vasques F. Crit Care. 2019; 23: 316.

[芳野由弥]

이제부터 수액을 투여해야 하나?
하지 않으면 문제가 생기겠지?

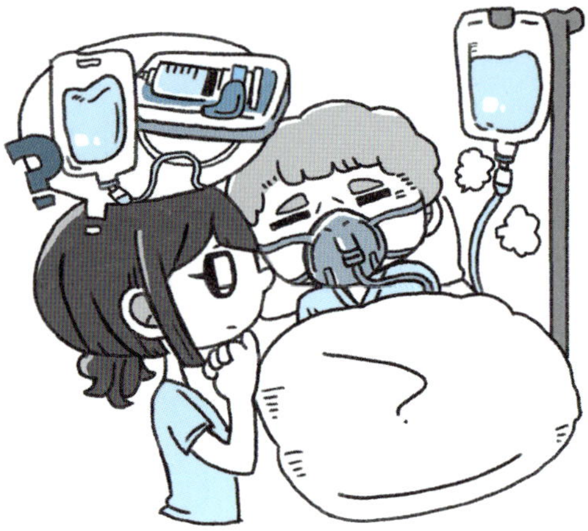

3 소생 수액

히카리 선생님의 오늘 담당 환자는 80세 여성(체중 40 kg)으로, 고혈압 병력이 있으며 지난달 우리 병원에서 쇄골 골절 수술을 받은 적이 있습니다. 이 환자는 결석성 신우신염으로 인한 패혈증성 쇼크로 ICU에 입실하였습니다.

내원 당시 저혈압성 쇼크 상태였고, 신속한 수액 처치를 시행한 후 결석성 신우신염으로 진단하여 요관 스텐트를 삽입한 후 ICU에 입실하였습니다. 응급실에서는 항균제를 투여하였고, ICU 입실 전까지 수액 1,500 mL를 투여하고 카테콜아민도 투여도 시작한 상태입니다. 시간이 지나면서 악화되어 필요한 산소 투여량이 2 L/분에서 6 L/분으로 증가하였습니다. 현재 호흡수는 24회/분으로 빈호흡이 있으며, 노력 호흡도 동반하고 있는 것으로 관찰됩니다.

활력징후

Glasgow Coma Scale(GCS): E3V4M6

혈압: 98/51 mmHg(평균 혈압 66 mmHg)

심박수: 82회/분

노르아드레날린(Nad) 0.25 μg/kg/분

바소프레신(VP) 1.8 units/시간 지속 투여

호흡수(RR): 24회/분

SpO_2: 100%(산소마스크 6 L/분 투여 중)

체온: 39.0℃

요량: <0.5 mL/kg/시간

혈액 가스 검사 결과

pH: 7.339

$PaCO_2$: 30 mmHg
PaO_2: 180 mmHg
Base Excess(BE): −7.6 mmol/L
Lactate(Lac): 4.8 mmol/L
Hb: 10.2 g/dL

히카리 선생님은 앞으로의 치료 방침에 대해 고민하는 것 같습니다.

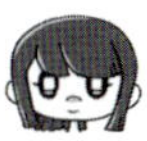
히카리 평균 혈압은 어떻게든 유지되고 있지만, 젖산값(Lac)이 계속 높게 유지되고 있어요…. 더 많은 수액을 줘야 할까…. 하지만….

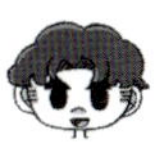
아츠시 확실히 젖산이 잘 제거되지 않고 있네…. 히카리 선생님이 수액이 필요하다고 생각한 근거는 뭐야?

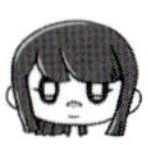
히카리 동맥 라인(A 라인)에 방금 연결한 플로트랙(FloTrac)의[주)] 일회박출량 변동(SVV) 값을 보니까 15여서, 수액 반응성이 있을 것으로 생각했습니다!

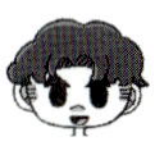
아츠시 음…. 이 환자는 애초에 자발호흡을 하고 있고, 빈호흡 상태이기 때문에, 이 상황에서 SVV를 수액 반응성의 지표로 사용하는 것은 적절하지 않아. 애초에 플로트랙을 장착한 것 자체가 부적절했을 수도 있어.

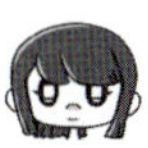
히카리 아! 확실히 그렇네요…. 어떻게든 제 판단에 쓸 수 있는 수치를 찾고 싶어서…. 모니터의 지표에 너무 의존하고 있었어요….

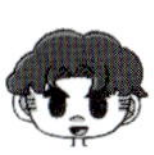
아츠시 각 지표의 적용 배경과 조건을 잘 이해해야 해. 이 경우에는 동적 지표로 약간의 수액을 주면서 반응을 보는 "fluid challenge"를 시도해 보는 것도 방법이야. 하지만, 지금은 산소 투여량이 점차 증가하고 있기 때문에, 수액 부하로 인한 정수압성 폐부종도 걱정이네.

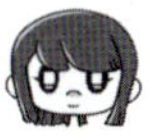
히카리 그렇죠. 쉽게 수액을 투여하기 어려울 것 같다고 생각하고 있었어요.

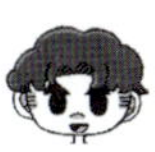
아츠시 이럴 때는 기본으로 돌아가 보자. 혈압이 유지되고 있음에도 불구하고 Lac가 높다는 것은 쇼크로 인해 산소의 수요와 공급 균형이 깨졌을 가능성이 있다는 뜻이야. 순환 관리에서 중요한 것은 전신 산소 공급량($\dot{D}O_2$)을 조절하고 관리하는 것이었지. $\dot{D}O_2$의 공식을 떠올리면서 환자에게 필요한 처치를 생각해 보자.

역자주: 플로트랙(FloTrac)은 EDWARD사에서 만든 혈역학 감시도구이다. 이 장치는 기존의 동맥 라인(A-line)에 연결하여 심박출량(Cardiac Output)과 일회박출량 변동(Stroke Volume Variation) 등 정보를 실시간으로 제공한다.

히카리 헤모글로빈(Hb)은 감소하지 않은 것 같아요. 이제 심기능 평가네요!

아츠시 맞아! 심초음파를 해 보자.

1 쇼크에서의 순환 관리

쇼크 환자에게 수액 투여나 승압제를 사용하여 겨우 평균 혈압을 유지하고 있지만 여전히 젖산값이 높고 순환 부전이 지속되고 있다…. 중환자실(ICU)에서는 이러한 상황에 직면하는 경우도 자주 발생합니다. “혈압이 낮은데, 더 이상 수액을 투여하면 울혈로 인해 호흡 상태가 악화될지도 몰라….”, “3 L의 수액을 투여했지만 소변이 나오지 않아…. 아직도 수액을 추가로 투여해야 할까?” 이런 고민은 아마도 누구나 한 번쯤은 경험해 봤을 것입니다. 이 항목에서는 쇼크 상태의 환자에 대한 수액 요법을 중심으로 한 순환 관리를 배워보겠습니다.

❶ 쇼크의 치료 총론

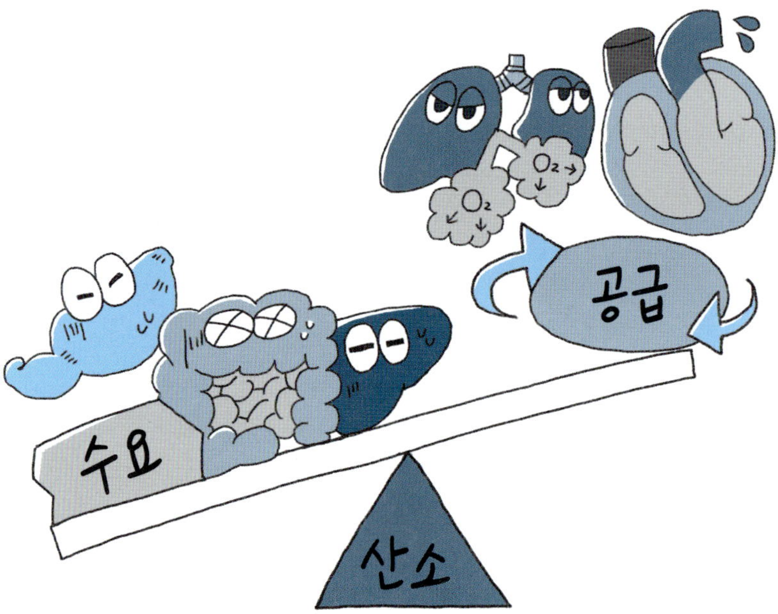

쇼크란 **순환 부전으로 인해 전신의 장기와 조직에 충분한 동맥혈 관류가 이루어지지 않는 상태(즉, 저관류)로 인해 산소 수요-공급 균형이 무너진 상태**를 말합니다. 쇼크를 조기에 인지하는 것이 치료의 첫걸음이며 이를 판단하기 위해 "젖산"의 수치(혐기성 대사의 결과로 생성되는 지표), 3개(중추신경계, 신장, 피부)의 창(비교적 조기에 나타나는 장기 손상 소견)을 참고합니다. 저혈압도 물론 쇼크를 시사하는 소견이지만, 이는 이미 쇼크가 진행된 상태를 의미하므로 혈압만으로 쇼크를 판단하면 늦을 수 있으니 주의해야 합니다.

쇼크를 인지한 후 치료 원칙은 먼저 평균 혈압을 유지하여 전신 장기의 장기 관류를 유지하는 것과 산소 수요-공급 균형을 복구하는 것을 고려해야 합니다. 평균 혈압이 유지되지 않는다면 **먼저 수액 요법이나 필요에 따라 카테콜아민 사용**을 고려합니다. 평균 혈압을 유지한 상태에서도 쇼크가 지속된다면, 그다음으로 산소 공급량($\dot{D}O_2$)을 증가시키는 방법을 검토해야 합니다.

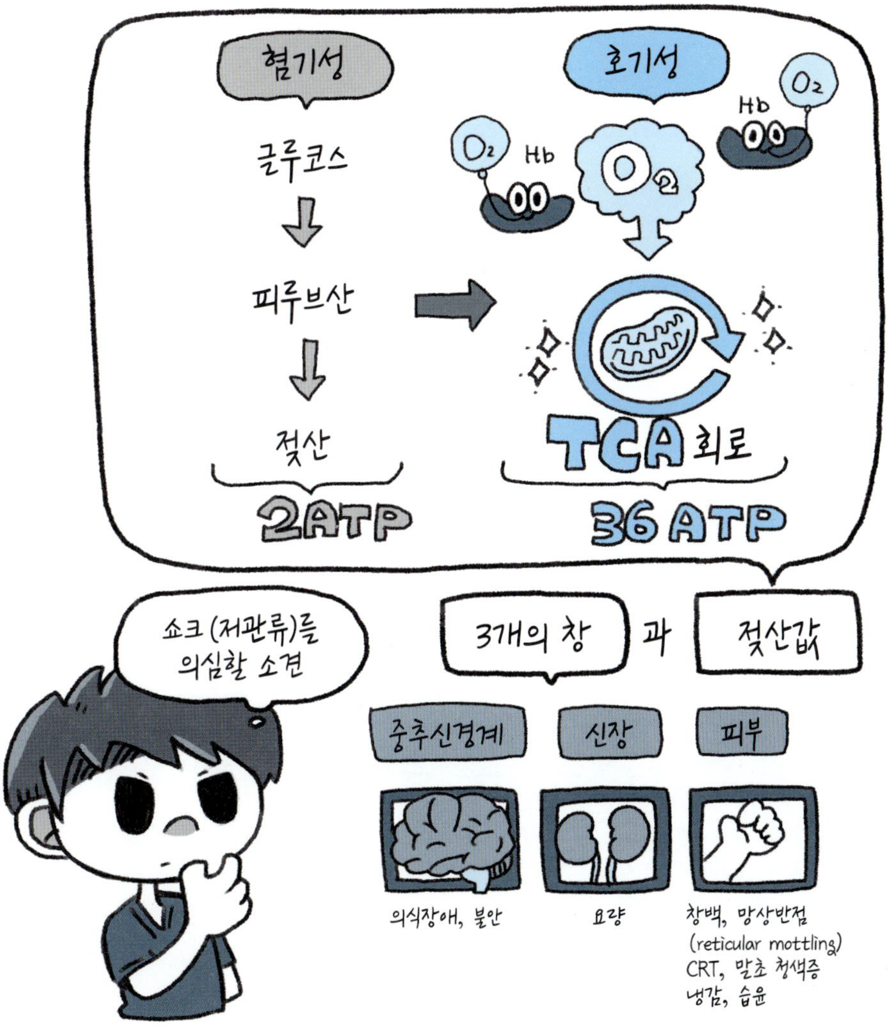

❷ 산소 공급량($\dot{D}O_2$) 공식과 수액의 관계

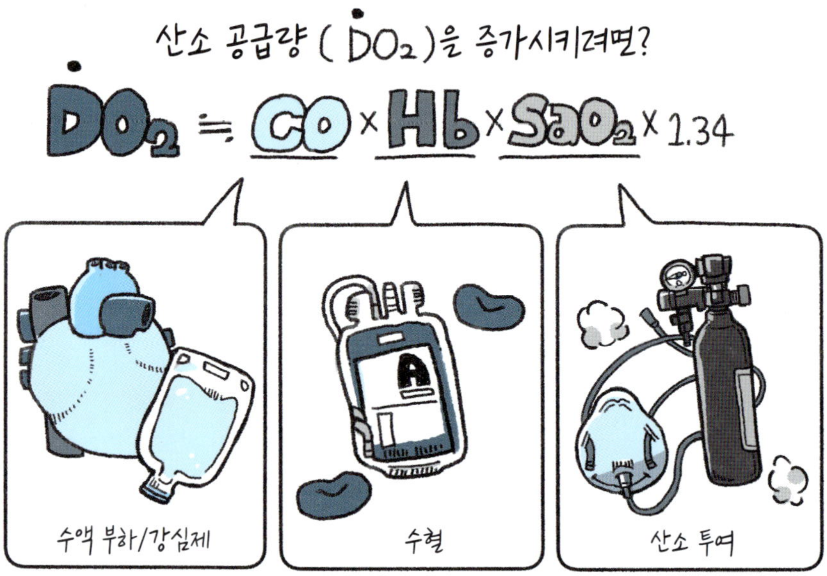
산소 공급량 ($\dot{D}O_2$)을 증가시키려면?
$\dot{D}O_2 ≒ CO \times Hb \times SaO_2 \times 1.34$
수액 부하/강심제
수혈
산소 투여

$\dot{D}O_2$를 산출하는 공식은 위와 같습니다[1]. 폐에서 가스 교환된 동맥혈이 심장을 통해 전신으로 보내지면서 말초 조직에 산소를 공급합니다. 따라서 $\dot{D}O_2$ 공식에는 동맥혈을 전신에 순환시키는 양을 규정하는 **심박출량(CO)**, 동맥혈 산소 함유량(CaO_2)을 결정하는 **헤모글로빈(Hb)**과 **동맥혈 산소 포화도(SaO_2)**가 포함됩니다. 전신에 산소를 공급하는 데 중요한 것은 이 세 가지 요소를 적절히 관리하는 것입니다. 따라서, CaO_2 공식에서 Hb의 수치가 낮은 경우(빈혈)나 SaO_2가 낮은 경우(저산소혈증)에는, 먼저 수혈이나 산소 투여를 고려해야 합니다.

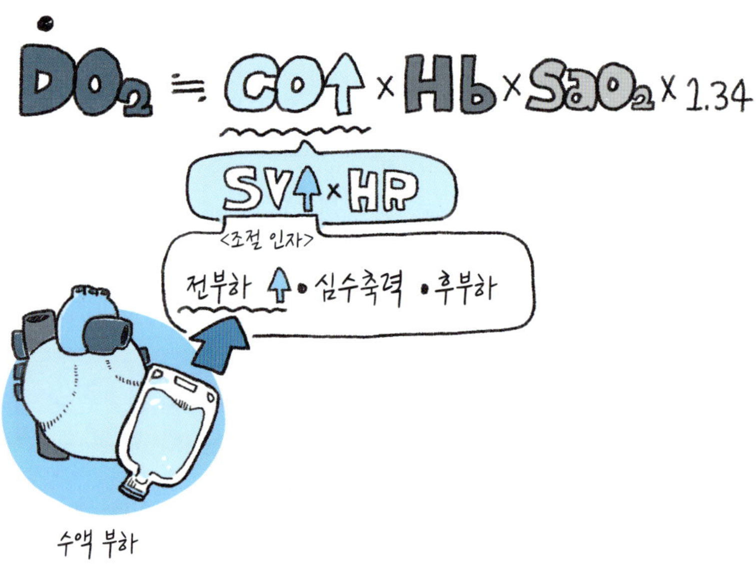
$\dot{D}O_2 ≒ CO↑ \times Hb \times SaO_2 \times 1.34$
SV↑ × HR
<조절 인자>
전부하 ↑ • 심수축력 • 후부하
수액 부하

어려운 점은 CO에 대한 개입입니다. CO는 HR*1과 SV*2의 곱으로 구할 수 있습니다. SV는 심장의 좌심실의 전부하(preload), 심수축력(contractility), 후부하(afterload)에 의해 결정됩니다. 즉, CO에 대한 개입은 SV를 결정하는 요소인 전부하를 증가시키기 위해 수액을 투여하거나, 심수축력을 높이기 위해 강심제를 사용하는 것을 의미합니다. 쇼크 환자에 대해 수액을 투여하는 이유는 CO를 증가시키기 위한 개입이라는 점을 인식해야 합니다[2]. 이와 같이, 쇼크 환자에게 산소 공급을 증가시키는 것을 목적으로 한 수액을 소생 수액이라고 부릅니다. 약물 투여 루트를 위한 유지 수액이나 필요한 수분 및 전해질을 보충하기 위한 보충 수액과는 목적이 다르다는 점을 알아두어야 합니다.

❸ 수액의 부작용

소생 수액은 CO(심박출량)를 증가시키는 방법 중 가장 간편하고 신속한 방법으로 쇼크 환자에게 먼저 시행하는 개입이라고 할 수 있습니다. 따라서 “혈압이 유지되고 있으니” 또는 “요량이 최소한으로라도 유지되고 있으니”라는 이유로 필요한 수액을 투여하지 않는 “수액 부족”은 피해야 합니다. 한편, 쇼크라고 해서 무제한으로 수액을 계속 투여하면, “과다 수액”으로 인한 체액 과다(fluid overload)로 인해 폐부종이나 신장 손상을 초래할 수 있습니다. “이 이상 수액을 투여하면 폐부종이 생길지도 몰라….”라고 고민하는 것이 바로 이 상황입니

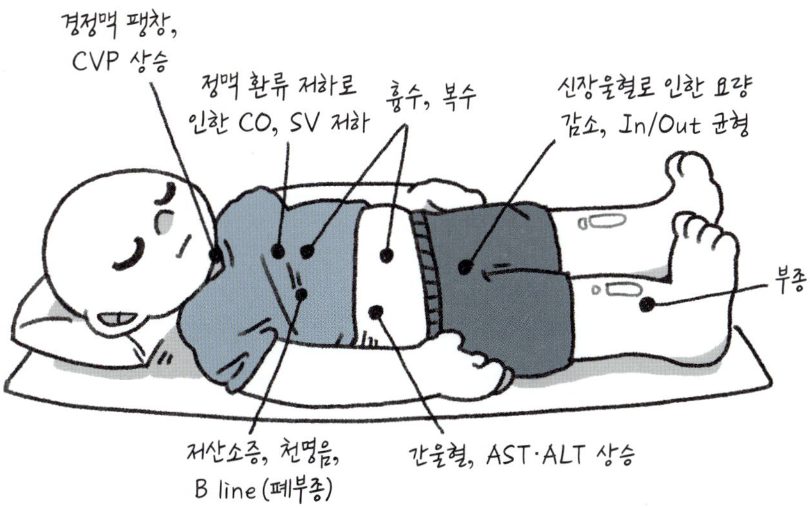

그림 1 과다 수액을 의심할 소견

(Malbrain MLNG. Ann Intensive Care. 2018;8:66을 참고하여 작성)

*1 HR: heart rate(심박수)

*2 SV: stroke volume(1회 심박출량)

다. 수액으로 인한 체액 과다와 중증 환자의 사망은 많은 논문에서 관련성이 입증되었기 때문에[3),4)], 과다 수액을 피할 방법을 고민하는 것이 매우 중요합니다.

과도한 수액 투여로 인한 장기 손상은 조기에 인지하기 어렵습니다. 울혈로 인해 발생한 장기 손상이 뚜렷해진 후에야 산소화 저하, 간/신장 손상 등으로 확인되는 경우도 있습니다(그림 1). 요량[5)]이나 수액 투여량과 요량, 그리고 배액관 등을 통해 체외로 배출액된 양의 균형을 고려한 수분 균형(fluid balance)[6)] 등을 모니터링함으로써 장기 손상을 회피할 수 있다는 연구 결과가 있지만, 어떤 지표가 가장 민감하고 신뢰성이 높은지에 대한 명확한 기준은 현재로서는 없습니다. 울혈의 전조나 울혈 소견을 신체검사, 혈액검사, 초음파 등을 통해 놓치지 않도록 평가하는 자세가 중요합니다.

2 소생 수액의 판단 기준

❶ 수액 반응성

쇼크가 지속되는 상황에서 맹목적으로 과도한 수액을 투여하면 과잉 수액으로 인한 장애를 초래할 수 있습니다. 현재의 순환 상태에서 수액이 유익한지 여부를 판단할 기준이 필요하며 그 기준 중 하나가 수액 반응성(fluid responsiveness)입니다.

수액 반응성이란 **수액 투여를 통해 효과적으로 심박출량(CO)이 증가하는 상태**를 말하며, "수액 반응성이 있다/없다"고 표현됩니다[2)]. CO(SV)의 증가 여력이 큰 경우에는 수액 반응성이 있다고 판단되며 이때 수액 부하를 고려하게 됩니다.

수액 반응성을 평가하는 지표로는 동적 지표와 정적 지표가 있으며 대표적인 예는 표 1에 정리되어 있습니다.

표 1 수액 반응성을 평가하는 지표

지표	정적 지표(Static)	동적 지표(Dynamic)
정의	특정 시점에서 다양한 장치를 사용해 지표를 평가하는 방법	특정 지표를 변화시킬 때 다른 지표가 어떻게 변하는지 평가하는 방법
예	• 중심정맥압(CVP) • 폐모세혈관 폐색압(PAOP: pulmonary artery occlusion pressure) • 좌심실 확장기말 직경	• 수액 부하(fluid challenge) • 수동적 하체 거상 검사(PLR: passive leg raise) • 일회박출량 변동(SVV: stroke volume variation) • IVC 호흡성 변화
특징	혈역학적 상태 진단이나 혈관 용량 과잉에 따른 손상 모니터링에 유용	수액 반응성을 평가하는 지표로 유용

동적 지표란 특정 지표를 변화시켰을 때 다른 지표가 어떻게 변화하는지를 평가하는 방법을 지칭합니다. 예를 들어 수액을 투여하여 수액 반응성을 평가하는 동적 지표 중 하나인 "수액 부하 검사(fluid challenge)"에서는 전부하를 변화시켰을 때의 심박출량(CO) 또는 일회박출량(SV)의 변화를 관찰하고 있습니다. 지표를 변화시키는 수단으로는 실제로 수액을 투여하는(또는 의도적으로 수액 투여와 유사한 상황을 만들어내는) 방법과 호흡에 의한 지표 변동을 이용하는 방법의 두 가지가 있습니다.

정적 지표란 특정 시점에서의 지표를 평가하는 방법을 의미하며, 다양한 장치를 사용하여 측정합니다. 정적 지표보다 동적 지표가 수액 반응성을 평가하는 지표로서 더 신뢰성이 높다고 여겨지고 있습니다. ICU에서 사용하는 동적 지표로는 다음과 같은 것들이 있습니다.

① 수액 부하 검사(fluid challenge)

수액을 투여하여 일회박출량(SV)의 증가를 확인하는 방법입니다. 등장성 결정질액을 250–500 mL 정도를 20분 이내로 투여했을 때 SV가 10–15% 정도 증가하는지로 판단합니다[2,7]. 과도한 수액 투여를 피하기 위해서 수액 반응성을 평가해야 한다는 점을 고려하여 **500 mL 투여할 경우 과잉 투여의 우려가 있어 약 10분 동안 200–250 mL의 수액을 투여하고 심박출량(CO) 또는 SV가 10–15% 증가하는지 여부를 보고 수액 반응성을 평가**합니다[7].

참고로 수액 투여의 안전 범위가 좁아 보이는 경우(예: 더 이상 수액을 투여하면 폐부종으로 인해 호흡이 파괴될 가능성이 있는 경우)에는 100 mL의 결정질액을 1분 동안 투여한 후 CO(SV)가 5–6% 이상 상승하면 수액 반응성이 있다고 판단하는 mini–fluid challenge라는 방법도 있습니다.

② 수동적 하지 거상(PLR: passive leg raise) 검사

수액 반응성을 평가하기 위해 많은 양의 수액을 투여하지 않고(수액을 투여할 여유가 없는 경우), 하체를 들어 올려 심장으로 혈액을 되돌림으로써 마치 수액 부하를 한 것과 같은 상황을 만들어내는 방법입니다[9,10]. 약 300 mL 정도의 수액 부하를 가한 상황을 가상으로 만들 수 있지만 ① 45° 파울러 자세(Fowler position)에서 시작해야 한다, ② 반드시 수동적으로 시행해야 한다(자극으로 인해 혈역학이 변할 수 있음), ③ 복강 내 압력이 상승했거나 압박스타킹을 착용한 경우에는 위음성이 발생할 수 있다, 등의 주의점도 많고[11] 정확하게 측정하고 해석하는 것은 쉽지 않다는 것을 알고 있어야 합니다.

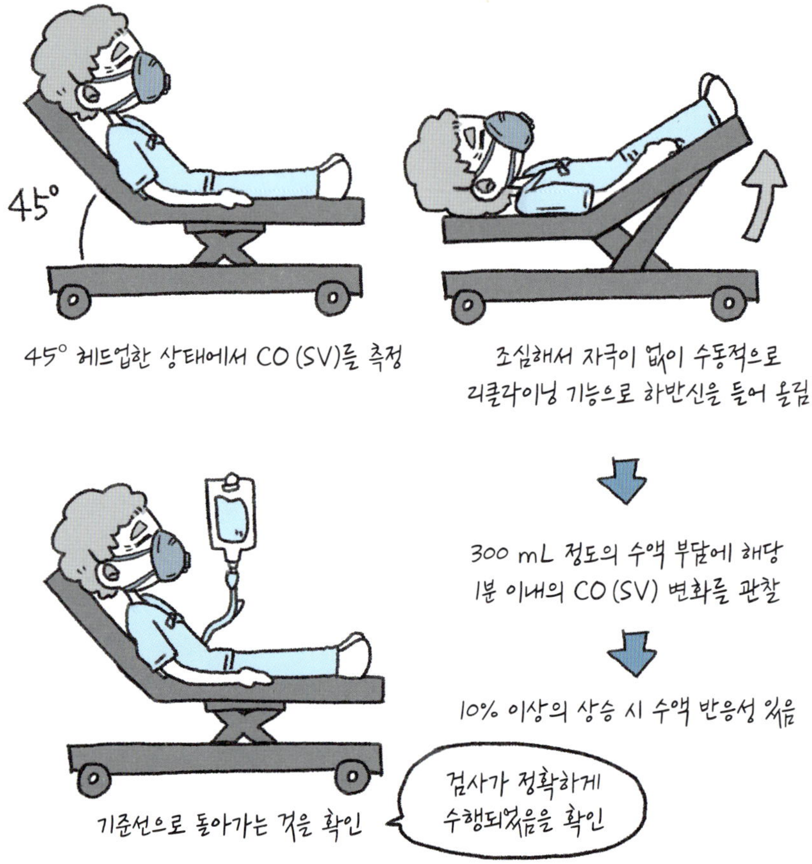

그림 2 수동적 하지 거상(PLR) 검사

(Monnet X. Crit Care. 2015; 19: 18[9]에서 수정)

③ 일회박출량 변동(SVV: stroke volume variation)

PLR과 마찬가지로 수액 투여를 하지 않더라도 수액 반응성을 평가할 수 있는 동적 지표로 유용합니다. 이 지표는 양압 환기 시 SV의 변화를 기반으로 유효성을 평가합니다. 호흡 주기에 따라 흉강 내압이 변동하며, 그에 따라 정맥 관류량과 좌심실 후부하, 우심실 후부하가 변동하고, 그 결과 SV도 변동하게 됩니다(그림 3). 구체적으로 흡기 시와 호기 시 흉강 내 압력 변화로 정맥 환류량이 달라지고, 그로 인한 SV 변화율이 클수록 전부하를 증가시키는 것이 CO를 증가시키는 데 크게 기여함을 알 수 있습니다. 이처럼 호기와 흡기 간 변화의 정도가 클수록 수액 반응성이 있다고 판단할 수 있습니다. 실제 임상에서는 이 변화를 정량적으로 평가한 지표인 SVV(심박출량 변동률)가 일반적으로 12–13% 이상이면 수액 반응성이 있다고 판단됩니다.

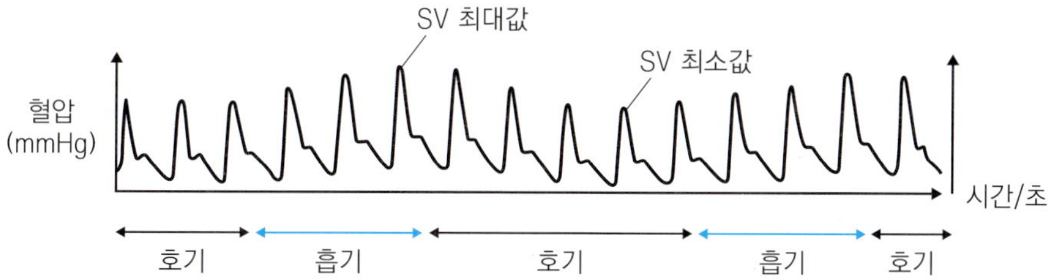

그림 3 SVV의 호흡 주기에 따른 변동
(에드워즈 라이프사이언스 HP[https://www.edwards.com/jp/professionals/products/clearsight]를 참고하여 작성)

SVV는 (SV 최대값 − SV 최소값)/SV 평균값 × 100(%)라는 식으로 계산되지만, 실제로 우리가 직접 계산하는 것은 아니며, 단원 증례에서처럼 SVV는 침습적 동맥압에 연결하는 플로트랙과 같은 장치를 통해 자동으로 측정됩니다.

그러나 SVV를 정확하게 평가하기 위해서는 주의가 필요합니다. 예를 들어, 흉강 내압 변화나 폐포의 팽창이 SV에 영향을 미치기 때문에 자발호흡이 있는 경우나 높은 양압 환기를 적용하고 있는 경우에는 부정확한 결과가 나타날 수 있습니다. 그 외에도 SVV 평가에 영향을 미쳐 정확한 평가가 어려운 조건들이 있으며, LIMITS라는 암기법으로 정리되어 있습니다(표 2)[11]. SVV를 사용한 평가는 제한된 증례에만 적용될 수 있습니다.

표 2 LIMITS

L	Low heart rate/respiratory ratio	호흡수가 너무 많으면 위음성	적절한 흡기-호기 주기가 확보되지 않아 SVV를 반영하지 못함
I	Irregular heart rate	심방세동 등 부정맥이 있으면 위양성	부정맥으로 일회박출량(SV)이 박동마다 달라지기 때문
M	Mechanical ventilation with low tidal volume	저 일회 환기량(low tidal volume ventilation)에서 위음성	낮은 일회환기량에서는 흉강 내 압력 변화가 제한적이므로, 정맥 환류 및 심박출량 변동이 충분히 반영되지 않을 수 있음. 그러나 일회환기량(≦8 mL/kg)에서도 SVV가 유용한 지표가 될 수 있다는 논의가 있으나, 명확한 합의는 없음[11]
I	Increased abdominal pressure	복강 내압이 높으면 위양성	흉곽 순응도가 저하
T	Thorax open	개흉으로 위음성	호흡에 의한 흉강내압 변화가 감소함
S	Spontanecus breathing	자발호흡으로 위음성	

(Monnet X. Ann Intensive Care. 2022;12:46[11]을 참고하여 작성)

칼럼 Do not treat IVC, do treat patient!!

중환자의학의 영역에 발을 들이면 병상에서 초음파 검사를 활용하는 것이 흥미롭게 느껴지는 경우가 많을 것입니다. 여기서는 그중에서도 자주 사용되는 하대정맥(IVC: inferior vena cava)에 대해 살펴보겠습니다.

먼저, 수액 반응성의 지표로서 IVC는 높은 정확도를 가진 방법은 아니며, 참고로 사용하는 것이 현재의 근거입니다[12]. 그러나 IVC 평가가 불필요하다는 것은 다소 극단적이며 울혈을 감지하거나 과다한 수액 투여를 교정할 수 있다는 보고[13,14]도 있어, IVC는 평가해야 할 항목 중 하나라고 생각됩니다.

여기서 임상 현장에서 자주 나누는 대화 두 가지를 소개해 보겠습니다.

증례 A

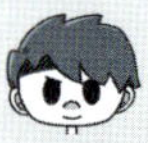
하야테 IVC 직경이 12 mm이고 호흡성 변동이 50% 이상이라서 수액을 투여했습니다.

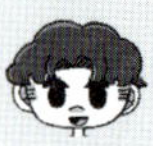
아츠시 애초에 이 환자는 자발호흡이 강해서 호흡성 변동이 있을 것 같은데? 경과상 순환 혈액량이 감소할 만한 에피소드가 있었어? 환자의 손발은 차가워?

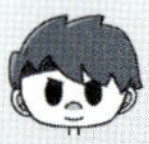
하야테 음… 저기….

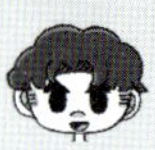
아츠시 다시 진찰해!

증례 B

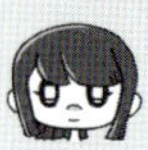
히카리 IVC가 15 mm 정도이고, 호흡성 변동이 50% 미만이라서 수액은 불필요하다고 생각합니다.

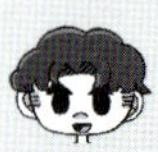
아츠시 이 환자는 깊은 진정 상태에서 양압 환기를 받고 있고, 만성 호흡기 질환도 있는데, 그 점을 고려했어? 빈맥성 심방세동도 있어서 정맥계가 팽창해 보일 텐데…

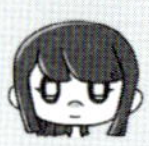
히카리 으으…(곤란해진 표정).

조금 극단적일 수 있지만, 위의 예시는 환자의 임상 경과를 고려하지 않고 초음파만으로 판단하려고 한 잘못된 예입니다. 필자는 이런 상황을 레지던트가 빠지기 쉬운 함정으로 생각하여 "ICU에서의 IVC 증후군"이라고 부르고 있습니다. IVC를 참고하여 수액 반응성에 대해 생각할 때는 다음과 같은 단계로 평가하는 것이 좋습니다.

① 임상 경과(체액량이 감소할 수 있는 경구섭취 불량, 고열 등)와 신체 소견(피부 및 점막의 건조나 사지 냉감 등)에서 수액 필요성, 수액 반응성이 있는지에 대한 고찰[12,13]

② IVC 직경에 영향을 미치는 기저 질환(만성 폐질환 등)이나 환자의 상태(강한 자발호흡 등), 치료 행위(인공호흡기 관리나 혈관작용제)의 유무를 근거로 IVC 직경을 평가

당신은 환자가 아니라 IVC를 치료하고 있지는 않나요? 초음파를 이용한 IVC 평가가 간편하다는 장점이 있지만 그 부분에만 너무 신경을 쓰게 되는 경향이 있으므로 주의해야 합니다.

[内海　秀]

수액 반응성의 중요성은 최근 ICU에서의 수액 관리에서 상당히 강조되고 있기 때문에 아마 이 책을 손에 든 여러분도 이미 알고 있는 내용이 많을 것입니다. 그만큼 수액 반응성은 높은 지명도를 갖고 있다는 의미입니다.

한편, "수액 반응성"이라는 용어가 너무 유명해져서 그 개념이 독립적으로 부각되어 잘못 활용되는 경우를 종종 볼 수 있습니다. "이 환자는 초음파에서 수액 반응성이 있을 것 같아서, 수액을 공급하려고 합니다."라는 발표를 듣는 경우가 많습니다. 이것이 정말로 옳은 판단일까요? 답은 "아니오"입니다! 수액 반응성이 있다고 해서 반드시 수액을 공급해야 하는 것은 아닙니다. 먼저 눈앞의 환자에게 정말로 수액이 필요한지 평가하는 것이 중요합니다. 이것을 **"수액 필요성 평가"**라고 부릅니다.

❷ 수액 필요성

수액 필요성이란 말 그대로, 치료 과정에 있는 환자에게 지금 당장 수액이 필요한지 여부를 판단하는 것을 말합니다. 앞서 언급한 바와 같이, 수액 반응성이 있다고 해서 반드시 수액을 공급해야 하는 것은 아니며 수액 반응성과 수액 필요성은 동일한 의미가 아닙니다.

여기서 「1 쇼크에서의 순환 관리」로 돌아가 봅시다. 쇼크 환자에게 수액 요법을 시행하는 목적은 평균 혈압을 유지하거나, 전부하를 높여 결과적으로 CO를 증가시키는 것이었습니다. 다시 말해, 이러한 목적이 존재하는지 여부가 수액을 투여할지 말지를 판단하는 기준이 되어야 합니다. 수액 필요성 평가는 쇼크(저관류)를 시사하는 소견이 있는지를 평가하는 것과 동일합니다.

따라서 저혈압은 물론 쇼크를 시사하는 신체 소견인 "3개의 창"이나, 산소 공급과 수요의 불균형으로 인해 혐기성 대사가 증가하면서 나타나는 "젖산값의 상승"이 있으면 수액을 고려해야 합니다. 쇼크 인식을 위한 중요한 항목과 중복되는 점을 주목해야 합니다. 반면, 이러한 소견이 없고 수액 필요성이 없다고 판단되면 하루에 필요한 수분량과 전해질의 유지 및 보충을 목적으로 한 유지 수액만으로 충분합니다. 또한 수액 필요성이 있다고 판단된 소견이 수액 부하로 개선되었다면, 즉시 수액 부하를 중단해야 합니다.

히카리 아… 좌심실 박출률(EF)이 약 20% 정도로 많이 떨어져 있네요. 지난달 쇄골 골절로 입원했을 때의 수술 전 심초음파 소견에서는 심기능 저하가 없어 보였는데… 강심제를 사용하는 게 좋을지도 모르겠어요!

아츠시 확실히, 패혈증성 심근병증일지도 모르겠네! 그리고 수액도 고려해야겠지만, 심장 기능이 나쁘거나 체격이 작은 고령자에게는 안전한 수액을 투여할 수 있는 여유가 적지. 이런 경우 수액 반응성을 평가하는 방법은 어떤 게 좋을까?

히카리 100 mL와 같은 극소량의 수액 부하를 시행하는 mini-fluid challenge나, 수액 부하가 필요 없는 PLR 검사일까요?

아츠시 맞아! 그것들로 수액 반응성을 평가해 보고, 반응이 적으면 강심제를 사용해 보자.

노부로 Optimization 시기의 고통스러운 패혈증 환자네요. 치료하는 보람이 있겠어요.

아츠시 말씀하신 대로입니다! Rescue 시기를 넘겼으니… 열정이 솟아오르네요!

히카리 오, 옵티… 뭐라고요?

아츠시 Optimization이야. 수액 요법을 생각할 때 알아야 할 4가지 단계 중 하나지. 이 그래프처럼 중증 환자에서는 환자가 어느 단계에 있는지 인식하면서 체액 균형을 관리하는 것이 중요해.

노부로 4가지의 머리글자를 따서 "ROSD"라고 부르기도 합니다. 각각, 관류압 유지(Rescue 단계), 산소 수급 균형의 적정화(Optimization 단계), 과도 또는 부족한 수액으로 인한 장기 손상을 피하는 유지(Stabilization 단계), 체액 균형을 되돌리는 수분 제거(Deescalation 단계)로 설명됩니다(그림 4).

아츠시 각 단계의 기간은 환자에 따라 다르기 때문에, 지금 눈앞에 있는 환자가 어느 단계에 있는지를 아는 것이 중요해!

히카리 이해됐어요! 그럼, 응급실에서 혈압이 낮고 쇼크 상태였을 때가 Rescue 단계였고, 지금 수액 반응성을 고려하며 산소 수급 균형을 생각했던 지금이 Optimization 단계였군요!

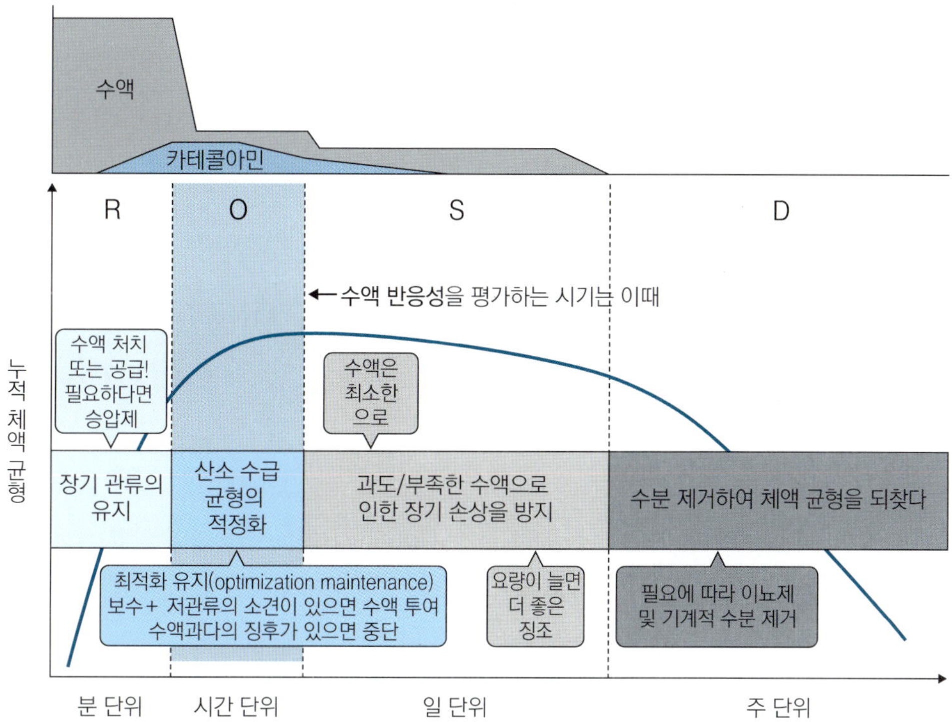

그림 4 단계 "ROSD"를 고려한 수액 전략(특히 패혈증성 쇼크)

아츠시 그래, Rescue에서는 빠르게 수액을 투여하고 필요하다면 카테콜아민을 시작해야 해. 그리고 Optimization 단계에서는 가능하면 최소한의 유지 수액만을 투여하고, 수액이 필요하다고 판단되면 수액 투여를 고려해야 해. 만약 과도한 수액의 징후가 나타나면 즉시 중단하고, 강심제 등 다른 개입을 고려해야 해. Stabilization 단계에서는 요량의 변화를 보면서 수액을 최소한으로 유지하고, Deescalation 단계에서는 필요에 따라 이뇨제나 기계적인 수분 제거를 통해 체액 균형을 조정해야 해.

노부로 Optimization 단계에서 중요한 점은 수액이 필요하다고 판단된 저관류 증상이 개선되면 신속하게 수액을 줄이는 것이고, 수액 투여 동안에는 과도한 수액의 징후에 주의하는 것이야(그림 1).

히카리 과도한 수액의 징후군요! 주의하겠습니다. 만약 수액을 중단해도 과도한 수액으로 문제가 생긴다면 어떻게 해야 하나요?

노부로 그게 고민되는 부분이야. 우선, 단순히 과도한 수액만으로 해결되지 않는 병태일 수 있으니 복부 구획증후군(abdominal compartment syndrome)(→p.124)이나 우심부전을 감별하고 치료해야 해. 그 후에는 이뇨제나 기계적인 수분 제거를 고려할 수 있어. 때로는 보조 순환 장치도 고려해야 할 때가 있어. 대응은 상황에 따라 매우 다를 수 있지.

아츠시 과도한 수액의 평가와 개입은 어렵죠…. 이런 상황에서 과도한 수액이 의심될 때 병태를 파악하고 평가하기 위해 Swan-Ganz catheter로 측정한 폐동맥압이나 CVP 같은 정적 지표들이 참고가 될 수 있어요. 우심부전 평가나 과도한 수액으로 인한 손상을 모니터링할 수 있죠.

히카리 그렇군요! 요즘은 Swan-Ganz catheter를 사용하는 경우가 적다고 들어서, 저도 실제로 본 적이 거의 없었어요. 만일을 대비해 제대로 공부해 둘게요!

노부로 마지막으로, 수액 투여를 할지 말지 판단하는 흐름도의 예를 정리해 둘게요(그림 5). 자신만의 방식으로 언제 수액 투여가 필요한 시점과 수액 반응성을 고려하는 과정을 머릿속에서 정리해두면 좋겠어요.

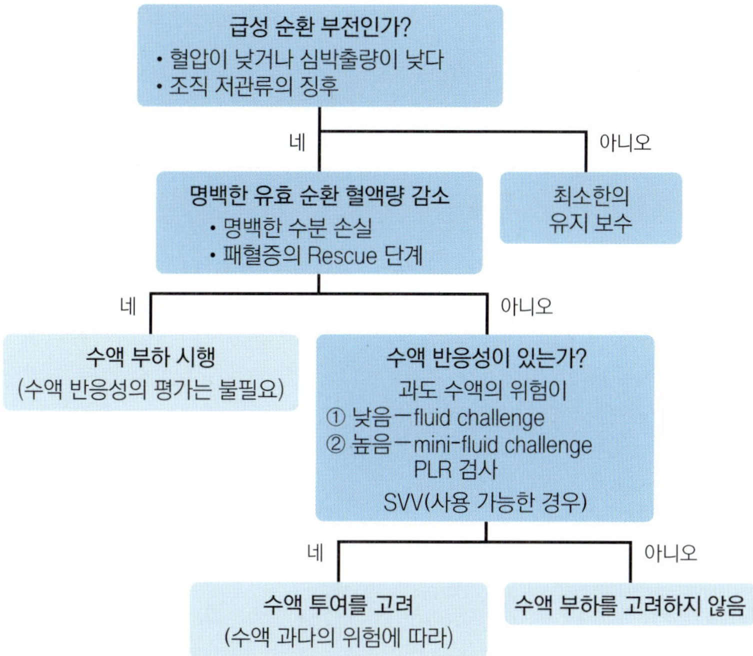

그림 5 **수액 투여의 필요 여부를 판단하는 흐름도**

(문헌 2, 7-9를 참고하여 작성)

요약

- 저관류 소견이 수액 필요성을 판단하는 기준이다! 수액 반응성이 있다 ≠ 수액 투여!
- 수액 반응성의 평가 지표의 각각 특징과 주의 사항을 파악하고, 상황에 맞는 가장 적합한 평가 지표를 사용해야 한다!
- 수액 부하 시에는 반드시 과다 수액의 소견을 꼭 모니터링해야 한다! 그리고 쇼크(저관류)가 의심되는 징후가 사라지면 신속하게 수액을 줄여야 한다!
- 수액 반응성이 없는데도 저관류가 지연된다면, 전부하 이외에 개입할 수 있는 요인이 있는지 $\dot{D}O_2$ 공식을 통해 해결 방법을 모색한다

■ 참고문헌

1) Rosen IM. Oxygen delivery and consumption. In: UpToDate. Parsons PE, editor. Waltham: UpToDate; 2023.
2) Monnet X. Ann Intensive Care. 2016; 6: 111.
3) Sakr Y. Crit Care Med. 2017; 45: 386-94.
4) Claure-Del Granado R. BMC Nephrol. 2016; 17: 109.
5) Jin K. Chest. 2017; 152: 972-9.
6) Yang SH. JBI Database System Rev Implement Rep. 2019; 17: 2202-11.
7) Vincent JL. Crit Care. 2020; 24: 703.
8) Messina A. Crit Care. 2019; 23: 264.
9) Monnet X. Crit Care. 2015; 19: 18.
10) Monnet X. Intensive Care Med. 2016; 42: 1935-47.
11) Monnet X. Ann Intensive Care. 2022; 12: 46.
12) Orso D. J Intensive Care Med. 2020; 35: 354-63.
13) Longino A. Crit Care. 2023; 27: 205.
14) Pellicori P. Eur J Heart Fail. 2021; 23: 703-12.

[三谷雄己]

전력을 다해 폐를 보호하라!

4 ARDS

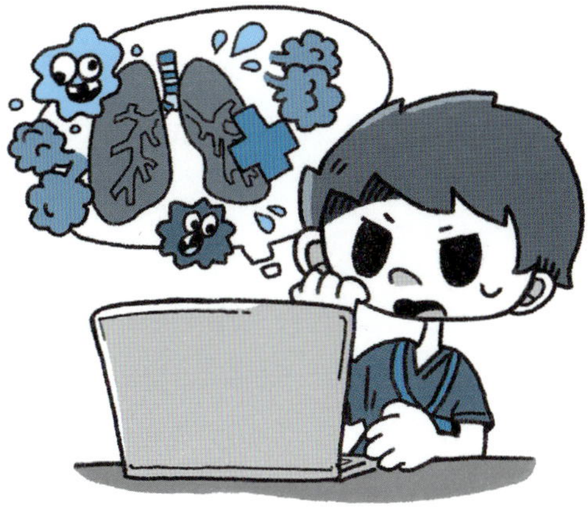

【시나리오 1】

세균성 폐렴으로 입원 중인 환자가 호흡 상태 악화로 인해 ICU에 입실하게 되었고, 기도 삽관을 시행하였습니다. 입실 시 CT에서는 세균성 폐렴에 따른 국소 침윤 음영 외에도 양측에 새로운 미만성 간유리 음영이 나타났습니다. 하야테 선생님이 이 환자를 담당하게 되었습니다.

하야테 세균성 폐렴 치료 중으로 항균제도 충분히 커버하고 있는데도 불구하고 호흡 상태가 악화된 거네요. 양측 폐야에 간유리 음영이 있으니 ARDS겠죠! ARDS라면 1회 환기량을 6 mL/kg로 제한하는 거였죠?

아츠시 확실히 ARDS일 수 있겠네! 하지만 ARDS라고 단정 지어도 될까? ARDS의 정의가 뭐였더라?

하야테 어…, 양측 폐야의 미만성 간유리 음영과 산소화 저하가 있으면 ARDS라고 생각했는데….

아츠시 양측 음영과 산소화 저하라면 심장성 폐부종도 감별해야 하지 않을까? 먼저 ARDS의 정의와 병태생리를 복습해 보자!

1 ARDS가 도대체 무엇일까요?

❶ ARDS의 병태생리[1)]

병태생리에 대한 이해는 젊은 의사들이 실제 임상에서 적절한 대응 방안을 모색하는 데 중요한 역할을 합니다.

급성호흡곤란증후군(acute respiratory distress syndrome: ARDS)은 폐 내부 및 외부 요인에 의한 급성 침습으로 유발된 전신성 염증의 결과로 폐포 상피, 폐포벽 및 혈관 내피의 미만성 손상을 초래하여 폐부종을 일으키는 병태입니다. 이러한 폐 손상은 기계적 환기에 의한 자극으로 악화될 수 있습니다. 예를 들어, 과도한 환기량으로 인한 폐의 과신장은 폐포 상피세포와 혈관 내피세포의 과도한 스트레칭을 초래하며, 이는 세포 사멸과 사이토카인 분비를 촉진하여 폐 손상을 더욱 악화시킵니다.

❷ ARDS의 정의

ARDS의 진단에는 2012년 베를린 정의가 이용되고 있었습니다[2)](표 1, 표 2).

표 1 베를린 정의

ARDS의 중증도	
경증	PaO_2/F_IO_2비: 200-300(PEEP ≧ 5 cmH_2O or CPAP ≧ 5 cmH_2O)
중등증	PaO_2/F_IO_2비: 100-200(PEEP ≧ 5 cmH_2O)
중증	PaO_2/F_IO_2비 < 100(PEEP ≧ 5 cmH_2O)

표 2 ARDS의 새로운 정의(위)와 신구 정의 비교(아래)

ARDS의 새로운 정의
• 삽관 여부와 상관없음. HFNC ≧ 30 L/분 또는 NPPV/CPAP ≧ 5 mmH_2O일 경우 적용 • 저산소혈증 수준: PaO_2/F_IO_2비 < 300 또는 SpO_2 ≦ 97%일 때, SpO_2/F_IO_2 비 < 315 • 흉부 X선, CT 또는 초음파 검사 중 한 가지에서 양측 폐의 음영 확인 가능. • PEEP, 산소 투여량, 특정 호흡 보조 장치 사용 여부는 평가 기준에서 제외.

	베를린 정의(2012년)	새로운 정의(2023년)
경과	급성 발생	급성 발생
산소화	P/F비 ≦ 300	P/F비 ≦ 300 또는 S/F비 ≦ 315
호흡기 조건	PEEP ≧ 5 cmH_2O	NPPV 또는 CAP PEEP ≧ 5 cmH_2O HFNC ≧ 30 L/분
영상 소견	흉부 X선 또는 CT로 양쪽 미만성 침윤음영	흉부 X선 또는 CT에서 양쪽 미만성 침윤이 관찰되거나 훈련된 전문가가 시행한 초음파에서 흉수, 무기폐, 결절/종양으로 설명되지 않는 양측 B line 또는 경화 소견 관찰
정수압성 폐부종의 배제	있음	있음

HFNC: high flow nasal cannula
NPPV: noninvasive positive pressure ventilation
CAP: continuous airway pressure

베를린 정의가 공표된 지 10년이 지난 현재, 이를 확장하는 형태로 새로운 정의가 제안되었습니다(표 2)[3]. 이 새로운 정의를 통해 SpO_2를 활용한 ARDS 진단, 고유량 비강 캐뉼라(HFNC) 사용 환자의 포함, 그리고 폐 초음파를 통한 ARDS 진단이 가능해졌습니다.

한편, 일본의 ARDS 진료 가이드라인 2021에서는 여전히 베를린 정의를 진단 기준으로 사용하고 있으나, 향후 일본에서도 진단 기준이 변경될 가능성이 제기되고 있습니다.

❸ 눈앞의 환자는 정말 ARDS?

ARDS는 증후군으로 특정 유발 요인이 존재합니다(표 3). ARDS는 증후군으로 특정 유발 요인이 존재합니다. 그림 1에 제시된 병력을 활용하여 추정할 수 있는 양측 미만성 폐병변의 감별 진단 방법은 참고할 가치가 있지만, **무엇보다 중요한 것은 심인성 폐부종이나 체액 과다 상태를 배제하는 것**입니다.

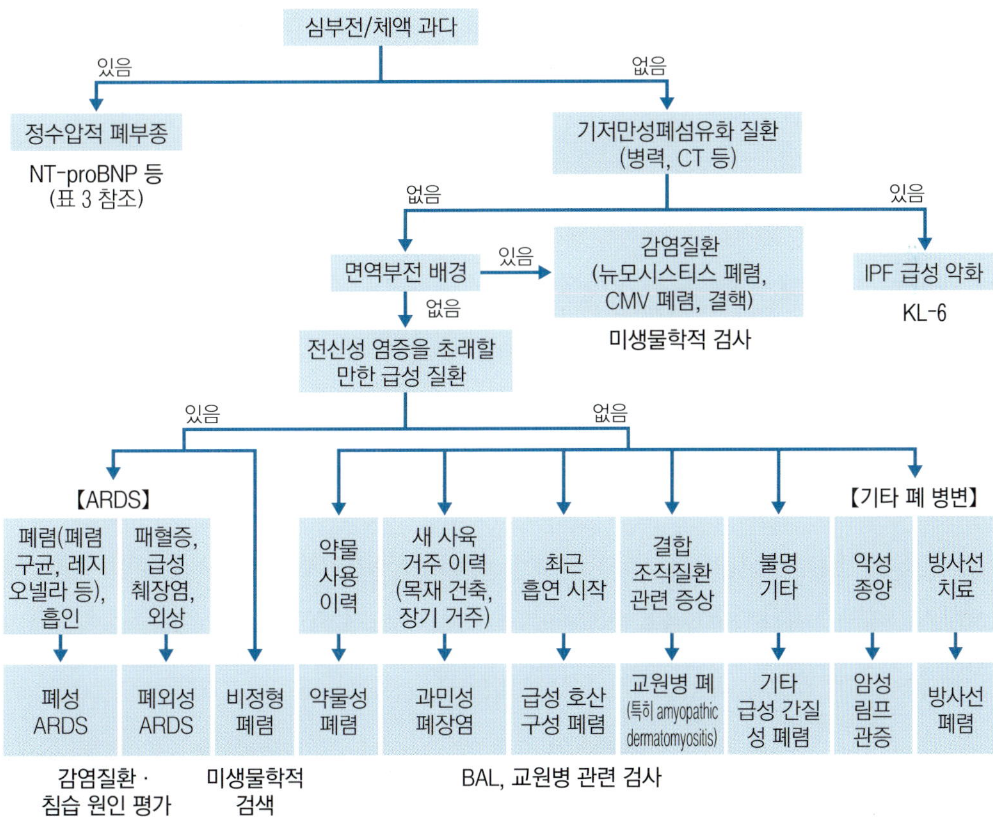

그림 1 양측 미만성 폐병변의 감별 예시

표 3 심장성 폐부종/체액 과다의 평가에 유용한 평가 항목

1. 병력
- 심장병(허혈성 심장병, 판막증, 심근병증)
- 심혈관 위험(흡연, 비만, 기왕력[고혈압, 고지혈증, 당뇨병 등])
- 신장 질환과 그 중증도(만성 신장병 및 단계)
- 체중과 체형의 변화(바지가 맞지 않음, 신발 자국이 남음, 부종 등)

2. 소견
- 좌심부전 징후(기좌호흡, 흉부 X선의 폐문부 음영 증가, 습성 수포음, 천명음[wheeze] 등)
- 흉부 X선 소견(CT보다 심부전 징후를 확인하기 쉽다: 심확대, 폐문부 음영증가 등)
- 심부전의 임상 시나리오와 일치 여부

3. 검사
- 12 유도 심전도: 허혈을 시사하는 소견의 유무
- 혈액검사: BNP, 고감도 Troponin T/I
- 심초음파: LVEF, 국소벽 운동 이상, 판막증, 좌심방 압력 상승 소견(E/A, E/e')

❹ 왜 폐 손상이 진행될까? — 인공호흡기와 자발호흡이 폐에 미치는 영향을 고려하며

ARDS 관리를 어렵게 만드는 점은 우리가 시행하는 인공호흡이나 환자 스스로의 자발호흡이 폐 손상을 악화시킬 가능성이 있다는 점입니다[1]. 폐 손상의 진행을 어떻게 방지하면서 관리하는 것이 중요한 과제입니다.

① 인공호흡기에 의한 폐 손상: VILI[4]

중증 호흡부전에서는 인공호흡기를 통한 호흡 보조가 필수적입니다. 여기서 중요한 것은 **"폐 보호 환기"**입니다. ARDS 환자의 폐는 공기가 들어갈 수 있는 정상 폐와 손상되어 공기가 들어가지 않는 허탈된 폐가 혼재되어 있으며 환기에 기여하는 폐포 체적이 감소한 상태입니다(이를 baby lung 개념이라고 합니다)(그림 2A). 이 상황에서 부적절한 양압 환기를 시행하면 폐 손상(VILI: ventilator-induced lung injury)이 발생할 수 있습니다(표 4). 폐 보호 환기란 이러한 합병증을 피하면서 환자에게 필요한 만큼의 호흡 보조를 제공하는 것을 의미합니다.

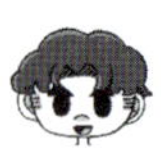

아츠시 ARDS의 중증도가 올라갈수록(병변이 증가할수록) 환기에 기여하는 폐포의 체적은 줄어들며 그 결과 호흡기계 전체의 팽창 용이성이 저하됩니다. 이 팽창 용이성을 호흡기계 순응도(Crs: static 순응도)라고 부릅니다. 순응도는 다른 장에서도 중요하니 기억해 두세요.

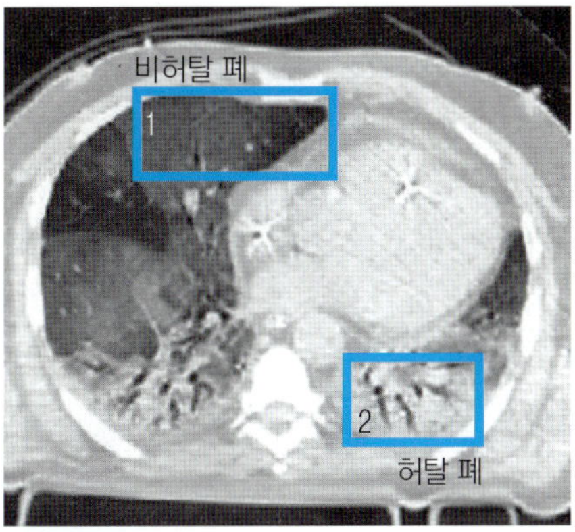

그림 2A Baby lung 개념

ARDS 환자의 폐에서는 공기가 들어갈 수 있는 비교적 건강한 폐 영역과 허탈된 영역이 혼재되어 있으며, 건강한 폐와 비교했을 때 가스 교환에 기여하는 폐 영역이 작아져 있다. 공기가 들어갈 수 있는 폐에 과도한 환기 용량이 가해지면(volutrauma), 과도한 경폐압(transpulmonary pressure)이 발생하여(barotrauma) 폐 손상을 악화시키는 데 기여할 수 있으므로 일회 환기량 제한과 고원기도압력(pleteau pressure) 제한을 시행한다. 또한, 허탈된 영역에서는 atelectrauma가 발생할 수 있다.
(Thompson BT. N Engl J Med. 2017;377:562-72에서 허가를 받아 재인용)

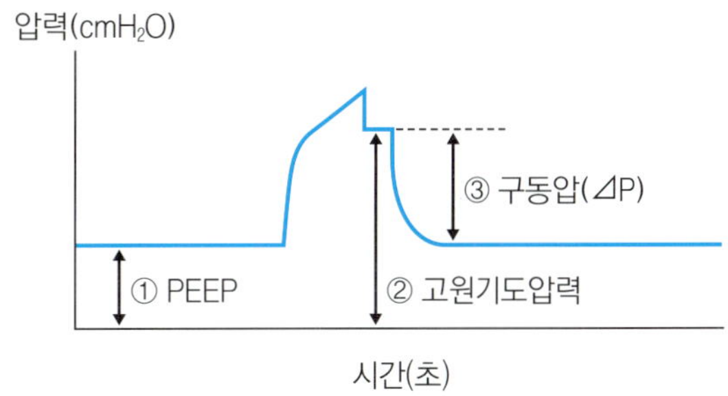

그림 2B Volume control ventilation에서의 기도 내압

① PEEP, ② 고원기도압력(pleteau pressure), ③ 구동압(driving pressure: ΔP)은 흡기 일시 정지(pause) 기능을 사용하여 측정하거나, 각 환기에서 유량이 0이 되는 시간을 설정함으로써 측정할 수 있다. ③은 현재의 일회 환기량(TV)을 얻기 위해 필요한 압력이다. 개별 호흡기계 순응도(Crs)는 TV와 ③으로 계산된다(TV/ΔP=Crs).

표 4 Ventilator induced lung injury

barotrauma	폐포에 대한 **과도한 압력에 의한 폐손상**
volutrauma	폐포의 **과도한 신전에 의한 폐손상**
atelectrauma	폐포에 가해지는 압력이 너무 낮아지면 폐포는 허탈하면서 무기폐가 발생. **무기폐와 재팽창이 반복**되면서 발생하는 **전단력에 의한 폐손상**
biotrauma	**폐포 상피세포의 손상으로 인한 사이토카인 방출, 폐포 모세혈관 투과성 항진**에 의해 추가적인 폐손상이 진행됨
ergotrauma	폐에 가해지는 **시간당 작업량에 의한 폐손상. 작업량은 경폐압, 호흡수, 흡기 유속**에 따라 결정된다고 알려짐(환기량을 줄이고, 호흡수를 줄이며, PEEP를 낮추는 것으로 폐손상을 예방)
myotrauma	**인공호흡에 의한 횡격막 손상.** 횡격막의 비활동성은 위축을 초래하는 반면, 과도한 흡기 노력은 횡격막 손상을 유발할 수 있음

② 자발호흡이 폐에 미치는 영향: P-SILI[5)]

다음으로 자발호흡이 폐에 미치는 영향을 생각해 보겠습니다. 건강한 폐나 손상이 적은 폐

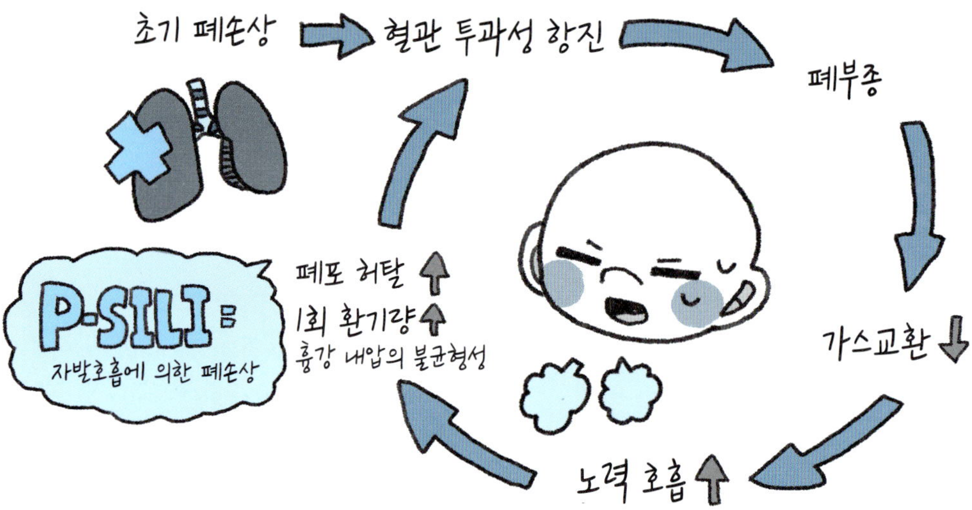

그림 3 P-SILI(Brochard L. Am J Respir Crit Care Med. 2017; 195: 438-42[5] 참고하여 작성)

에서는 자발호흡을 유지함으로써 무기폐를 예방하고 가스 교환을 개선하는 데 기여할 수 있습니다[6]. 그러나 과도한 흡기 노력은 폐손상을 악화시키며[5], 이를 P-SILI(patient self-inflicted lung injury)라고 부릅니다. 폐 손상으로 인해 가스 교환 능력이 저하되면, 환자는 이를 보상하기 위해 강한 흡기 노력을 하게 되지만, 이러한 과도한 흡기 노력은 폐에 큰 부하를 가해 추가적인 폐 손상을 초래합니다. P-SILI로 인해 혈관 투과성이 더욱 증가하고 폐포 부종이 진행되면서 폐 손상의 악순환이 이어집니다(그림 3). 따라서 **ARDS에서는 강한 흡기 노력을 억제하는 것이 중요합니다.**

소요약

- **ARDS 진료에서는 원인 탐색이 중요하다!**
- **"폐 보호 환기"의 목적은 VILI와 P-SILI 발생을 예방하고, 더 이상 폐를 악화시키지 않기 위함이다!**

【시나리오 2】

하야테 음, 음, ARDS에 대해 어느 정도 이해한 것 같아. 이 환자는 폐렴 치료도 잘 되고 있고 심장성 폐부종 같지도 않네. 이제 폐 보호 환기를 열심히 해야겠어!

아츠시 폐 보호 환기는 정말 중요해. 그럼, 환자의 치료를 시작해 볼까. 어떤 점을 주의해야 할까?

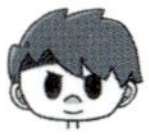

하야테 1회 환기량을 제한하고, 그다음은… 음… 뭐였더라….

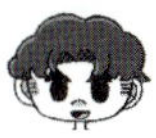

아츠시 환기량 제한도 물론 중요하지만, 그게 다일까? 인공호흡기 외에도 생각해야 할 점들이 있으니 꼼꼼히 해 보자고!

2 ARDS와 어떻게 싸울 것인가? — 치료 전략

이제 ARDS의 치료 전략에 대해 생각해 보겠습니다. 아츠시 선생님이 말씀하신 것처럼, 고려해야 할 것은 인공호흡기 설정만이 아닙니다. 동시에 개입해야 할 포인트를 ① 원인 질환 및 유발 요인의 치료, ② 수분 관리, ③ 폐 보호 환기 순으로 설명해 보겠습니다.

❶ 원인 질환 및 유발 요인의 치료

ARDS를 진단할 때, 호흡기 설정에만 신경 쓰느라 원인 질환 치료를 소홀히 하는 경우가 있습니다(필자 본인도 경험한 바 있습니다). ARDS에는 반드시 유발 요인(표 5)이 있으며[7], 개입이 가능한 원인을 치료하지 않으면 병세는 호전되지 않습니다. 폐렴의 경우 원인 미생물의 확인과 항균제 사용이 필요하고, 패혈증의 경우 원인 감염의 치료와 패혈증에 대한 지지요법을 포함하여 **ARDS 자체에 대한 개입과 유발 요인의 신속한 진단 및 치료가 동시에 이루어져야 합니다.**

표 5 ARDS의 위험인자

직접 요인	간접 요인
폐렴	폐 감염증 이외의 패혈증
위 내용물의 흡인	비흉부 외상 또는 출혈성 쇼크
폐타박상	급성췌장염
기도 열상	중증 화상
익수	약물의 대량 섭취
	대량 수혈 또는 수혈 관련 급성 폐 손상
	심폐 우회술
	폐 이식 후 재관류 부종 또는 색전증

❷ 수분 관리: 건조 상태로 유지하기

과도한 수분 투여는 폐부종을 악화시키기 때문에 **ARDS 환자에게는 수액을 제한하는 것이 좋다**고 여겨집니다. 과거의 RCT(FACCT 시험)에서는 ALI(acute lung injury: 급성 폐 손상) 환자에게 수액 제한을 시행한 결과 쇼크 발생률이나 투석 도입률을 증가시키지 않으면서 인공호흡 사용기간과 ICU 입원 기간을 유의하게 단축시키는 것으로 나타났습니다[8]. 일본의 ARDS 가이드라인 2021[9]에서도 수분을 제한한 체액 관리를 조건부로 권장하고 있습니다.

그렇다면 구체적으로 어느 정도로 수액을 제한해야 할까요? FACCT 시험에서는 수액 제한군에서는 7일째 수분 균형(투여량/배출량)(평균 ±표준 편차)이 −136±491 mL, 자유 수액군에서는 +6,992±502 mL였습니다. 쇼크 상태가 아니었던 환자를 기준으로 하면, 7일째 수분 균형은 수액 제한군에서 −1,576±519 mL, 자유 수액군에서는 +5,287±576 mL였습니다. 논문에는 날짜별 수분 균형이 기재되어 있어 참고할 수 있습니다.

이를 참고하여, 필자의 병원에서는 ICU 입실 후 순환이 안정적이라면 즉시 볼루스 수액을 중단하고 유지 수액을 최소화하며 입실 후 2일째부터 하루 수분 균형이 음성을 이루고, 입실 후 5–7일째까지 총 수분 균형이 음성을 이루도록 적절히 수분을 제거하는 방안을 검토하고 있습니다.

❸ 폐 보호 환기

여러 지표 중에서 본 장에서는 ① 1회 환기량 제한, ② 고원기도압력 제한, ③ PEEP 설정, ④ 구동압(driving pressure), ⑤ 경폐압(transpulmonary pressure)을 이용한 폐 보호 환기 모니터링 방법에 관해 설명하겠습니다.

① 1회 환기량 제한(그림 2A)

이는 barotrauma와 volutrauma를 예방하는 데 도움이 됩니다(p.63 참조). ARMA 시험[10]에서 1회 환기량 제한 전략이 환자의 사망률을 감소시켰다고 보고된 이후 VILI와 그 예방을 고려한 1회 환기량 제한의 중요성이 널리 인식되었습니다. 2023년 ESICM의 ARDS 가이드라인[11]과 일본의 ARDS 가이드라인 2021[9] 모두에서 1회 환기량 전략(4–8 mL/kg 예측 체중)의 사용이 권장되고 있습니다. 실제 임상에서는 먼저 6 mL/kg 예측 체중을 목표로 합니다.

여기서 체중은 실제 체중이 아니라 **예측 체중**(PBW: predicted body weight)임에 유의해야 합니다. 폐의 크기는 실제 체중이 아니라 **신장**에 의해 결정되므로, PBW는 다음과 같은 식으로 계산합니다.

남성: 50+0.91×[신장(cm) − 152.4]

여성: 45.5+0.91×[신장(cm) − 152.4]

② 고원기도압력 제한(그림 2A, 그림 2B)

1회 환기량을 제한한 후에 고원기도 압력을 제한합니다. 이는 압력손상을 예방하는 데 도움이 됩니다(p.63 참조). 고원기도 압력은 인공호흡기에서 흡기 유속이 0이 될 때 걸려 있는 기도 내압으로 폐포내압을 반영합니다(그림 2B). 자발호흡이 없는 상태에서 인공호흡기의 흡기 멈춤 기능을 이용하여 측정합니다. LUNG SAFE 연구[12)]에서 높은 고원기도압력이 사망 위험인자가 될 수 있음을 지적하였으며 2023년 ESICM의 ARDS 가이드라인[11)]에서는 **고원기도압력을 30 cmH_2O**로 유지하도록 권장하고 있습니다.

칼럼 Permissive hypercapnia

환기량을 제한하면 CO_2가 축적되어 호흡성 산증이 진행된 경험이 있지 않으신가요? 폐 보호 환기를 수행하기 위해 호흡성 산증을 허용하는 것을 permissive hypercapnia(고이산화탄소 허용 전략)라 하며, **pH 7.15–7.25까지의 산혈증을 허용하여 호흡 관리를 진행합니다.**

다만, CO_2 축적과 산혈증으로 인해 뇌혈관 확장으로 두개내압 상승이 발생할 가능성, 카테콜아민 효과의 감소, 폐고혈압/우심부전 악화 등의 위험이 있을 수 있으므로, pH는 개별 사례에 따라 조정합니다.

③ PEEP 설정

폐포의 허탈과 무기폐손상(atelectrauma)을 예방하기 위해 PEEP을 적용합니다. ARMA 시험의 PEEP table(표 6)[10)]을 바탕으로 PEEP을 설정하는 방법이 있지만 현재로서는 최적의 PEEP을 결정하는 골든 스탠다드는 없습니다.

또한, 식도 내압을 측정하여 호기 종료 시 경폐압을 0 이상으로 유지하는 방법이 있습니다[주)] (즉, 호기 시 폐포 허탈이 없는 수준으로 유지하는 방법입니다). 경폐압을 이용해 PEEP을

표 6 PEEP-F_IO_2 table의 예

F_IO_2	0.3	0.4	0.4	0.5	0.5	0.6	0.7	0.7	0.7	0.8	0.9	0.9	0.9	1.0	1.0	1.0	1.0
PEEP (cmH_2O)	5	5	8	8	10	10	10	12	14	14	14	16	18	18	20	22	24

역자주: 식도 내압은 흉강내 압력을 반영하므로, 기도내 압력과 식도 내압의 차이는 폐의 실제 확장 압력인 경폐압을 반영한다.

조정함으로써 산소화와 폐 순응도가 개선된다는 RCT가 있습니다[14]만, 임상적 결과의 개선은 현재로서는 입증되지 않았습니다[15].

④ 구동 압력(driving pressure, ΔP)

최근 폐 보호 환기 전략에서 구동압이 주목받고 있습니다. 구동압은 고원기도압력과 PEEP의 차이로(그림 2B), 실제로 폐포를 팽창시키기 위해 가해진 압력으로 생각할 수 있습니다.

칼럼 ARDS에서의 PEEP 설정

ARDS에서 PEEP은 허탈된 폐포의 개통을 유지하여 환기에 기여하는 폐포의 체적을 증가시키고, 산소화를 개선하며 폐포의 허탈 재개방을 줄여 폐 손상을 억제합니다.

반면, 너무 높은 PEEP은 폐포의 과팽창을 초래하여 VILI를 유발하고 환기에 관여하지 않는 사강을 증가시키며 정맥 환류량을 감소시켜 심박출량에 영향을 미치는 "해로운" 점이 있다는 것을 잊어서는 안 됩니다.

즉, 폐포의 허탈과 과팽창이 모두 최소화되는 적절한 PEEP을 찾는 것이 중요하지만, 현재로서는 그 "적절한" 값을 결정하기 위한 최선의 방법이 확립되지 않은 상태입니다.

ARDS 네트워크에 의한 F_IO_2/PEEP table은 임상 현장에서 널리 사용되고 있으며 사용하기 편리하지만 획일적인 방법이기 때문에 개별 증례에 대한 PEEP의 유효성을 평가할 수는 없습니다.

PEEP을 확인하는 방법의 하나로, 허탈과 과팽창이 최소화될 때 폐 전체의 순응도가 가장 높아질 것으로 예상되는 점을 고려하여, 적절한 재확장 기법(RM)을 시행한 후 PEEP을 조정하며 순응도를 평가하는 최선의 순응도 방법이 있습니다. 그러나 2017년 ART 시험[16]에서는 이 방법이 순환 억제와 기흉으로 인한 사망률 증가와 관련이 있음을 보고했습니다. 다만, 초기 프로토콜이 고압으로 설정되었던 점과 환자 층별화가 적절히 이루어지지 않았던 문제도 있었기 때문에, RM이 완전히 부정된 방법은 아니라고 필자는 생각합니다. 여기서 중요한 점은 환자마다 폐의 재확장 반응성(recruitability)이 다르다는 것입니다. 그렇다면 어떻게 recruitability를 평가할 수 있을까요?

예전에는 PV 커브의 이력현상(hysteresis)을 통해 평가하는 방법이 있었지만, 이를 측정할 수 있는 기기가 제한적이라는 문제가 있습니다. 최근에는 Recruitment to Inflation Ratio가 간편하게 병상에서 측정할 수 있는 방법으로 주목받고 있습니다.[주)] 그러나 측정 시 airway opening pressure의 유무가 영향을 미치기 때문에 주의가 필요합니다[17].

역자주: L. Bouchard에 의해 2020년 AJRCCM에 발표된 내용으로 다음 웹페이지를 통해 쉽게 계산할 수 있다.
https://crec.coemv.ca/ri-ratio

허탈과 과팽창을 시각적으로 평가할 수 있는 방법으로 CT 검사가 있지만, 병상에서 자주 측정할 수는 없습니다. 이를 가능하게 한 것이 electrical impedance tomography(EIT)입니다. 이는 가슴에 벨트를 착용하여 임피던스(impedance) 변화를 통해 폐포의 공기 함량을 측정하는 방식으로, 비침습적이며 복부 측과 등 측의 환기 분포 비율이나 PEEP 변화에 따른 과팽창과 허탈의 비율 변화를 평가할 수 있습니다.

현재로서는 과팽창과 허탈의 균형을 맞출 수 있는 "적절한" PEEP을 결정할 수 있는 유일한 장비가 EIT로 매우 유용한 장치로 여겨집니다. 다만, 이를 평가하려면 올바른 지식이 필요하며 현재로서는 EIT를 통한 PEEP 설정이 다른 방법에 비해 예후를 개선한다는 결과가 나오지 않았기 때문에 향후 임상 시험이 기다려집니다.

[島谷竜俊]

지금까지 소개된 1회 환기량 제한, 고원기도압력 제한, 적절한 PEEP 설정은 폐 보호 환기 전략으로 꼽히지만, 2015년 발표된 Amato 등의 연구[18]에서 ARDS 환자의 예후에 가장 영향을 미친 요인은 이 세 가지가 아니라 구동압이라는 보고가 있었습니다.

구동압은 "$\Delta P = 1$회 환기량/호흡기계 순응도"로 표현됩니다(그림 2B).

ARDS의 중증도가 증가하고 순응도가 저하될수록 동일한 1회 환기량을 얻기 위해 필요한 구동압이 상승하며 설령 폐 보호적이라고 여겨지는 1회 환기량을 제공하더라도 VILI를 조장하여 환자 사망률이 증가하는 것으로 지적되었습니다[18].

현시점에서는 가이드라인에 권장 사항이 없지만 앞으로 중요한 지표가 될 것으로 기대됩니다.

⑤ 경폐압(P_L)을 이용한 고원기도압력·구동압 모니터링

인공호흡기에서 측정하는 압력은 기도 내 압력이며, 실제로 폐포에 가해지는 압력(경폐압: P_L)과는 다릅니다. 기도 내압은 경폐압과 흉곽에 가해지는 압력(흉강 내압≒식도 내압)의 합으로 나타나기 때문에 기도 내압보다 P_L이 더 직접적으로 폐 스트레스를 모니터링할 가능성이 있습니다. 실제 임상에서는 식도 내압 측정을 통해 P_L을 시간에 따른 변화를 산출하여 모니터링하는 방법이 활용되고 있습니다(그림 4A, 4B)[19].

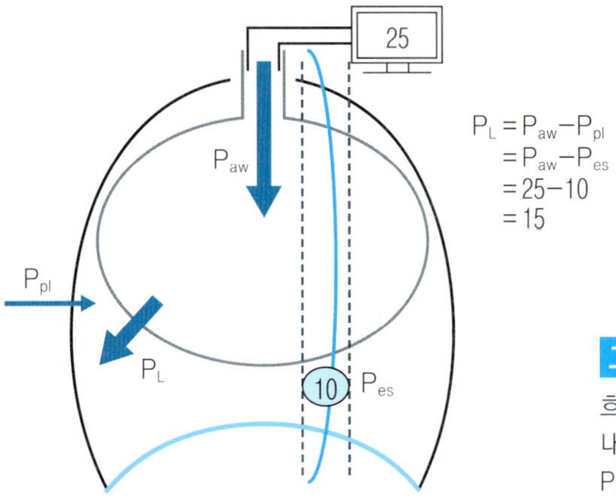

그림 4A 경폐압의 개념

흐름이 없을 때, 기도에 가해지는 압력은 흉곽을 확장하는 힘(흉강 내압)과 폐를 확장하는 힘(경폐압)으로 구성된다.

P_L: 경폐압, P_{aw}: 기도 내 압력, P_{pl}: 흉강 내 압력, P_{es}: 식도 내 압력

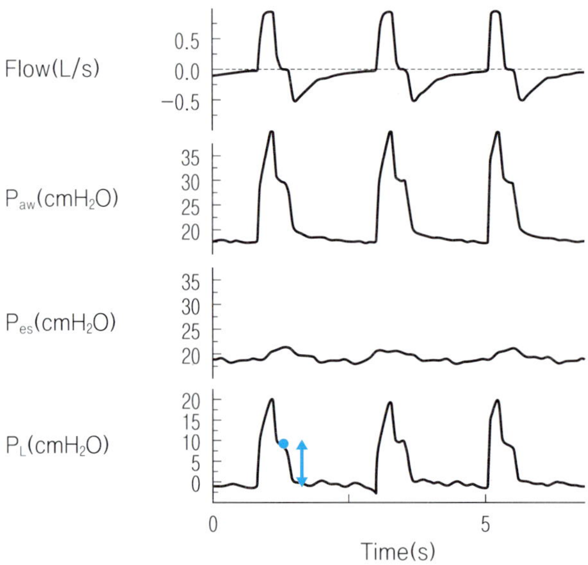

그림 4B 경폐압 모니터링 중의 파형

P_{aw}에서 P_{es}를 뺀 값이 P_L로 산출되어 지속적으로 그려진다.

파란색 원: 경폐 고원기도압력($P_{Lplateau}$), 파란색 화살표: 경폐 구동압(ΔP_L)

(Grieco DL. Ann Transl Med. 2017;5:285[19]에서 변경)

경폐압 모니터링에서는 **경폐 고원기도압력($P_{Lplateau}$: 호기 말의 P_L) < 20-25 cmH$_2$O[19], 경폐 구동압(ΔP_L: 호기 말의 P_L과 흡기 말의 P_L의 차이) < 12 cmH$_2$O**를 폐 보호 환기에서 참고로 합니다(그림 4B)[20]. 단, 현시점에서 이를 지표로 한 ARDS 관리가 환자 예후를 개선했다고 하는 양질의 연구는 없습니다.

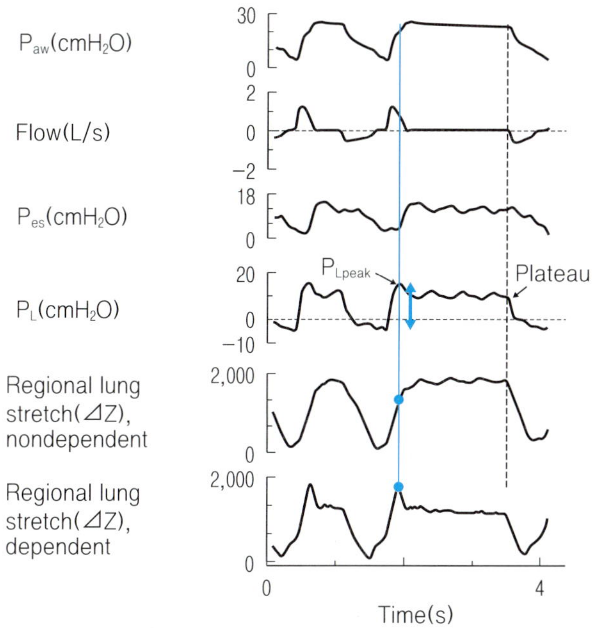

그림 4C 최고 경폐압(P_{Lpeak})과 동적 경폐 구동압($\Delta P_{L,dyn}$)

자발호흡이 있는 경우, 허탈된 폐에서는 경폐압이 흡기 초기에 최고 부분에서 최대가 된다. 이때의 최고 경폐압(P_{Lpeak})과 이때의 구동압인 동적 경폐 구동압($\Delta P_{L,dyn}$: 파란색 화살표의 압력차)은 자발호흡에 의한 허탈된 폐의 폐 손상 진행의 지표가 될 수 있다.
(Yoshida T. Intensive Care Med. 2018;44:2235-8[26])

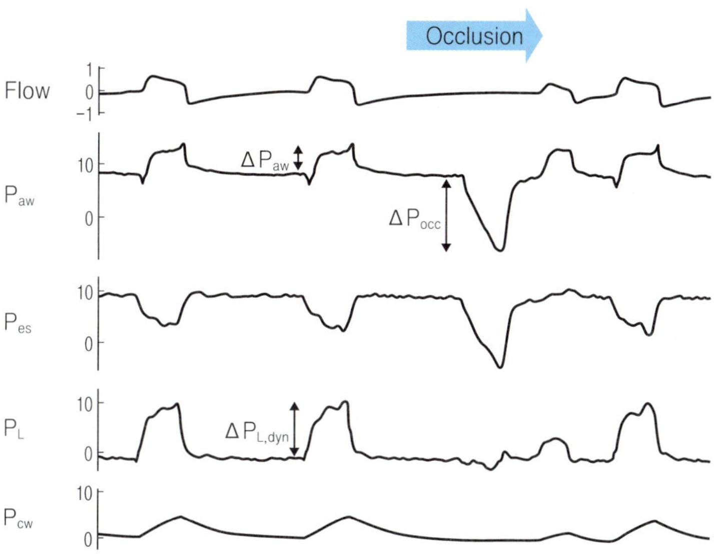

그림 4D 폐쇄 흡기 기도 내 압력 변화량(ΔP_{occ})

(Bertoni M. Crit Care. 2019;23:346[27])

칼럼 복와위 관리(그림 5)

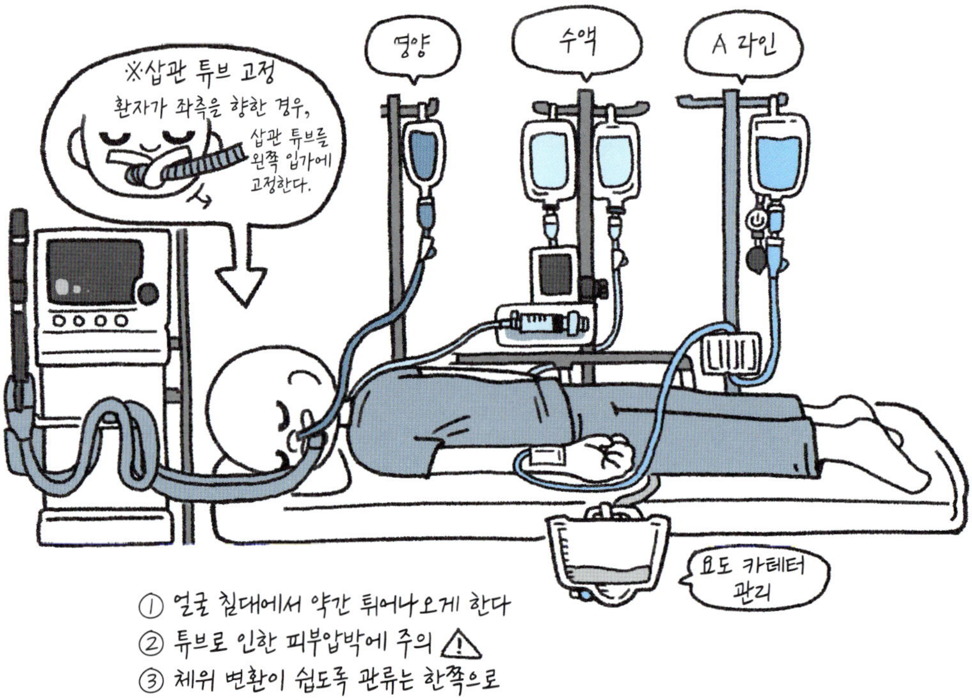

그림 5 복와위 관리(히로시마대학에서의 방법)

정상 폐에서 양압 환기 시, 앙와위에서는 등쪽에 비해 복부 쪽에 가해지는 경폐압이 더 높아져 복부쪽 폐포가 등쪽 폐포보다 더 크게 확장됩니다. ARDS에서는 이러한 현상이 더욱 뚜렷하게 나타나, 복부쪽 폐포의 과팽창과 등쪽 폐포의 허탈이 악화되어 VILI(ventilator-induced lung injury)가 발생할 수 있습니다.

복와위를 취하면 **경폐압의 분포를 보다 균일하게 만들어 등쪽 폐포의 허탈과 복부쪽 폐포의 과팽창을 방지**할 수 있는 것으로 여겨집니다. PLOSEVA 시험에서는 P/F 비율≦150의 ARDS 환자에게 하루에 최소 16시간 이상 복와위를 유지할 경우 90일 동안의 사망률이 유의하게 감소하는 것으로 나타났습니다[21].

ESICM의 최신 ARDS 가이드라인에서는 **중등도에서 중증의 ARDS 환자(P/F 비율<150, PEEP≥5 cmH_2O)에 대해 하루 12시간 이상의 복와위 관리가 권장**되고 있습니다[11].

표 7 복와위의 합병증과 금기

A. 합병증
• 구강 및 기도의 분비물이 일시적으로 증가하여 기도가 폐쇄됨 • 기관 튜브의 사고로 인한 탈관, 꼬임 또는 폐쇄 • 혈관 카테터의 꼬임 • 복강 내압 상승 • 위 내 잔류물 증가 • 얼굴 욕창, 얼굴 부종, 기관 튜브에 의한 입술 외상, 팔 신경다발 손상(팔 신전)
B. 금기
• 얼굴이나 경부 외상 • 경추 손상 • 최근의 흉골 절개술 • 광범위한 복부 화상 • 두개 내압 상승 • 대량 객혈 • 심폐소생술 또는 제세동이 필요한 고위험 환자

(Scholten EL. Chest. 2017;151:215-24[7] 참고하여 작성)

한편, 복와위 관리는 합병증도 존재합니다(표 7)[7]. 튜브와 카테터의 꼬임이나 압박을 특히 주의 깊게 관찰해야 하며, 체위 변경 시 이를 고려하여 사전에 카테터의 정리와 고정 위치를 조정하는 등의 대비가 필요합니다. 복와위 체위에서는 위관 배액이 증가할 수 있으므로, 경장영양을 지속적으로 투여하는 방식에 대한 추가 연구가 필요합니다. 순환부전으로 카테콜아민을 투여 중인 환자라고 해서 모두 복와위 체위의 금기에 해당하는 것은 아니지만, 순환 상태를 면밀히 평가하여 복와위 관리가 안전하게 이루어질 수 있는지 신중히 검토해야 합니다.

소요약

- **1회 환기량: 4-8 mL/kg PBW(예측 체중)**
- **고원기도압력≦30 cmH_2O**
- **적절한 PEEP 설정은 어려움**
- **구동압≦15 cmH_2O, 경폐압 모니터링은 앞으로 가장 중요한 지표가 될 것**

【시나리오 3】

하야테 선생님은 아츠시 선생님에게 배운 ARDS 치료 전략을 바탕으로 무사히 실제 치료를 시작할 수 있었습니다. 그다음 날…

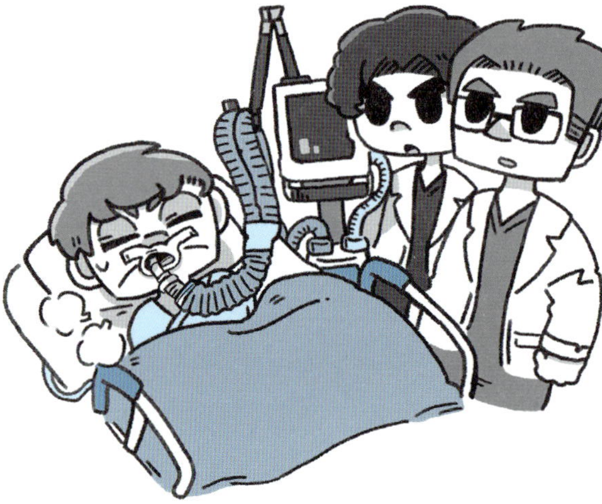

하야테 아츠시 선생님, 어제는 정말 감사했습니다! 어제 배운 내용을 환자에게 실제로 적용해 보니 지금까지는 잘되고 있는 것 같습니다.

아츠시 멋지네! …응? 이 환자, 지금 자발호흡이 꽤 강하게 나타나고 있는 것 같아. 인공호흡기와 비동조도 있을 수 있겠어.

하야테 어, 그래요…? 인공호흡기 모니터상으로는 1회 환기량도, 구동압도, 고원기도압력도 잘 관리되고 있다고 생각했는데요.

아츠시 하지만 환자의 호흡을 한번 잘 살펴봐.

하야테 정말이네요…. 자세히 보니 힘겨운 호흡을 하고 있어요….

아츠시 인공호흡 관리 중에는 자칫 인공호흡기 모니터에만 집중하기 쉬운데, 우선은 환자 본인의 호흡을 확인하는 것이 중요해. 또한, 자발호흡에서 발생할 수 있는 문제점을 이해하고 이에 적절히 접근하는 것이 중요해. 현재 비동조와 강한 자발호흡은 폐 손상을 초래할 가능성이 크므로, 이러한 호흡은 허용하지 않고 조절하는 것이 바람직하지. 언제 인공호흡기 이탈을 준비할지도 함께 생각해 보자!

3 실제로, 어떻게 폐 보호 환기를 할까? — 과도한 흡기 노력과 비동조 관리에 대해 생각한다.

지금까지 설명한 폐 보호 환기를 구현하는 데 있어 실제로 많은 과제가 있습니다. 여기서는 임상에서 자주 문제가 되는 과도한 흡기 노력과 비동조에 대한 대응에 관해 설명하겠습니다.

❶ 과도한 자발호흡과 그 폐해(그림 4A, 그림 4B, 그림 4C)

ARDS에서는 병변으로 인해 허탈폐와 비허탈폐가 혼재되어 있습니다(그림 2A). 강한 자발 흡기가 발생할 경우, **흡기의 초기 단계에서 비허탈된 폐로부터 공기를 끌어와 허탈된 폐를 팽창시키는 pendelluft 현상이 나타날 수 있습니다.** 이 현상으로 인해 허탈과 과팽창이 반복되면서 무기폐손상(atelectrauma)과 압력손상(barotrauma)이 발생하며 이는 폐 손상을 더욱 악화시키는 요인으로 여겨집니다[22].

또한 과도한 자발 흡기 노력은 횡격막 손상을 초래할 수 있으며[23], 인공호흡기 이탈의 어려움을 포함한 환자의 불량한 예후와 관련될 가능성이 있습니다.

따라서 최근에는 과도한 자발 흡기를 확인하려는 시도가 이루어지고 있으며 대표적인 예들을 소개합니다. 아직 이러한 지표를 사용하여 환자 예후를 평가한 고품질의 대규모 연구는 없지만 앞으로 기대되고 있습니다. 환자의 인공호흡을 개별화하는 지침으로 활용할 수 있기를 바랍니다.

- **자발호흡의 지표: P0.1**[24]

기도 폐쇄압(P0.1)은 **기도를 0.1초 동안 폐쇄하고 그동안 감소하는 기도 내압을 측정한 것**입니다. 이 방법은 기도를 폐쇄한 상태에서 기도 내압과 흉강 내압의 변화량이 일치한다는 점을 이용한 것입니다. P0.1 값이 크면 과도한 흡기 노력이 있음을 의미하며 구체적으로는 **P0.1 > 3.5 cmH_2O**일 경우 강한 흡기 노력으로 간주됩니다[25]. 다만, 특정 인공호흡기에서만 측정이 가능하며 호흡기 종류에 따라 측정 방법과 임계값이 달라지는 단점이 있습니다.

- **식도 내압계를 이용한 측정 : 최고 경폐압(P_{Lpeak}), 동적 경폐 구동압($\Delta P_{L,dyn}$)**(그림 4C)

자발호흡이 있는 경우 최고 경폐압(P_{Lpeak})과, 해당 시점의 구동압인 동적 경폐 구동압($\Delta P_{L,dyn}$:P_{Lpeak}와 호기 종료 경폐압의 차이)을 식도 내압력계로 측정하고 제어하는 방법이 제안되고 있습니다[26]. 이상적인 목표 수치는 명확히 정립되지 않았으나 과거 연구에서 $\Delta P_{L,dyn}$의 **일반적인 값을 4–8 cmH_2O로 보고 과도한 역치를 15 cmH_2O**로 설정하려는 시도가 있습니다[27].

• ΔP_{occ}(그림 4D)

식도 내압계를 사용하지 않아도 인공호흡기의 호기 멈춤 기능을 활용하여 그때 발생한 자발 흡기에 의해 발생한 기도 내압 변화량(ΔP_{occ})을 측정함으로써 P_{mus}(호흡근 압력)와 $\Delta P_{L,dyn}$(동적 경폐 구동압)을 높은 정확도로 예측할 수 있음이 보고되었습니다.

$$P_{mus} = -3/4 \times \Delta P_{occ}$$

$$\Delta P_{L,dyn} = (\text{최고 기도 내압} - \text{PEEP}) - 2/3 \times \Delta P_{occ}$$

$P_{mus} > 10\ cmH_2O$이거나 $\Delta P_{L,dyn} > 15\ cmH_2O$ 인 경우, 각각 과도한 값을 나타내는 지표로 참고할 수 있습니다[27].

❷ 호흡기 비동조[28](그림 6)

【유발(Trigger)】

• **미스트리거(Ineffective trigger)**

환자의 흡기 노력이 약하거나 내인성 PEEP(auto PEEP)으로 인해 **흡기 시 기계호흡이 유발(trigger)되지 않는 비동조**입니다. 유발 감도를 높이거나 진정 상태를 조절하며, auto PEEP을 완화하기 위해 호기 시간을 연장하는 조치가 필요합니다.

• **이중유발(Double Trigger)**

1회의 흡기 노력에 대해 2회의 보조 환기가 이루어지는 비동조입니다. 환자의 흡기 시간이 호흡기에 설정된 흡기 시간보다 길어서 이른바 **환자가 충분히 흡입하지 못했을 때 발생합니다.** 흡기 시간을 연장하여 대응합니다.

• **자동유발(Auto Trigger)**

환자의 호흡 노력이 없음에도 강제 환기가 시작되는 비동조입니다. 원인으로는 회로 내의 가래, 결로, 회로의 누출 또는 심장 진동 등이 있습니다. 인공호흡기의 유발 감도를 낮추거나 가래와 결로를 제거하는 조치를 합니다.

• **역유발(Reverse Trigger)**

강제 환기에 의해 횡격막 수축이 유발되는 비동조입니다. 이는 과도한 진정 상태에서 발생하기 쉬운 것으로 알려져 있으며 일반적으로는 진정을 얕게 하여 자발호흡을 유도하는 방식으로 대응합니다. 그러나 ARDS에서 자발호흡을 제한해야 하는 경우에는 근이완제 투여를 고려할 수 있습니다.

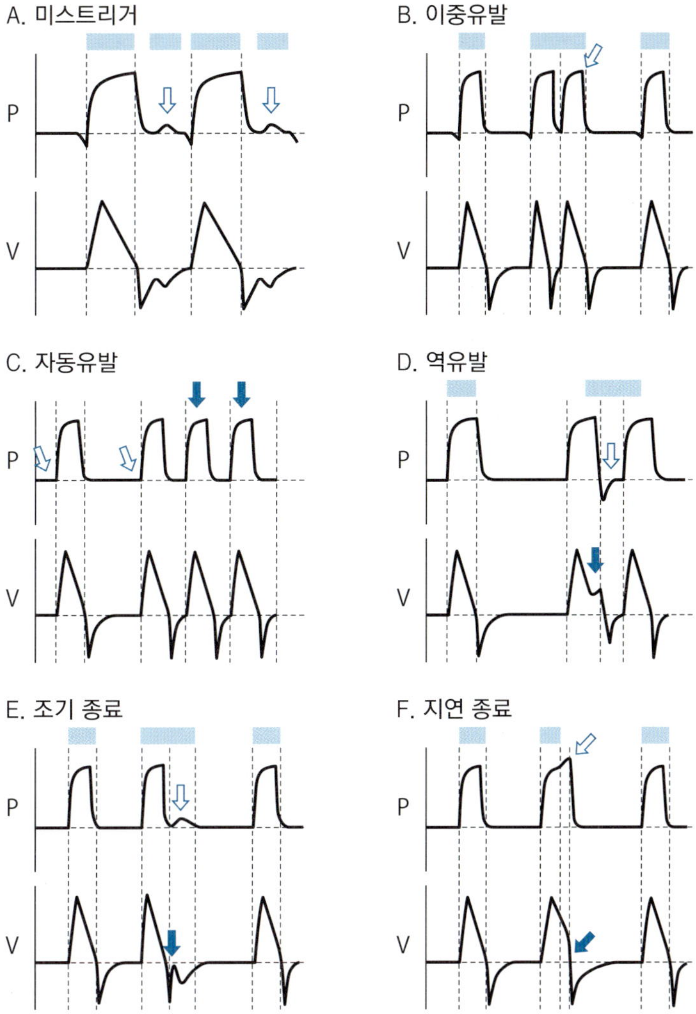

그림 6 비동조의 종류(Ohshimo S. J Intensive Care. 2021;9:17[28])

【Cycling】

• 조기 종료

강제 환기가 자발호흡보다 빨리 종료되면서 호기 단계에 자발 흡기가 남게 되는 비동조 현상입니다. 이로 인해 호기 시점에 파형의 흔들림이 관찰됩니다. 흡기 시간을 연장하여 조절할 수 있습니다.

• 지연 종료

자발호흡이 강제 환기보다 빨리 종료되어 흡기 단계가 갑작스럽게 끝나는 비동조현상입니다. 흡기 시간을 단축하여 조절할 수 있습니다.

❸ 환자의 호흡을 조절하기: 진통 · 진정 · 근이완[29)]

ARDS에서 진정의 목표는 폐 보호 환기와 호흡기 동조성이 유지되는 것입니다. 그러나 인공호흡기 조정만으로 이러한 목표를 달성하기 어려운 경우 진정 목표 수준을 상향 조정합니다. 단계적 접근법이 제안되어 있으며(그림 7), 이를 참고하여 진정 전략을 계획합니다.

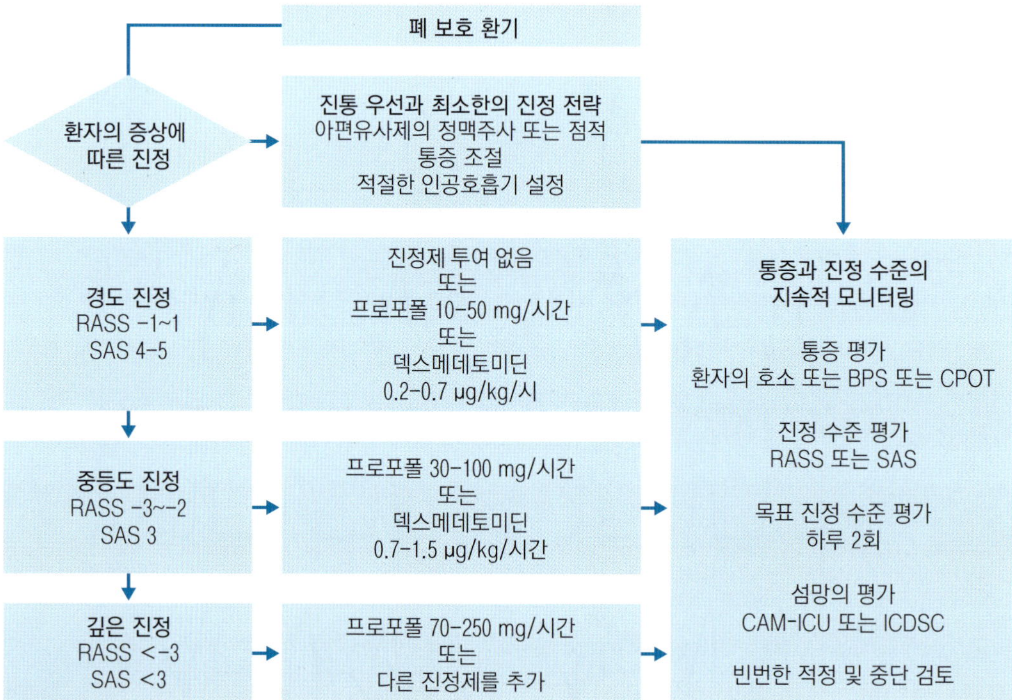

그림 7 진통 · 진정의 단계적 접근의 한 예

BPS: Behavioral Pain Scale, CPOT: The Critical-Care Pain Observation Tool, RASS: Richmond Agitation-Sedation Scale, SAS: sedation-agitation scale, CAM-ICU: Confusion Assessment Method for the ICU, ICDSC: Intensive Care Delirium Screening Checklist
(Chanques G. Intensive Care Med. 2020;46:2342-56[29)])

【진통제】[30)]

ICU에서 사용되는 진통제는 빠른 효과 발현과 용량 의존적인 효과가 특징이며 과도한 호흡 드라이브를 감소시키기 위해 아편유사제가 사용됩니다. 펜타닐이 일차 선택 약제로 권장되지만, ECMO 사례에서는 인공 폐에 의한 펜타닐의 흡착으로 효과가 감소할 수 있으므로 모르핀을 선택합니다.

최근 중환자치료 분야에서 레미펜타닐 사용이 일본에서도 증가하고 있습니다. 레미펜타닐의 장점은 작용 시간이 짧고 축적성이 낮다는 점입니다. 약물 효과 감소 시간은 펜타닐이 1-4시간인 반면, 레미펜타닐은 3-10분입니다. 특히 수술 후와 같은 단기 인공호흡 사례에서 유용한 것으로 여겨집니다. 진정 종료부터 발관까지의 시간이 다른 약제보다 짧아[31] ARDS 등 장기 인공호흡 관리 사례에서도 호흡기 이탈에도 유용할 것으로 기대됩니다. 그러나 자발호흡 억제 효과 등 ARDS 사례에 대한 유용성은 명확하지 않으며, 이탈 증후군이 발생하기 쉬운 점, 급속 정맥주사가 불가능하다는 점에 주의해야 합니다[29].

【진정제】

프로포폴이 일차 선택 약제입니다. 이는 미다졸람에 비해 효과가 오래 지속되지 않으며, 섬망을 일으킬 위험도 낮습니다.

다만, 프로포폴은 60 μg/kg/분 이상의 고용량으로 투여 시 hypertriglyceridemia(고중성지방혈증)나 프로포폴 관련 주입 증후군(PRIS)을 유발할 가능성이 있으므로 용량을 늘릴 필요가 있을 때는 덱스메데토미딘 병용도 고려합니다.

【근이완제】

자발호흡을 억제하면 환기량 제한을 통해 폐 보호 환기를 달성할 수 있습니다. 그러나 ICU acquired weakness, 깊은 진정에 따른 순환 장애, 기계환기관련폐렴 등의 단점이 있어서 일상적으로 사용하지는 않습니다.

P/F 비≦150의 중증 ARDS 환자에게 급성기 48시간 동안만 근이완제를 투여하면 90일 사망률이 유의하게 개선되었기[32] 때문에 일본 ARDS 가이드라인에서도 **PEEP≧5 cmH_2O에서 P/F 비율이 200 미만인 환자에 대해 발병 초기 48시간 이내로 제한하여 근이완제 사용**을 제안하고 있습니다. 이후 RCT에서는 지속적인 근 이완이 유의미한 차이를 보이지 않았고[33], 추가 연구가 필요합니다.

실제 임상에서는 ARDS 중증도가 중등도~중증 환자에서 호흡기 설정 변경이나 충분한 진정·진통을 시행해도 폐 보호 환기가 어려운 경우에만 근이완제를 고려해야 합니다.

4 인공호흡기 이탈을 고려하는 시점을 생각해 보자

ARDS 환자에서 폐 보호 환기를 시행한 후 자발호흡을 언제 허용할지는 중요하지만, 현재로서는 정해진 답이 없습니다. 다음은 저자들이 일상 진료에서 고려하고 있는 사항입니다.

자발호흡을 허용하는 시점은 **염증이 개선되고 기계적 자극에 의한 ARDS 악화 위험이 줄어들었다**고 판단되는 경우입니다. 염증 개선의 지표로는 산소화의 개선과 호흡기계 순응도의 개선 그리고 흉부 X선에서의 간유리 음영 개선을 참고합니다.

ARDS의 역학 연구에서 인공호흡 기간은 참고 자료가 됩니다. LUNG SAFE 연구에서는 인공호흡 시작 후 28일 동안 ventilator free days(침습적 인공호흡에서 이탈하고 생존한 날 수)의 중앙값이 10일이고 인공호흡기 장착 기간의 중앙값이 8일이었으며 ARDS가 중증일수록 ventilator free days는 단축되고 인공호흡기 사용 기간은 연장되었습니다[12].

이 결과를 바탕으로 치료 시작 단계에서는 **폐 보호 환기를 약 1주일 정도 수행한 후 자발호흡을 허용**하는 것을 대략적인 목표로 설정할 수 있습니다. 이 설정은 ARDS의 중증도에 따라 조정합니다. 이후에는 개별 환자의 경과에 따라 조정합니다. 간유리 음영의 개선 평가에는 흉부 X선만으로는 한계가 있으므로 필요시 흉부 CT를 재촬영합니다.

양압 환기와 수분 제거를 시행하기만 해도 며칠 내에 산소화나 X선 음영이 현저하게 개선되는 경우 정수압성 폐부종의 요소가 클 가능성이 높으며 이 경우, 조기에 자발호흡을 허용하는 것도 고려할 수 있습니다. 어느 경우이든 자발호흡을 허용한 후에는 과도한 흡기 노력, 산소화 악화 또는 X선 소견의 악화가 없는지 면밀히 관찰합니다.

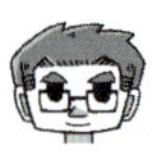

노부로 ARDS로 진단하면 폐 보호 환기라는 키워드에만 집중하기 쉽습니다. 물론 폐 보호도 중요하지만 ARDS의 유발 원인이 무엇인지 검토하는 것을 잊어서는 안 됩니다. 그리고 무엇보다 "과도한 환기 설정, 흡기 노력과 비동조에 주의하여 VILI와 P-SILI를 방지하는 것이 중요합니다." 이를 위해 호흡기 설정과 진정 · 진통 관리에 주의를 기울이고, 모니터링 지표를 이해하며 호흡을 조절할 수 있도록 합시다.

요약

- ☑ ARDS가 의심되면 정의를 확인하고, 위험인자를 확인하여 치료한다
- ☑ 폐 보호 전략의 현황을 재검토하여 최적의 환기 설정을 적용한다
- ☑ 자발호흡을 허용하는 시점은 다양한 지표를 종합적으로 평가하여 판단한다

■ 참고문헌

1) Thompson BT. N Engl J Med. 2017; 377: 562-72.
2) Force ADT. JAMA. 2012; 307: 2526-33.
3) Matthay MA. Am J Respir Crit Care Med. 2023 Jul 24. Epub ahead of print.
4) Slutsky AS. N Engl J Med. 2013; 369: 2126-36.
5) Brochard L. Am J Respir Crit Care Med. 2017; 195: 438-42.
6) Putensen C. Am J Respir Crit Care Med. 2001; 164: 43-9.
7) Scholten EL. Chest. 2017; 151: 215-24.
8) Wiedemann HP. N Engl J Med. 2006; 354: 2564-75.
9) ARDS診療ガイドライン作成委員会. 日集中医誌. 2022; 29: 295-332.
10) Brower RG. N Engl J Med. 2000; 342: 1301-8.
11) Grasselli G. Intensive Care Med. 2023; 49: 727-59.
12) Bellani G. JAMA. 2016; 315: 788-800.
13) Marhong J. Respir Care. 2014; 59: 1597-605.
14) Talmor D. N Engl J Med. 2008; 359: 2095-104.
15) Beitler JR. JAMA. 2019; 321: 846-57.
16) Cavalcanti AB. JAMA. 2017; 318: 1335-45.
17) https://rtmaven.com/ri-ratio
18) Amato MB. N Engl J Med. 2015; 372: 747-55.
19) Grieco DL. Ann Transl Med. 2017; 5: 285.
20) Mauri T. Intensive Care Med. 2016; 42: 1360-73.
21) Guerin C. N Engl J Med. 2013; 368: 2159-68.
22) Morais CCA. Am J Respir Crit Care Med. 2018; 197: 1285-96.
23) Goligher EC. Am J Respir Crit Care Med. 2018; 197: 204-13.
24) Telias I. Am J Respir Crit Care Med. 2020; 201: 1086-98.
25) Rittayamai N. Ann Intensive Care. 2017; 7: 100.
26) Yoshida T. Intensive Care Med. 2018; 44: 2235-8.
27) Bertoni M. Crit Care. 2019; 23: 346.
28) Ohshimo S. J Intensive Care. 2021; 9: 17.
29) Chanques G. Intensive Care Med. 2020; 46: 2342-56.
30) Devlin JW. Anesthesiol Clin. 2011; 29: 567-85.
31) Tan JA. Anaesthesia. 2009; 64: 1342-52.
32) Papazian L. N Engl J Med. 2010; 363: 1107-16.
33) Moss M. N Engl J Med. 2019; 380: 1997-2008.

[波多間浩輔, 松本丈雄, 石井潤貴]

알파벳 알레르기를 극복하자!

5 혈액 정화 (Blood Purification)주)

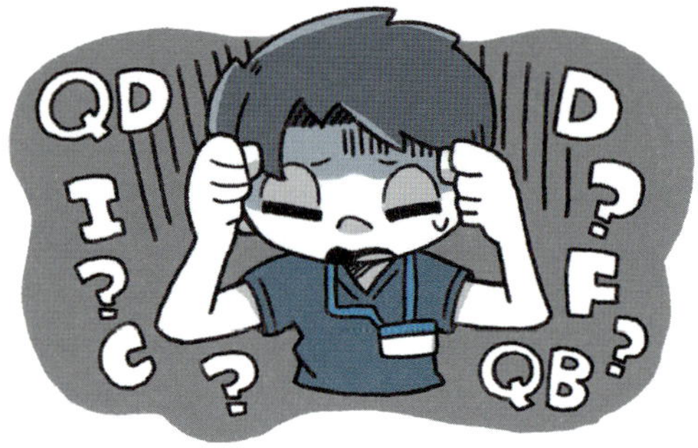

오늘 하야테 선생님의 담당 환자는 만성 콩팥질환이 있는 70대 남성으로 복부대동맥류 절박 파열 위험으로 인해 긴급히 복부대동맥 Y자형 인공 혈관(graft) 치환술을 받고 ICU에 입실하였습니다. 고칼륨혈증이 진행되어 신대체요법(renal replacement therapy)을 도입해야 할지 고민하고 있습니다.

하야테 오늘로 수술 후 3일째인데, 요량이 늘지 않네. 수분 과잉 상태라 인공호흡기 이탈도 진전이 없고 칼륨도 상승하고 있어….

아츠시 이뇨제는 사용해 봤어?

하야테 사용해봤지만 반응이 없었어요. 초음파로 봤을 때 신후성 원인도 아닌 것 같아요. 슬슬 혈액투석치료가 필요할 것 같아요.

아츠시 확실히 그렇네. 좋아, 그렇게 결정되면 서두르자! VA(venous access, 혈관접근로)는 더블로 할까? 트리플로 할까? 혈역학 상태는 어느 정도 안정적이지만, I보다는 C쪽이 나을까? D와 F에 대해 선생님은 어떻게 할 생각이야? 그리고 Q_B, Q_D, Q_S도 선생님이 생각해 보는 게 어때!!

하야테 아… 아… (갑자기 나타난 알파벳의 물결에 말문이 막힌 하야테 선생님)

아츠시 미안해요, 선생님. 당황하게 하려는 의도는 아니었어(웃음). 이해를 깊게 하기 위해 하나씩 나누어 생각해 볼까!

역자주: 단원의 제목은 Blood Purification으로 번역 시, 혈액 정화이지만 국내에서는 신대체요법(renal replacement therapy) 또는 혈액투석(blood dialysis)이라는 표현이 더 익숙하게 사용되므로, 이 단어를 본문에 사용하였다.

1 혈액 정화 요법을 시행하기 전에

독자 여러분도 알파벳 알레르기를 겪은 적이 있지 않나요? 필자는 수련의 시절 혈액 정화에 국한되지 않고 자주 그런 경험을 했습니다. 그렇게 되지 않도록, 먼저 용어를 정리해 두겠습니다.

투석실에서 시행되는 일반적으로 "투석"이라고 불리는 것은 "간헐적 혈액투석(intermittent hemodialysis: IHD)"을 가리키며 ICU에서 "투석"이라고 하면 "지속적 혈액투석(continuous hemodialysis: CHD)"이나 "지속적 혈액투석여과(continuous hemodiafiltration: CHDF)"를 의미하는 경우가 많습니다. 간헐적 및 지속적 방식을 합쳐서 신대체요법(renal replacement therapy: RRT)이라고 부릅니다. 투석실에서는 지속적인 신대체요법이 시행되지 않기 때문에 구별할 필요가 없어, IHD는 첫 글자인 "I"를 생략하고 "HD"라고 불립니다. "혈액 정화"는 RRT뿐만 아니라 혈장 교환도 포함하는 넓은 개념입니다. 여기서 최소한 "IRRT=HD, HF, HDF", "CRRT=CHD, CHF, CHDF"라는 점을 먼저 정리해 둡시다(그림 1). SLED와 ECUM도 RRT에 포함되지만 이것들에 대해서는 후반부에서 간단히 다루기로 하겠습니다.

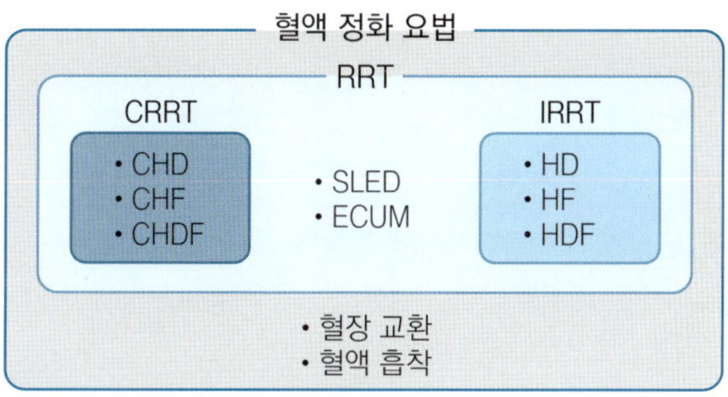

그림 1 혈액 정화 요법의 종류

CRRT: continuous renal replacement therapy(지속적 신대체요법)
CHD: continuous hemodialysis(지속적 혈액투석)
CHF: continuous hemofiltration(지속적 혈액여과)
CHDF: continuous hemodiafiltration(지속적 혈액투석여과)
IRRT: intermittent renal replacement therapy(간헐적 신대체요법)
HD: hemodialysis(혈액투석)
HF: hemofiltration(혈액여과)
HDF: hemodiafiltration(혈액투석여과)
SLED: sustained low efficiency dialysis(완만 저효율 투석)
ECUM: extracorporeal ultrafiltration method(체외식 한외 여과)

❶ 언제 시작할까? — 적응증과 시점

먼저, "RRT를 언제 시작할까"를 생각해 봅시다. 긴급 RRT는 이뇨제에 반응하지 않는 체액과잉, 고칼륨혈증, 요독증, 중증 대사성 산증이 있을 때 적응증이 됩니다[1]. 이러한 경우를 "고전적 적응증", "신장성 적응증(renal indication)"이라고 부르며, 중독(intoxication)을 추가하여 AIUEO로 외우는 기억법도 있습니다(표 1). 이에 반해, 패혈증에 대해 사이토카인 흡착 등을 목적으로 시행하는 경우는 "비신장성 적응증(non-renal indication)"이라고 부르며, 두 경우는 구분됩니다.

고전적 적응증보다 이른 시점에서의 RRT 시작에 대해 오랜 논의가 있었으나, 2020년 시행된 다기관 RCT[2] 및 메타분석[3]에서는 고전적 적응증이 나타날 때까지 시작하지 않은 군과 고전적 적응증에 도달하기 전에 시작한 군을 비교했을 때 사망률에 차이가 없었습니다. 현재의 근거로는 고전적 적응증이 나타날 때까지 RRT 시작을 기다려도 괜찮을 것으로 보입니다. 다만, 시작을 얼마나 늦춰도 안전한지에 대해서는 충분히 검토되지 않았으므로 주의가 필요합니다. 야간이나 주말에는 ME(임상 공학 기술자)를 호출하지 않으면[注] RRT를 시작할 수 없는 병원도 있을 것이므로, 그 경우 "지금은 괜찮지만 오늘 밤(또는 주말)에 필요할 것 같네…."라는 시점에 미리 시작하는 것도 허용될 수 있을 것입니다.

표 1 RRT의 AIUEO

Acidemia	치료 가능한 원인(예: 케톤산증)이 없는 중증 대사성 산증(pH < 7.15)(* 젖산산증은 논란이 있음)
Intoxication	투석으로 제거 가능한 중독 물질
Uremia	심막염, 뇌병증, 의식 장애 등을 동반한 요독증
Electrolyte disorder	K > 6.5 mEq/L 또는 급격한 상승이 예상되는 경우(횡문근융해, 종양융해증후군(tumor lysis syndrome), 압궤증후군(crush syndrome) 등)
Over load	이뇨제에 반응하지 않는 체액과다(volume overload)로 인한 울혈성 심부전, 폐부종

(문헌 4를 참고하여 작성)

❷ 카테터의 여러 가지

만성 유지 투석 환자는 자가 혈관을 이용한 동정맥루(arteriovenous fistula)를 통해 투석을 시행하지만 ICU 입실 환자는 투석용 카테터를 삽입합니다. 일반적인 중심정맥 카테터보다 더 두껍고 단단하기 때문에 삽입과 관련된 합병증에 더욱 주의가 필요합니다.

역자주: 일본과 달리, 국내에서는 일반적으로 중환자실 간호사 또는 CRRT 전담 간호사가 중환자실에서 CRRT를 시작할 수 있다(의사의 처방 후). 반면, IHD는 혈액투석실 간호사가 시작하는 것이 일반적이다.

① 카테터 삽입 시

카테터를 삽입했지만 혈액 배액(drian)이 원활하지 못하다면 당연히 투석이 제대로 이루어지지 않습니다. 그뿐만 아니라 혈관 밖에 위치해 있을 가능성도 있으므로 카테터 끝 위치 확인이 매우 중요합니다.

투석용 카테터의 끝 위치 조정은 중심정맥 카테터보다 더 신중을 요합니다. 일반적으로 카테터 끝이 기관 분기부의 하단을 넘어서면 우심방에 들어가 심장눌림증(tamponade)의 위험이 증가합니다. 이 때문에 약물 투여 목적의 중심정맥 카테터는 이 라인보다 머리 쪽인 상대정맥 내에 위치시키는 것이 권장됩니다[5]. 한편, 투석용 카테터는 삽입 목적이 전혀 다릅니다. 얕게 삽입되어 혈액을 제대로 뽑아낼 수 없고, 투석이 원활하지 않으면 의미가 없습니다. "중심정맥 카테터 삽입 · 제거와 관련된 사망 사례 분석"[5]에는 "혈액 정화용 카테터의 위치가 얕게 삽입되면 혈액을 제대로 뽑아내지 못하기 때문에, 우심방 내에 위치시키는 것도 논의되고 있다"고 기록되어 있습니다. 심장눌림증 등의 합병증 위험이 있지만 긴급 혈액 정화가 필요한 환자에게 적절히 투석을 시행하지 못하는 것의 단점을 고려하면 우심방 근처에 위치시키는 것이 허용될 수 있다고 생각합니다.

② 삽입 부위

중심정맥 카테터와 마찬가지로, **우내경정맥(right internal jugular vein)이 일차 선택**입니다. 어떤 이유로 인해 우내경정맥을 사용할 수 없을 때는 좌측을 선택하지만, 이 경우 우측과 비교하여 카테터가 급경사를 이루는 경우가 많습니다. 그림 2와 같이 끝부분이 상대정맥 혈관벽을 향하는 형태가 될 수 있으며 이를 방지하기 위해 카테터를 더 깊이 삽입합니다(카테터

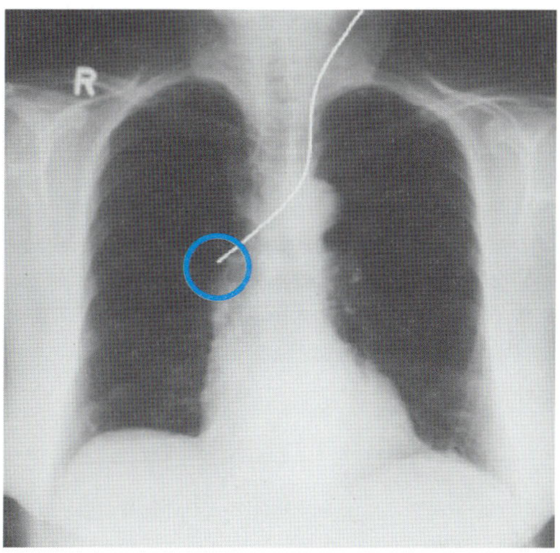

그림 2 좌내경정맥에서 삽입한 투석용 카테터의 경로 예시

끝 부분이 혈관벽을 향하고 있다. 혈관벽과 평행하게 꼬리쪽으로 내려갈 때까지 삽입하자.

를 통해 100 mL/분 속도로 혈액이 송혈된다고 가정하면 혈관벽 손상이 우려됩니다).

KDIGO 가이드라인에서는 우내경정맥, 대퇴정맥, 좌내경정맥 순으로 권장하고 있습니다[6]. 한편, 미국 의료역학회(Society for Healthcare Epidemiology of America: SHEA)의 중심정맥 카테터 관련 혈류 감염 예방 가이드라인[7]에서는 대퇴정맥을 피할 것을 권장하고 있습니다. 대퇴정맥을 사용할 경우 감염 예방(삽입 부위 관찰, 클로르헥시딘 함유 덮개 사용, 불필요할 경우 조기 제거 등)이 중요합니다. 이 가이드라인에서는 투석용 카테터를 사용한 후 주 1회 rt-PA를 투여하거나 삽입 부위에 항균제 함유 연고를 도포하는 것을 권장하고 있으며, 앞으로 일본에서도 도입될 가능성이 있습니다.[주)]

③ 카테터의 종류

엔드홀(end hole)형, 사이드홀(side hole)형, 이중 내강(double lumen), 삼중 내강(triple lumen) 등 다양한 종류가 있으며, 길이도 15 cm, 20 cm, 25 cm 등으로 병원에 따라 도입된 것이 다양합니다(표 2, 그림 3). 자신이 근무하는 병원의 카테터가 어떤 구조로 되어 있는지 몇 cm 길이의 것이 선택되었는지 한 번쯤 확인해 둡시다.

표 2 삽입 부위와 카테터 길이의 기준

우내경정맥	15 cm(체격이 큰 남성의 경우 20 cm를 사용할 때도 있음)
좌내경정맥	20 cm
대퇴정맥	25 cm

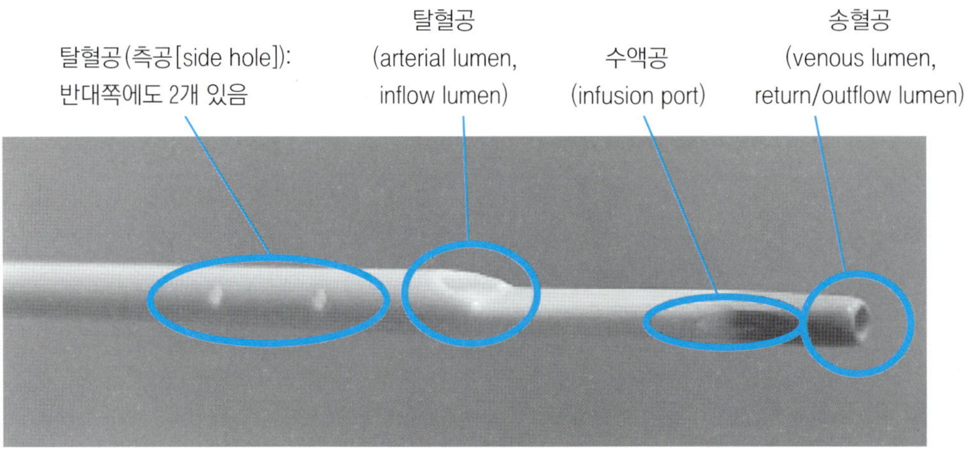

그림 3 엔드홀형 삼중 내강 투석용 카테터 선단부의 예

역자주: 국내에서도 대퇴정맥을 사용할 경우 감염예방 관련한 처치를 현재 시행하고 있으나, rt-PA를 주기적으로 투여하거나 항균제 함유 연고 도포는 권장하지 않고 있다.

2 세부적으로 분해하여 생각해 보자!

❶ 먼저 회로의 구조부터 이해하자 — 손으로 그릴 수 있도록 하자

투석 회로에는 많은 펌프가 있고 관들이 얽혀 있어 복잡한 모습을 하고 있습니다. 원래는 더 다양한 관들이 있지만 이해를 돕기 위해 간략화한 그림을 준비했습니다(그림 4). 먼저 비교적 단순한 구조의 CHD에서 혈액과 투석액의 흐름을 나누어 생각해 봅시다.

- **혈액의 흐름:** 탈혈 내강(inflow lumen)→탈혈압(inflow line 압력)→혈액 펌프→입구압(동맥압, post pump or prefilter pressure)→혈액 여과기→송혈압(정맥압, outflow line 압력)→송혈 내강(return outflow lumen)
- **투석액의 흐름:** 투석액 펌프→혈액 여과기→여과액 펌프(배액 펌프)

이처럼 혈액의 흐름과 투석액의 흐름을 나누어 생각하면, 의외로 단순하지 않나요?

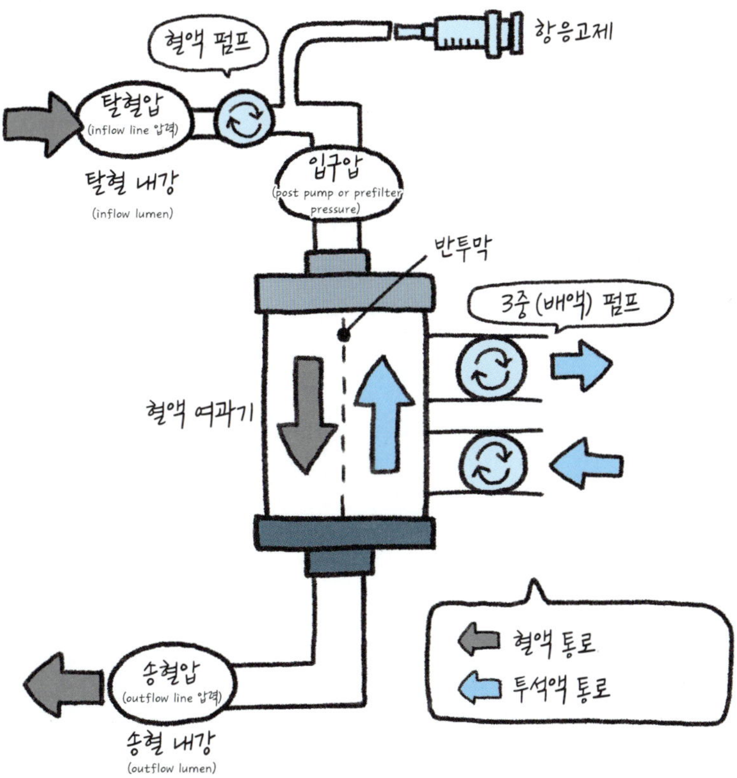

그림 4 CHD의 기본적인 구조

칼럼 여기가 헷갈리기 쉬운 RRT①: 투석액? 치환액? 보충액?

RRT를 수행할 때 "투석액"이나 "치환액 · 보충액"이라는 액체가 등장합니다. 이름이 다르기 때문에 각각 다른 액체라고 생각할 수 있지만 사실 모두 동일한 액체입니다. CRRT에서 일본에서 사용되는 제품으로는 서브팩®이나 서브라드®가 있으며, 하루에 사용할 수 있는 정화량(투석액 유량+보충액 유량)이 정해져 있습니다.[주)]

일본에서 **보험 적용량은 하루 15-20 L**이며, 따라서 CRRT의 정화량 상한은 투석액 유량과 보충액 유량을 합쳐 약 800 mL/시간이 됩니다. IRRT에서 사용하는 투석액은 대량의 수돗물을 정제하여 만들어지지만 조성은 대체로 동일합니다(표 3). RRT를 수행하면 혈액은 이러한 농도에 가까워지게 됩니다.

표 3 서브팩®의 전해질 · 당 농도

전해질 농도(mEq/L)							포도당(mg/dL)
Na^+	K^+	Ca^{2+}	Mg^{2+}	Cl^-	CH_3COO^-	HCO_3^-	$C_6H_{12}O_6$
140	2.0	3.5	1.0	113	0.5	35	100

❷ Dialysis? Filtration? DiaFiltration? — 각각의 원리와 효율

혈액과 투석액은 혈액 여과기 내에서만 만나게 됩니다. 혈액 여과기 내부에는 수많은 중공사(hollow fiber)가 지나가며 혈액은 중공사 안쪽으로, 투석액은 중공사 바깥쪽으로 통과합니다. 중공사는 반투막으로 이루어져 있으며 반투막을 통해 물질 교환이 이루어집니다. 여기서는 각 모드의 원리와 효율을 결정하는 요인에 대해 설명하겠습니다.

각 모드 설명에 앞서 이 항목에서 다루는 소분자와 중분자의 대표적인 예를 먼저 확인해 둡시다.

소분자: 전해질, BUN, Creatinine 등
중분자: 사이토카인, β_2-마이크로글로불린, 미오글로빈 등
대분자: 알부민 등

그 외에도 많은 예가 있으므로 관심 있는 분들은 관련 서적을 참고하시기를 바랍니다.

역자주: 국내에서는 Baxter, FMC 두 회사 CKRT를 주로 사용하며, Hemosol/Prismasol/Phoxilium, 또는 Multibic/Multibic Plus 제품을 사용한다. 일본과 달리 국내에서 이 투석액/보충액 총 사용량의 보험제한은 없다.

① HD/CHD 확산을 이용한 "혈액투석"

투석의 원리는 확산입니다. 확산이란 **분자의 움직임에 의해 물질이 자연스럽게 퍼지는 현상**을 말합니다. 예를 들어 향을 피우면 방 전체에 자연스럽게 향이 퍼지고, 목욕물에 입욕제를 넣으면 저어주지 않아도 결국 전체에 퍼지게 됩니다(그림 5). 혈액투석에서는 이 원리를 이용하여 혈액과 투석액 사이에서 물질 교환이 이루어집니다.

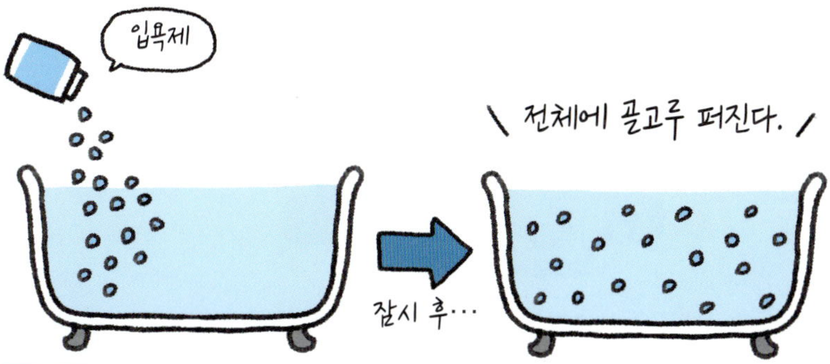

그림 5 확산의 이미지 그림

확산에는 몇 가지 특징이 있습니다. **작은 분자일수록 확산이 용이하고 큰 분자일수록 확산이 어려워**지므로 확산을 이용한 혈액투석은 **작은 분자의 제거에 유리하지만 중분자의 제거에는 약합니다.** 또한 확산에는 반투과막이 필수는 아니지만, 혈액투석에는 반투과막이 존재하며 이 막을 통과할 수 있는 물질만 확산할 수 있습니다. 확산의 특징으로 **분자는 농도가 높은 쪽에서 낮은 쪽으로 이동**하므로, 혈중 BUN과 칼륨은 반투과막을 통해 투석액 측으로 이동하고 반대로 중탄산은 투석액 측에서 혈액 측으로 이동합니다. 현재 투석에 사용되는 막은 중분자까지 통과할 수 있지만, 작은 분자와 비교했을 때 중분자는 확산이 어려워 제거 효율이 작은 분자에 비해 떨어집니다. 또한 분자량이 큰 알부민은 반투과막을 통과할 수 없기 때문에 혈액 측에 남아 있게 됩니다(그림 6).

【CHD의 효율은 어떻게 결정되나요?】

보험 진료 범위 내에서 시행할 경우에는 일반적인 설정은 [혈액 유량 100 mL/분, 투석액 유량 800 mL/시간]이 됩니다.[주)] 단위에 주의해야 하는데, 혈액 유량은 **"mL/분"**입니다. 단위를 맞추면 [혈액 유량 6,000 mL/시간, 투석 펌프 유량 800 mL/시간]이 됩니다. 압도적인 유량 차이를 느낄 수 있을 것입니다. 오염된 물(혈액)에 비하여 깨끗한 물(투석액)은 압도적으로 적습니다. 오염된 물을 깨끗하게 하려면(효율을 높이려면), 깨끗한 물을 늘릴 수밖에 없

역자주: 국내는 투석액 보험기준이 존재하지 않기 때문에 투석액 유량을 이처럼 제한하지 않는다.

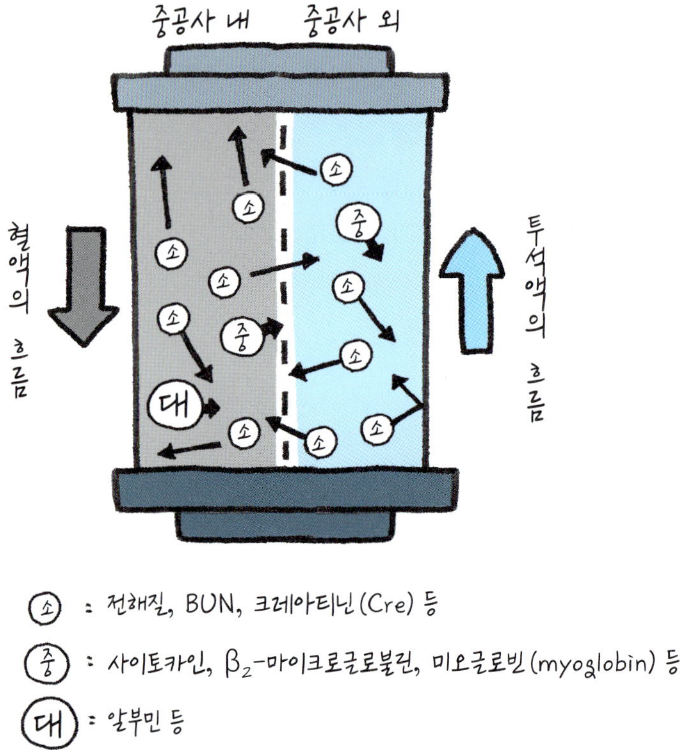

그림 6 혈액 여과기 내(중공사 내와 중공사 외)에서의 확산 모습
작은 분자일수록 확산이 용이하고, 큰 분자일수록 확산이 어려움. 반투과막을 통해 물질의 교환이 이루어짐

습니다. 따라서, **CHD의 효율은 투석액 유량에 의존합니다.** 효율을 높이기 위해서는 투석액 유량을 높이는 수밖에 없습니다.

② HF/CHF 압력을 이용한 "혈액여과"

확산을 통해 요독증 물질의 제거와 전해질 · 산염기 균형의 유지는 가능하지만, 그것만으로는 수분을 제거할 수 없습니다. 수분을 제거하기 위해서는 압력을 이용한 여과가 필요합니다. 여과라고 하면 여과지와 깔때기를 사용한 과학 실험을 떠올리는 독자가 많을 것입니다. 그 실험에서는 중력을 압력으로 이용합니다. 여과지는 눈에 보이는 불순물을 제거하는 정도에 불과했지만, 혈액여과에 사용되는 반투과막의 막구멍 크기는 1 nm–0.05 μm로 매우 정밀합니다. 이 막의 구멍 크기로 이루어지는 여과는 "초미세여과(ultrafiltration)"라고 합니다. 투석 회로 측에서 음압을 걸어 수분을 투석기 측으로 끌어들이고, 수분과 함께 막을 통과할 수 있는 소분자와 중분자를 제거하는 것이 혈액여과입니다(그림 7). 혈액투석은 중분자 제거에 약했지만 **혈액여과는 소분자와 중분자 모두 동일한 효율로 제거가 가능합니다.**

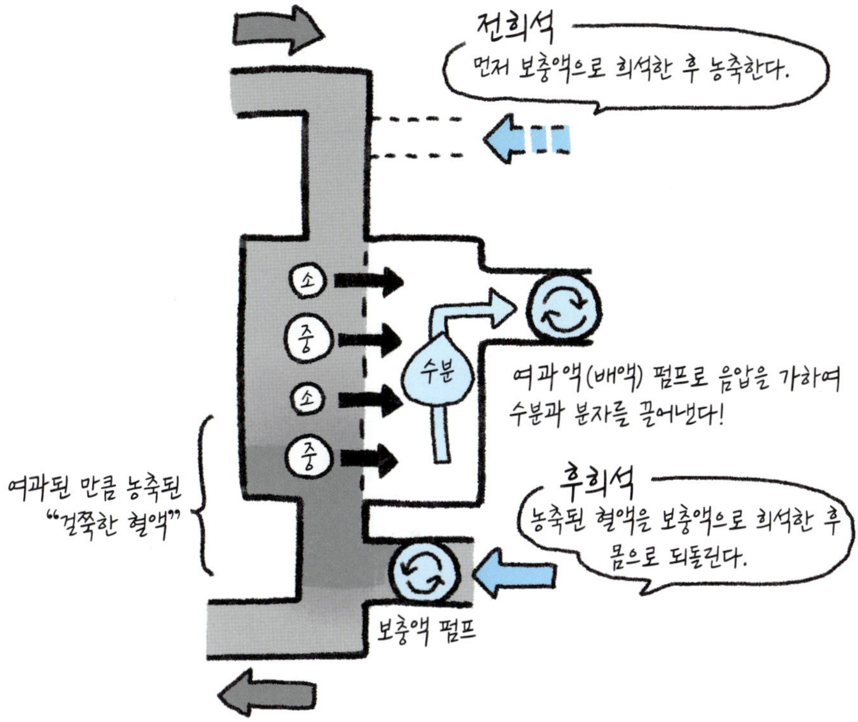

그림 7 **혈액 여과의 구조(전희석의 경우 점선 회로에서 보충액 투여)**

수분이 제거된 혈액은 농축되기 때문에 치환액(보충액)을 여과 전(전희석) 또는 여과 후(후희석)에 혈액 회로에 주입하여 혈액량을 복원할 수 있습니다. 오염된 물을 깨끗한 물로 희석한 후 일부를 버리는 방식(전희석)과, 오염된 물을 버린 후 깨끗한 물로 희석하는 방식(후희석)의 차이입니다. 일반적으로 일본의 CRRT에서는 효율이 좋은 후희석이 시행되고 있습니다.[주)]

【CHF의 효율은 어떻게 결정되나요?】

우선 후희석의 경우에 대해 생각해 보겠습니다. CHF는 ① 오염된 물(혈액)에서 음압으로 수분과 오염물질(소분자, 중분자)을 끌어내어 버린 후, ② 깨끗한 물(보충액)로 희석하는 방식입니다. 당연히 버리는 양(여과액 유량)을 늘릴수록 효율이 올라갑니다. 그러면 버리는 양을 계속 늘리면 많은 소분자와 중분자를 제거할 수 있겠지!라고 말하고 싶겠지만, 현실은 그렇게 간단하지 않습니다. 여과액 유량을 늘리면 늘릴수록 혈액 여과기 내의 혈액은 수분을 잃고 "걸쭉한 혈액"이 됩니다(그림 7). 혈액이 흐르는 통로인 중공사는 매우 가늘기 때문에

역자주: 국내에서 사용하는 Baxter(Prismaflex) 제품은 전희석, 후희석을 동시에 할 수 있으며, FMC 제품은 전희석, 후희석 중 선택을 해야 한다. 전희석, 후희석 각각의 장단점이 있는데, 일본의 경우 후희석을 선택하는 이유는 제거 효율을 높이기 위함이지만 후희석의 경우 투석기 내에서 응고가 발생할 가능성이 높은 단점이 있다. 국내에서는 기관마다 차이가 있으나 전희석을 선호하는 편이다.

걸쭉한 혈액이 흐르면 막힐 가능성이 쉽게 상상되실 겁니다. 이러한 이유로 여과액 유량은 혈액 유량의 약 30% 정도가 한계로 여겨지고 있습니다. 효율을 높이기 위해서는 여과액 유량(배액 유량)과 혈액 유량을 함께 증가시킬 필요가 있습니다.

그렇다면 전희석은 어떨까요? ① 깨끗한 물로 희석한 후 ② 오염된 물과 깨끗한 물이 섞인 물에서 음압으로 수분과 오염물질을 끌어내어 버립니다. 따라서, 전희석을 시행하는 경우에는 희석에 사용하는 보충액의 유량을 높이면 여과액 유량도 증가시킬 수 있습니다.

정리하면 **혈액여과의 효율은 여과액 유량(배액 유량)에 의존하지만 혈액 농축에 대한 고려가 필요합니다.**

여과 항목 마지막에, 서두에 등장한 ECUM(extracorporeal ultrafiltration method)에 대해 언급하겠습니다. ECUM은 체외식 초미세여과로 말 그대로 초미세여과만을 수행합니다. HF/CHF는 여과를 통해 수분과 분자를 제거한 후 보충액으로 희석했지만 ECUM은 그 희석을 하지 않습니다. ECUM은 수분만 제거할 것으로 생각하기 쉽지만, **실제로는 수분과 함께 소량의 소분자 · 중분자도 제거합니다.** ECUM은 HD에 추가하는 형태로 시행되는 경우가 많으며 순환에 미치는 영향이 적다고 여겨집니다.

순환에 미치는 영향이 적다고 여겨지는 이유에 대해 조금 더 보충 설명하겠습니다. 예를 들어 ECUM을 1시간 동안 시행하여 1 L의 수분을 제거했다고 가정해 봅시다. 이때 수분과 함께 시간당 1,000 mL의 여과(소분자와 중분자의 제거)가 이루어집니다. "칼럼: 여기가 헷갈리기 쉬운 RRT①"에서 소개한 정화량의 상한인 시간당 800 mL에 가까운 효율로 분자 제거가 이루어지고 있음을 알 수 있습니다. HD에서는 매우 높은 효율로 분자 제거가 이루어지기 때문에 혈장 삼투압 변동이 커져 순환에 미치는 영향이 커집니다. ECUM은 IRRT와 유사한 수분 제거를 수행하지만, 분자 제거에 있어서는 CRRT에 가까운 효율을 보여 순환에 대한 변동이 적다고 여겨집니다. 또한, 순환에 미치는 영향이 더 적은 SCUF(slow continuous ultrafiltration)라는 모드도 있습니다. 이 모드는 완만 지속적 초미세여과라고 하며 수분 제거 효율도 CRRT 수준까지 낮춘 모드입니다. "순환 역학이 매우 불안정하지만 천천히 수분만 제거하고 싶다"라는 상황에서 사용됩니다.

칼럼 여기가 헷갈리기 쉬운 RRT②: 여과액 펌프?

여러 가지 펌프가 등장하기만 해도 혼란스러울 수 있는데 "여과액 펌프"라는 이름이 혼란을 더하는 원인이라고 생각합니다. 왜냐하면, 여과를 하지 않는 CHD에서도 "여과액 펌프"가 작동하고 있기 때문입니다. CHF에서는 "여과액량=배액량"이기 때문에 특별한 문제가 없지만, CHD나 CHDF에서는 여과액 펌프의 유량이 수분 제거를 포함한 모든 배액량을 나타냅니다. 반드시 여과 효과를 반영하는 것은 아니라는 점에 주의해야 합니다. "여과액 펌프=배액 펌프"로 생각하는 편이 이해하기 쉬울 것입니다. 이 책에서는 "여과액 펌프(배액 펌프)"로 표현하겠습니다.

③ CHDF – D와 F를 모두 수행하는 "여과투석"

전공의 시절에 ICU에서 CHDF가 시행 중인 환자를 담당했을 때 한동안 회로를 바라보다가 생각하는 것을 멈췄던 기억이 있습니다.

CHDF는 간단히 말해 **"투석과 여과를 모두 수행하는"** 모드입니다.

혼란스러울 수 있지만 지금까지 확인한 CHD와 CHF로 나누어 생각하면 이해할 수 있을 것입니다.

이 항목에서는 알파벳 알레르기가 있는 독자들을 위해 일부러 Q_B나 Q_D 같은 표현을 사용하지 않고 설명해 왔습니다. 하지만 다른 교과서나 문헌에서는 어쩔 수 없이 등장하므로, 여기서 그림 8을 보며 대응시켜 보겠습니다.

Q_B: quantity of blood flow rate(혈액 유량)

Q_D: quantity of dialysate flow rate(투석액 유량)

Q_F: quantity of filtration flow rate(여과 유량 [여과액 유량(배액 유량) – 투석액 유량])

Q_S: quantity of substitution flow rate(보충액 유량)

Q_E: quantity of effluent flow rate(여과액 유량 [배액 유량])

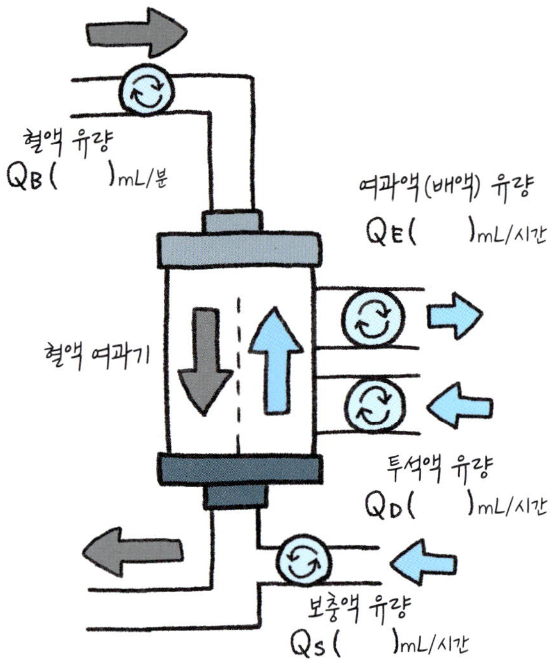

그림 8 CHDF의 구조

괄호 안에 유량을 작성하여 정리해 보자.

【설정해 보자!】

먼저, 기본이 되는 CHD의 설정을 그림 8에 맞춰 확인해 봅시다.

[혈액 유량 Q_B 100 mL/분, 여과액 유량(배액 유량) Q_E 900 mL/시간,
투석액 유량 Q_D 800 mL/시간, 보충액 유량 Q_S 0 mL/시간]

투석의 효율은 투석액 유량에 따라 결정되므로 [투석 효율=800 mL/시간]으로 이해하기 쉬울 것으로 생각합니다.

그렇다면 여과 효율은 어떨까요? “CHD인데 왜 여과에 대한 이야기를?”이라고 의문이 들 분도 있을 것 같지만 계산해 봅시다. 이전 항목에서 여과는 “혈액에서 음압으로 수분과 오염물을 끌어내는 것”이라고 설명했습니다. 끌어내는 위치는 혈액과 투석액이 접하는 혈액 여과기 내이므로 **혈액 여과기에서 나오는 양에서 혈액 여과기로 들어가는 양을 빼면 그것이 여과 효율을 나타냅니다.** 이 설정에서는 [여과 효율=900−800=100 mL/시간]이 됩니다. 사실 CHD에서도 수분 제거를 하게 되면 의도치 않게 CHDF를 수행하고 있다는 것을 알 수 있습니다. 여기서 계산에 보충액 유량이 포함되지 않은 것을 보면 알 수 있듯이 **보충액은 어디까지나 농축을 얼마나 보정할지에 관한 것일 뿐, 여과의 소분자 · 중분자 제거 효과를 반영하고 있는 것은 아닙니다.**

마지막으로 수분 제거량은 어떨까요? 회로 전체에서 나온 양에서 회로 전체로 들어간 양을 빼면, 그 차이가 수분 제거량이 됩니다. 이 설정에서는 [수분 제거량=900−800−0=100 mL/시간]이 됩니다.

다음으로 일반적인 CHDF의 설정을 살펴 봅시다. 그림 8에 적용하면서 [투석 효율], [여과 효율], [수분 제거량]을 계산해 보세요.

[혈액 유량 Q_B 100 mL/분, 여과액 유량(배액 유량) Q_E 800 mL/시간,
투석액 유량 Q_D 500 mL/시간, 보충액 유량 Q_S 300 mL/시간]

계산이 되었나요? 결과는 다음과 같습니다.

[투석 효율=500 mL/시간]
[여과 효율=800−500=300 mL/시간]
[수분 제거량=800−500−300=0 mL/시간]

처음에 설명했던 **"투석과 여과를 모두 수행하고 있다"**는 의미가 전달되었나요? 이렇게 세 가지 점에 주목하면 각 효율을 정리하기 쉬울 것입니다

마지막으로 CHDF의 효율에 대해 조금 더 생각해 보겠습니다. 뒤에서 설명하겠지만 **CRRT는 분자 제거 효율에 있어서 IRRT에 크게 뒤처집니다.** 이는 압도적인 투석액 유량의 차이 때문인데, CRRT에 관한 일본의 정화량(투석액+보충액) 상한은 다른 나라와 비교해도 매우 적습니다. 나라에 따라 차이는 있지만, 예를 들어 KDIGO 가이드라인[6)]에서는 20-25 mL/kg/시간의 정화량을 권장하고 있습니다. 일본의 정화량(1일 15-20 L)은 체중 60 kg의 환자라고 가정하면 약 10-14 mL/kg/시간이 되어서 세계 권장의 약 절반밖에 되지 않습니다. 중분자 제거에는 여과 원리가 필요하지만 적은 정화량 속에서 이번 설정처럼 약간 여과에 할당하더라도 극적인 중분자 제거는 기대하기 어렵습니다. 여과를 강화하면 혈액 여과기의 노화가 빨라지는 등의 단점도 있기 때문에 CHD에 굳이 "F"를 추가할 때는 그 장단점에 대해 신중히 고려한 후 선택해야 합니다.

【CHD · CHF · CHDF 요약】

- CHD 효율(소분자 제거 효율) = 투석액 유량
- CHF 효율(소분자, 중분자 제거 효율)
  = 혈액 여과기에서 나오는 양 − 혈액 여과기로 들어가는 양
  = 여과액 유량(배액 유량) − 투석액 유량
- CHDF 효율 = 소분자(CHD 효율 + CHF 효율), 중분자(CHF 효율)
- 수분 제거량 = 회로 전체에서 배출된 수분의 양 − 회로 전체로 들어간 수분의 양
  = 여과액 유량(배액 유량) − 투석액 유량 − 보충액 유량

3 "I"? "C"? — 어느 것을 선택해야 할까?

지금까지 투석과 여과의 차이, 그 효율을 결정하는 요인들에 대해 설명해 왔습니다. 이제부터는 IRRT와 CRRT의 차이점을 생각해 보겠습니다. 세 가지 증례를 제시할 테니, 나라면 어떻게 할지 생각하면서 읽어 보시기 바랍니다.

증례 1 총담관결석 담관염에 의한 패혈증 쇼크로 인해 고용량 카테콜아민 투여와 인공호흡 관리 중. 치료 3일째 무뇨가 지속되고 칼륨, BUN 상승 및 산증 진행.

증례 2 만성 심부전과 만성 콩팥질환 병력이 있는 환자가 서맥으로 응급 이송됨. 폐울혈과 고칼륨혈증이 있음.

증례 3 본 장 서두에서 다룬 심장혈관외과 수술 후 증례.

❶ 효율의 차이에 대해 생각하기

이제부터 CHD와 HD의 효율 차이에 관해 설명하겠습니다. 그 전에 서두에 잠깐 언급했던 SLED(sustained low efficiency dialysis)에 대해 짚고 넘어가겠습니다. SLED는 HD보다 혈류량을 낮추고 그에 따른 효율 저하를 장시간 시행으로 보완하는 모드입니다. **HD와 CHD의 중간에 위치한 모드**라고 생각할 수 있습니다. 이제 CHD, SLED, HD를 비교해 보겠습니다(표 4 참조).

표 4 CHD · SLED · HD의 비교

	CHD	SLED	HD
혈액 유량	6,000 mL/시간	6,000 mL/시간	12,000 mL/시간
투석액 유량	800 mL/시간	18,000 mL/시간	30,000 mL/시간
시행 시간	24시간	6-12시간	4시간

비교를 쉽게 할 수 있도록 단위를 mL/시간으로 통일.

CHD [혈액 유량 100 mL/분, 투석액 유량 800 mL/시간]
SLED [혈액 유량 100 mL/분, 투석액 유량 300 mL/분]
HD [혈액 유량 200 mL/분, 투석액 유량 500 mL/분]

여기서도 단위에 주목해야 합니다. 각각의 단위를 mL/시간으로 통일해 보겠습니다.

CHD [혈액 유량 6,000 mL/시간, 투석액 유량 800 mL/시간]
SLED [혈액 유량 6,000 mL/시간, 투석액 유량 18,000 mL/시간]
HD [혈액 유량 12,000 mL/시간, 투석액 유량 30,000 mL/시간]

혈액 유량뿐만 아니라 HD의 투석액 유량은 CHD의 30배 이상입니다. HD의 효율이 압도적으로 높은 이유를 알 수 있습니다. 유지 투석 환자가 주 3회 4시간씩 투석만으로 충분한 것도 납득됩니다. SLED에 대해서도 "low efficiency"라고는 하지만 투석액 유량에 주목해 보면 CHD보다 훨씬 효율이 높다는 것을 알 수 있습니다. HD와 SLED가 이 정도로 투석액 유량을 증가시킬 수 있는 이유는 사용하는 투석액의 차이 때문입니다. HD에서는 Subpack®과 같은 제품이 아닌 수도물을 정제하여 사용합니다. HD의 투석기 후면에는 보통 벽과 연결된 배관이 있으며 이 배관을 통해 정제된 투석액을 보충합니다. 반면, HD는 효율이 높아 혈장 삼투압 변동이 크므로 환자의 병태에 따라 주의가 필요합니다. 예를 들어 뇌출혈 후 급격하게 혈장 삼투압이 낮아지면 뇌부종이 악화될 가능성이 있어 CRRT나 효율을 낮춘 IRRT를 시행하는 것이 권장됩니다[8,9].

효율에 관해서는 HD는 투석액 유량이 매우 많아 효율이 주로 혈액 유량과 막 면적에 의해 결정됩니다. 일반적으로 혈액 유량:투석액 유량=1:2~3이 효율이 높다고 알려져 있습니다.

❷ 결국 어느 쪽이 유리할까?

결국 어느 방법이 더 유리할까요? 분자 제거, 수분 제거, 그리고 합병증에 주목하여 마지막으로 증례를 생각해 보겠습니다.

앞서 설명한 바와 같이 HD는 분사 세서에 매우 뛰어난 성능을 가지고 있지만, 환자에게 가해지는 부담이 크고 혈역학 안정성을 저해할 가능성이 있습니다. ICU에서 혈액 정화가 필요한 환자는 혈역학적으로 불안정한 경우가 많아 CRRT를 선택하는 경우가 많을지도 모릅니다. 그러나 앞서 설명한 것처럼 CRRT의 효율은 낮아 치명적인 산증이나 고칼륨혈증의 교정, 중독 물질 제거가 충분하지 못할 가능성이 있습니다. 이러한 상황에서 고려할 수 있는 방법이 바로 SLED입니다. 순환에 미치는 영향을 줄이면서도 분자 제거를 효율적으로 수행할 수 있는 방법일지도 모릅니다. "순환이 불안정하니 HD는 어려울 것 같다…."라고 생각하시는 분들! CRRT를 선택하기 전에 "SLED는 어떨까?"하고 한 번 검토해 보시는 것은 어떨까요?

다음으로 수분 제거에 대해 생각해 보겠습니다. IRRT는 약 4시간 정도밖에 시행할 수 없다는 단점이 있습니다. 가령 시간당 500 mL로 수분 제거를 한다고 해도 프라이밍 용액 등을 고려하면 총 제거량이 2 L에 미치지 못합니다. 반면, CRRT는 회로가 폐쇄되지 않으면 24시간 지속할 수 있습니다. 예를 들어 시간당 200 mL로 수분을 제거하면 하루에 약 5 L에 가까운 수분 제거가 가능합니다. 장시간 시행할 수 있는 CRRT가 수분 제거 측면에서 더 유리하다고 할 수 있습니다.

지금까지 치료의 효과에만 주목해 왔지만, 치료 방법을 선택할 때는 합병증에도 주의를 기울일 필요가 있습니다. RRT에는 저인산혈증, 저칼륨혈증 등의 전해질 이상, 산염기 평형 이상, 저체온증, 감염 등 다양한 합병증이 존재합니다. 여기서는 항응고요법에 대해 살펴보겠습니다. IRRT에서는 일반적인 항응고제로 헤파린이 사용됩니다. 투여 방법은 시작 시 20-30 U/kg을 투여한 후 10-20 U/kg/시간으로 지속 투여를 합니다. CRRT에서도 헤파린을 사용할 수 있으며, 투여 예로는 첫 회에 2,500 U를 투여하고 5-10 U/kg/시간의 속도로 지속 투여합니다. 체중 50 kg의 환자에게 HD를 4시간 시행한 경우와 CHD를 24시간 시행한 경우를 비교해 보면, 헤파린의 총 투여량은 각각 HD는 5,500 U (20 U/kg/시간으로 계산), CHD는 14,500 U (10 U/kg/시간으로 계산)입니다. 실제로는 APTT를 측정하면서 투여량을 조정하지만 CHD의 경우 항응고제 투여량이 더 많아질 가능성이 있습니다. 일본에서는 출혈 위험이 높은 경우에 나파모스타트가 많이 사용되지만, 그 사용은 일본과 한국에 국한되며 국제 가이드라인에는 등장하지 않습니다. CRRT의 항응고제를 비교한 네트워크 메타분석[10)]에 포함된 연구에 따르면 항응고제를 사용하지 않은 군과 나파모스타트를 사용한 군 간의 출혈 합병증에는 차이가 없었으며[11,12], 출혈 합병증이 낮을 가능성이 있습니다. 다만, 지속적으로 항응고제가 투여되는 것은 변함이 없으므로, 엄밀한 응고계 모니터링이 필요합니다.

마지막으로 증례에 대해 생각해 보겠습니다. 증례 1의 경우, 고용량의 카테콜아민이 투여되고 있어 CRRT를 선택하는 경우가 많지 않을까요? 그렇다면 증례 2와 증례 3은 어떨까요? 조금 더 정보가 필요할 수 있습니다. 사실 혈역학 외에도 여러 가지 고려해야 할 점이 있습니다. 예를 들어 증례 2에서는 폐울혈로 인한 호흡부전이 어느 정도인지, 수분 제거와 고칼륨 보정 중 어느 쪽이 더 시급한지 고민해야 합니다. 증례 3에서는 배액관의 상태, 환자의 출혈 경향은 어떤지 등 다양한 요소를 고려해야 합니다. 여러 가지를 생각하다 보면 하야테 선생님처럼 머리가 굳어 버릴 수도 있겠지요. IRRT와 CRRT 각각의 장단점을 표 5에 정리했습니다. 이를 고려하면서 환자에게 맞는 모드를 선택하는 데 유의합시다.

표 5 IRRT와 CRRT의 비교

	IRRT	CRRT
분자 제거	우수(혈장 삼투압 변동에 주의!)	약함(Q_D: 800 mL/시간일 때, 소분자 청소율=13 mL/분으로 매우 적음)
수분 제거	급격한 순환 변동을 견딜 수 있다면 우수	24시간 총량으로 보면 우수
순환에 미치는 영향	큼(특히 카테콜아민 고용량, 좌심실 전부하가 불안정한 환자)	적음
출혈 위험	비교적 낮음	높음
침대를 벗어날 때의 영향[주]	적음	큼
비용	낮음(수돗물을 정제한 투석액을 대량으로 사용)	높음(서브팩® 및 혈액 여과기가 고가)
인력	문제가 발생해도 투석 중(4시간 정도)만 대응하면 됨	문제가 생기면 야간에도 대응 필요
설비	HD용 배관이 없으면 불가능	CRRT 전용 투석기 필요

역자주: "환자의 이동에 미치는 영향"의 의미라고 생각한다. IRRT는 단시간(4-6시간) 동안 시행되므로, 치료가 끝난 후 환자는 자유롭게 움직일 수 있다. 따라서 환자가 침대를 떠나 이동할 때 투석이 중단된 상태여서 특별한 문제가 생기지 않는다.
CRRT는 24시간 지속되므로, 치료 중 환자가 침대를 떠나 이동하려면 투석 회로와 기계를 일시적으로 중단해야 한다. 이 과정에서 지속적인 신대체요법 중단 문제가 발생할 수 있어 환자의 이동에 제약이 생긴다.

칼럼 CRRT는 정말로 순환에 영향을 미치지 않는 것일까?

"순환이 불안정해도 CRRT라면 괜찮다"라고 자주 말하지만, 정말 그럴까요? "그럴 리가 없다!"라는 것이 필자의 생각입니다. ICU에 입실한 다발성 장기부전 환자를 대상으로 한 연구에서 IRRT와 CRRT 시행 중 저혈압 발생률에는 통계적 차이가 없었습니다(39% vs 35%, p=0.47)[13]. 필자도 CRRT이기 때문에 괜찮을 거라고 방심했다가 혈압이 급격히 떨어져 CRRT를 진행할 수 없었던 실패 경험이 있습니다.

혈압 저하에는 몇 가지 요인이 있습니다. 투석 직후에 혈압이 떨어지는 요인으로는 삼투압의 변화가 있습니다. 회로와 혈액 여과기는 보통 생리식염수로 프라이밍(세척)되어 있습니다. RRT를 시작한 직후에는 프라이밍 양과 동일한 양의 혈액이 생리식염수로 대체되면서 혈액 희석이 발생하고 그 결과 혈압이 저하됩니다. 이 반응은 initial drop이라고도 불리며, 성인보다 프라이밍 볼륨의 영향을 더 받기 쉬운 소아(총 혈액량이 적음)에서 문제가 되기 쉽습니다. 대책으로는 혈액 유량을 낮게 시작하는 것, 혈관 내용량을 유지하는 것(수혈, 고장 알부민 투여), 승압제를 미리 증량해 두는 것 등이 있습니다.

다른 하나는 수분 제거에 따른 혈압 저하입니다. 수분 제거 속도가 사이질에서의 체액 재보충(refilling) 속도를 초과하면 혈관 내 용량이 감소하여 혈압 저하의 원인이 됩니다. 당뇨병성 신경병증, 혈관의 탄성 저하, 패혈증 등이 체액 재보충 저하의 위험 요소로 여겨집니다.

이처럼 중증 환자에서는 CRRT라도 순환이 불안정해질 가능성이 충분히 있습니다. 특히 시작할 때는 순환 모니터링을 철저히 하고, 문제가 발생할 경우 바로 대응할 수 있도록 침대 옆에서 준비해 두는 것이 좋습니다.

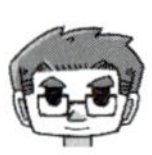

노부로 정말 알파벳 용어가 너무 많아서 혼란스럽네요. 어떤 혈액 정화 방식을 선택하든, 명확한 목적과 기대 효율을 가지고 접근하는 것이 중요합니다. 또한, ME(임상 공학 기술자)에게만 맡기지 말고, 의사가 확실히 모니터링하며 관리하는 것이 필수적입니다.

요약

- 카테터와 천자 부위도 신경 쓰자!
- 소분자, 중분자, 무엇을 제거하고 싶은지에 따라 모드를 선택!
- CRRT는 효율이 높지 않지만, 이를 "시간"으로 보완!

■ 참고문헌

1) AKI(急性腎障害)診療ガイドライン作成委員会, 編. 日腎会誌. 2017; 59: 419-533.
2) The STARRT-AKI Investigators. N Engl J Med. 2020; 383: 240-51.
3) Gaudry S. Lancet. 2020; 395: 1506-15.
4) Palevsky PM. Kidney replacement therapy(dialysis)in acute kidney injury in adults: Indications, timing, and dialysis dose. In: UpToDate. Berns JS, editor. Waltham: UpToDate; 2023.
5) 門田守人. 中心静脈カテーテル挿入•抜去に係る死亡事例の分析—第2報(改訂版)—. 医療事故調査•支援センター; 2023.
6) Khwaja A. Nephron Clin Pract. 2012; 120: c179-84.
7) Buetti N. Infect Control Hosp Epidemiol. 2022; 43: 553-69.
8) 日本脳卒中学会脳卒中ガイドライン委員会, 編. 脳卒中治療ガイドライン2021[改訂2023]. 協和企画; 2023. p.148.
9) 日本透析医学会. 透析会誌. 2011; 44: 337-425.
10) Zhou Z. Crit Care. 2023; 27: 222.
11) Choi ZY. Medicine(Baltimore). 2015; 94: e2392.
12) Lee YK. PLoS One. 2014; 9: e108737.
13) Vinsonneau C. Lancet. 2006; 368: 379-85.

[松本丈雄]

체온 관리는 결국 어떤 증례에서 몇 ℃로 설정해야 하는 게 좋은가?

6 TTM

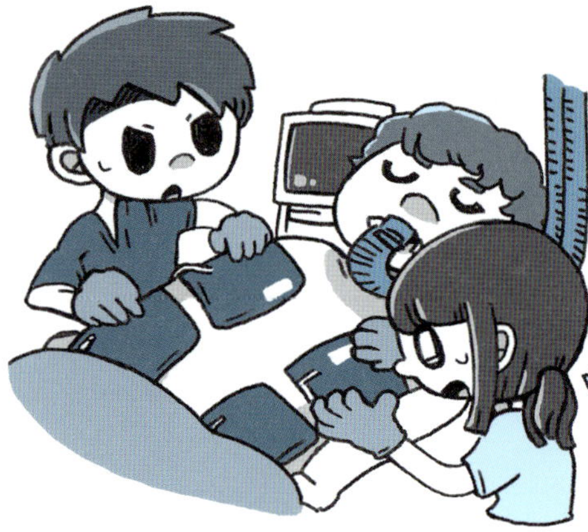

오늘 하야테 선생님의 담당 환자는 심정지 소생 상태의 환자입니다.

환자는 50대 남성으로 목격자가 있는 상태에서 심폐 정지가 발생하였고 목격자에 의해 CPR이 시행되었습니다. AED로 한 차례의 전기 충격을 시행한 후 응급 이송되었습니다. 이송 당시 심전도 파형은 심실세동(VF)이었으며 한 차례의 전기적 제세동을 시행한 후 자발순환이 회복되었습니다. 응급으로 심장 카테터 검사가 시행되었으나 관상동맥에 유의한 협착은 없었고, 검사 후 ICU에 입실했습니다.

하야테 선생님은 ER의 담당 의사로부터 인계를 받았습니다. 환자는 여전히 혼수 상태입니다.

하야테 소생 후라…. 그래도 목격자가 CPR을 했고 초기 파형도 VF라 조건이 나쁘지 않을지도 모르겠네. 얼마 전에 심정지 소생 후 증후군(post-cardiac arrest syndrome: PCAS)에 관해 공부했으니 열심히 해 보자. "소생 후" 하면 저체온 요법이 떠오르지만 최근에는 체온 관리 요법으로 이름이 바뀌었지. 이 환자는… 아직 36.5℃네. 이 상태로 갈 수 있을까?

하야테 선생님은 입실 시의 루틴 업무를 시작했습니다. 그때 아츠시 선생님이 찾아왔습니다.

아츠시 아까 입실한 소생 후 환자인데 체온이 올라가고 있지 않아? 체온 관리를 위한 장비는 다양하지만 바로 시작할 수 없으니까 빨리 준비하는 게 좋아.

하야테 어…?

급히 체온 관리 장비 준비를 시작한 하야테 선생님이었지만, 준비가 끝날 무렵에는 체온이 이미 38℃에 도달해 있었습니다.

체온은 ICU뿐만 아니라 응급실이나 일반 병동에서도 주목해야 할 중요한 활력징후 중 하나입니다. ICU에서는 소생 후 체온 관리 요법을 포함하여 개입이 필요한 고체온 상태가 다양한데 해열 처치에도 각각의 장단점이 존재합니다. 이에 대해 생각해보기 전에 먼저 인간의 체온 조절 기전을 이해해 보도록 합시다.

1 열은 어디에서 생겨서 어디로 가는가?

❶ 어디에서 어떻게 체온을 조절하는가?

① 체온조절의 사령탑은 어디인가?

우리 인간을 포함한 포유류는 항온 동물로, 주변 온도가 변해도 체온을 약 37℃ 전후로 유지할 수 있습니다. 시상하부에 있는 체온 중추가 체온의 목표 범위(set point※)를 설정하고 심부 온도의 변화나 피부에서의 피드백을 받아 주변 온도가 변해도 일정 범위 내에서 체온을 유지하도록 지시를 내리기 때문입니다. 체온 상승에는 **시상하부의 set point 상승에 따른 체온 상승(발열)과, 환경적 열이나 신체의 과도한 열 생성에 따른 체온 상승(고체온증)**이 있으며, 뒤에 설명하겠지만 두 가지는 기전이 다릅니다.

※ 이 책에서는 체온 중추가 설정한 목표 체온을 "set point"라고 표현합니다.

② 어떻게 체온을 조절하고 있는가?

Set point가 상승하면 몸은 체온을 set point에 도달시키기 위해 체온을 올리는 반응을 시작합니다(체온 보존 반응). 사지 말초 혈관이 수축하여 열 발산을 억제하고, 경우에 따라 근육 수축(오한)을 일으켜 열 생산을 촉진합니다. 체내에서는 간에서의 열 생산이 촉진됩니다. 그 후 체온이 set point에 도달하면 한랭 반응은 종료됩니다[1]. 오한이 한창일 때 환자의 손발은 차갑지만 체온이 충분히 올라가면 손발이 따뜻해지고 오한도 멈추게 됩니다.

반대로 set point가 낮아지면 몸은 체온을 낮추기 위한 반응(체온 발산 반응)을 시작합니다. 구체적으로는 혈관을 확장시키거나 발한을 통해 체표에서의 열 발산을 촉진합니다[2]. 해열제를 복용한 후 손발이 따뜻해지고 땀이 나는 현상은 누구나 한 번쯤 본 경험이 있을 것입니다.

우리는 때로 무의식적으로 해열 처치를 추가하여 체온을 일정 범위 내로 유지하려고 하지만, set point가 변하지 않아도 이러한 반응은 발생합니다. 예를 들어 눈 오는 날에 얇게 입고 밖에 나가면 몸이 떨리고 한여름에 바비큐를 하면 땀이 비 오듯 흐르죠. 체온보존 반응이나 발산 반응은 실제 체온과 set point의 차이를 메우기 위한 반응이라고 할 수 있습니다.

❷ 발열이란?

발열은 이물질에 대한 생체의 방어 기전 중 하나입니다. 체온을 상승시켜 호중구와 대식세포의 식작용을 증진하고 면역 기능을 강화하는 효과가 있습니다. 또한 세균이나 바이러스의 복제를 억제하는 효과도 있어 생체 방어에 필수적인 반응입니다[3]. 생체에 미생물 등의 이물질이 침입하면 염증성 사이토카인이 생성됩니다. 염증성 사이토카인은 프로스타글란딘 E_2의 생성을 증가시키고 이는 시상하부에 작용하여 **set point를 상승**시킵니다[2].

뇌졸중이나 두부 외상 등의 물리적 손상은 체온 중추에 직접 작용하여 체온을 상승시키는 것으로 알려져 있습니다.

❸ 고체온증이란? (그림 1)

발열 시에는 set point 상승에 맞추기 위해 몸이 체온을 올리지만, 고체온증은 발열과 기전이 다릅니다. **고체온증에서는 set point의 변화가 일어나지 않습니다.** 외부에서 발생한 열이나 자신의 열 생성에 대해 체온발산 반응이 따라가지 못할 때 체온이 상승하는 상태를 의미합니다. 쉽게 표현하자면 **열의 in-out 균형이 "in"으로 기울어진 상태**입니다.

여러분에게 익숙한 예로는 열사병이 있습니다. 뜨거운 날씨에 운동을 하면 기온에 의한 열과 자신의 근육에서 생성되는 열로 인해 "열의 in"이 증가합니다. 이에 더해 탈수가 되면 발한이 어려워져 "열의 out"이 감소합니다. 또한 습도가 높으면 발한에 의한 증발이 잘 일어나지 않아 "열의 out"이 더욱 감소하고, 전체적인 균형이 in 쪽으로 과도하게 기울어져 결과적으로 열사병이 발생하는 것입니다. 발한에 의한 증발은 "열의 out"에서 중요한 역할을 합니다. 고령자는 체내 수분량이 적고 발한이 어려워 운동을 하지 않아도 열사병에 걸리기 쉽다고 알려져 있습니다.

그 외에도 고체온증의 중요한 감별로 악성 증후군과 악성 고열 그리고 세로토닌 증후군이 있습니다.

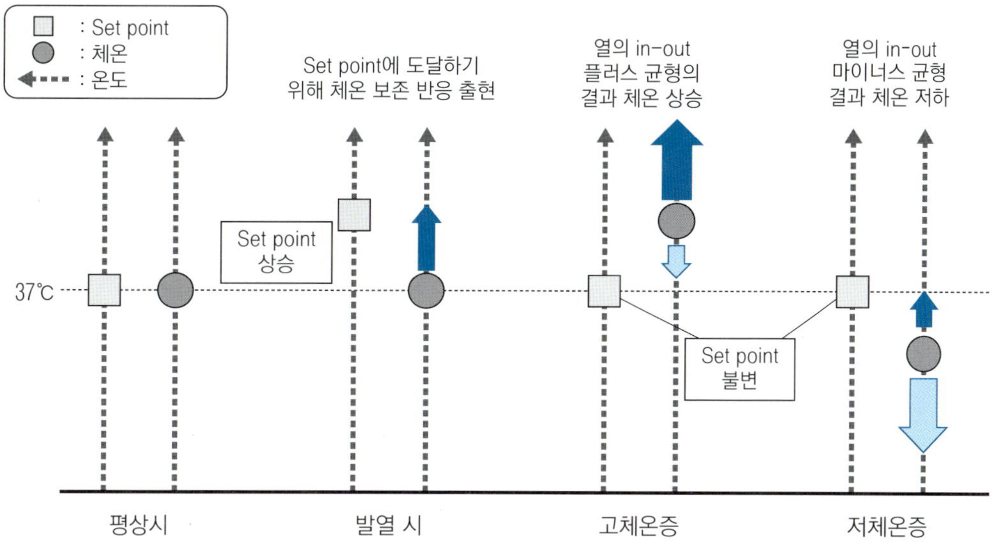

그림 1 Set point와 체온의 관계

평상시: set point=체온
발열 시: set point 상승→체온을 올리려고 함
고체온증: set point 변화 없음, 체온만 상승
저체온증: set point 변화 없음, 체온만 하강
(志馬伸朗. INTENSIVIST. 2020;12:189-94[1] 참고하여 작성)

이러한 질환에서는 주변 환경에 의한 "열의 in"이 없는 것이 일반적이며, 근육 강직 등으로 인해 열 생성이 과도하게 증가하여 고체온이 발생합니다.

칼럼

그 체온, 어디의 체온!?

체온은 중요한 활력징후 중 하나이며 ICU에서는 정확하고 지속적인 심부 온도 측정을 필요로 하는 환자들이 있습니다. **폐동맥 온도, 식도 온도, 직장 온도, 방광 온도의 순으로 정확**하여[2] 많은 ICU에서는 온도 센서가 부착된 요도 카테터로 측정하고 있을 것입니다. 심부 체온을 가장 정확하게 반영하는 것은 폐동맥 카테터이지만 침습도가 높기 때문에 그 목적만을 위해 삽입하지는 않습니다. 물론, 요도 카테터도 엄밀한 요량 측정이 필요하지 않게 되면 조기에 제거해야 합니다. 그 시점에는 환자가 연속적인 심부 온도 측정을 필요로 하지 않을 것입니다.

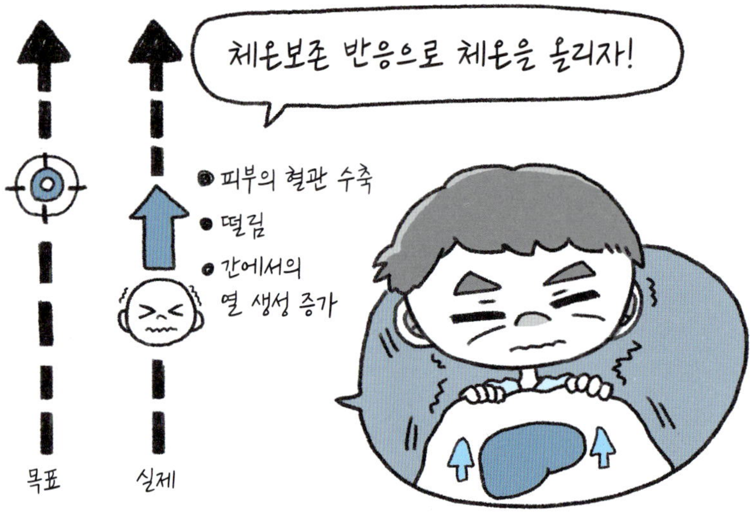

Set point보다 실제 체온이 낮음→체온보존 반응
떨림, 피부의 혈관 수축, 간에서의 열 생성

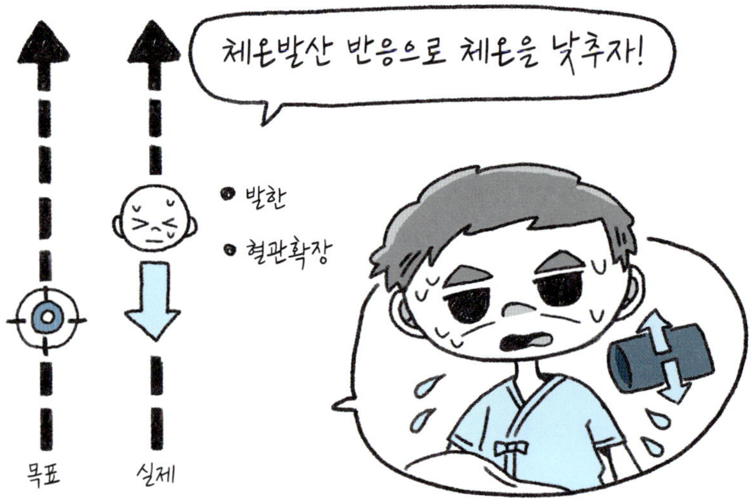

Set point보다 실제 체온이 높음→체온발산 반응
발한, 혈관확장

2 그 열, 정말로 내려도 괜찮습니까!? — 열을 내리기 전에

병동의 일률적인 지시 사항으로 "38℃ 이상일 때 록소프로펜 1정 복용"과 같은 해열 처치 지시가 포함된 것을 자주 볼 수 있습니다. 그러나 정말 그것으로 괜찮을까요…? 앞서 언급했듯이, "발열"은 생리적인 생체 방어 기구이므로 무조건 체온을 낮추면 되는 것은 아닙니다. 병태에 따라서는 그 해열 처치가 치명적일 수 있습니다. 관리해야 할 체온을 정확히 확인해 둡시다!

❶ 열사병

해열 처치에 의문을 제기해 놓고 처음이 열사병이라니 죄송합니다. **열사병으로 인한 고체온은 가능한 한 신속하게 해열**해야 합니다. 운동성 열사병이든 비운동성 열사병이든 고체온 상태가 오래 지속될수록 예후가 악화되는 것으로 알려져 있습니다[4,5]. 운동성 열사병의 경우, 쇼크 등의 중증 합병증이 동반되지 않는 한 병원 도착 전부터 수조에 담그거나 대량의 물을 분사하는 등 적극적인 냉각이 권장됩니다[6]. 다만 과도한 냉각을 피하기 위해 **냉각 처치는 심부 체온이 38℃대에 도달할 때까지만** 시행합니다. 어디까지나 초고체온 상태에서 조기에 벗어난다는 개념에 기반한 조치입니다.

젊은 사람의 운동성 열사병에 관해서는 진단과 치료에 크게 고민할 필요가 없지만 최근에는 고령자의 비운동성 열사병이 문제가 되고 있습니다. 고령자는 더위에 대한 감수성이 저하되고 발한 감소로 인해 열사병에 취약하며, 동시에 기저질환이나 감염증을 동반하는 경우가 많다고 합니다. **고령자의 비운동성 열사병에서는 동반된 병태를 파악하는 것이 매우 중요**합니다.

❷ 심폐정지 소생 후

① 왜 소생 후 환자의 체온 관리를 하는가?

전공의 시절, 소생 후 환자를 보면서 선배 의사에게 "이 환자는 저체온 요법을 하는 건가요?"라고 질문했더니 "요즘은 꼭 저체온 요법을 시행하지 않게 되었어."라는 답변을 들었습니다. "일단 소생 후에는 냉각하면 된다"라고 잘못 이해했던 필자는 매우 놀랐던 것을 기억합니다.

심폐정지 상태에서 소생한 환자는 허혈 상태였던 뇌에 혈류가 돌아오면서 "허혈-재관류 손상"이라고 불리는 여러 반응이 일어나 소생 후 뇌에 손상을 줍니다. 뇌 손상 후 체온 상승은 뇌 대사를 증가시키고 활성 산소 생성 증가, 혈관 투과성 증가 및 부종을 촉진하는 등 여러 반응을 일으켜 뇌 손상을 악화시킨다고 합니다. 저체온 요법을 통해 이러한 반응을 억제하고 허혈-재관류 손상에 의한 뇌 손상을 줄일 가능성이 시사되었습니다[7].

표 1 체온 관리 요법의 유용성을 검토한 연구

Study	환자군	저체온 치료군	대조군	저체온 유지 시간	사망률	신경학적 예후
HACA[8] (2002)	쇼크 가능 리듬 병원 외 심정지	32–34℃	정상체온 (목표 없음)	24시간	**저체온군에서 개선됨**	**저체온군에서 개선됨**
Bernard[9] (2002)	VF 병원 외 심정지	33℃	37℃	12시간	의미있는 차이 없음	**저체온군에서 개선됨**
TTM 1[10] (2013)	목격되지 않은 심정지 이외 병원 외 심정지	33℃	36℃	28시간*	의미있는 차이 없음	의미있는 차이 없음
HYPERION[11] (2019)	쇼크 불가능 리듬 병원 내외 심정지	32.5–33.5℃	36.5–37.5℃	24시간	의미있는 차이 없음	**저체온군에서 개선됨**
TTM 2[12] (2021)	목격되지 않은 심정지 이외 병원 외 심정지	33℃	37.5℃ 이하	28시간*	의미있는 차이 없음	의미있는 차이 없음

* 33℃에 도달한 시점이 아니라 무작위화부터 복원 시작까지의 시간
쇼크 가능 리듬: ventricular fibrillation (VF), pulseless ventricular tachycardia (pVT)
쇼크 불가능 리듬: pulseless electrical activity (PEA), asystole
(문헌 8–12를 참고하여 작성)

이러한 이유로 심폐소생 후 환자의 예후 개선을 기대하며 저체온 요법의 유용성이 검토되기 시작했습니다. 2000년대에 발표된 연구에서는 저체온군(32–34℃)과 정상체온군을 비교[8,9]하여, 사망률 개선이 나타났습니다. 그 결과를 바탕으로 소생 후 저체온 요법을 시행하는 것이 권장되기 시작했으나 이후 여러 연구에서 저체온군과 정상체온군 간에 사망률의 차이가 나타나지 않아[10,12] 반드시 저체온을 목표로 관리하지 않게 되었습니다(표 1). 이러한 흐름에 따라 현재는 저체온 요법이 아닌 체온 관리 요법(target temperature management: TTM)이라고 불리고 있습니다.

② 어떤 환자에게 적응증이 되는가?

심폐소생 후에도 **혼수(질문에 대해 의미 있는 응답을 할 수 없거나 GCS ≦ 8)가 지속되는 환자에게는 TTM 도입을 고려**합니다[3,11].

저체온 요법의 유용성을 보여준 초기 연구에서는[8,9] 쇼크 가능 리듬을 대상으로 하였으나, 이후 2019년 발표된 연구에서 쇼크 불가능 리듬에서도 저체온 요법이 신경학적 예후를 개선시켰다는 결과가 나왔습니다[11]. 또한, 2021년 시행된 연구[12]에서는 쇼크 가능 리듬과 쇼크 불가능 리듬 모두를 대상으로 치료 효과를 평가했습니다. 심전도 파형에 따라 권고 강도는 다르지만, 각국의 가이드라인에서도 심전도 파형과 관계없이 체온 관리 요법의 도입이 권장되고 있습니다(표 2).

표 2 각국 가이드라인의 권고

가이드라인	적응	목표 체온/유지 시간	TTM 후
JRC 2020 (일본)	• 소생 후 반응이 없는 성인 – 병원 외 심정지 쇼크 가능(Grade 1C) 쇼크 불가능(Grade 2D) – 병원 내 심정지 모든 파형 (Grade 2D)	32–36℃ (Grade 1B) 최소 24시간 (Grade 2D)	혼수 상태가 지속되고 있는 성인의 경우, 발열을 방지하고 치료한다 (Grade 2D).
AHA 2020 (미국)	• 소생 후 반응이 없는 성인 – 병원 외 심정지 모든 파형(권고: 강함, 근거: 중간) – 병원 내 심정지 쇼크 가능(권고: 강함, 근거: 중간) 쇼크 불가능(권고: 강함, 근거: 중간)	32–36℃ (권고: 강함, 근거: 중간) 최소 24시간 (권고: 중간, 근거: 중간)	혼수 상태가 지속되는 성인의 발열은 적극적으로 예방한다 (권고: 중간, 근거: 낮음).
ERC 2022 (유럽)	• 소생 후 반응이 없는 성인 (파형 언급 없음) (권고: 약함, 근거: 낮음)	37.5℃를 목표로 함 32–36℃가 적응이 되는 환자군은 불확실하므로 권장하지도 반대하지도 않음 (GOOD PRACTICE)	혼수 상태가 지속되는 성인의 발열(＞37.7℃)은 최소 72시간 예방한다 (GOOD PRACTICE).

(문헌 14–16을 참고하여 작성)

체온 관리 요법의 시작이 지연될수록 사망률이 증가한다는 보고도 있어[13] 가능한 한 조기에 도입하는 것이 중요합니다. 소생 직후에는 전신 허혈 및 재관류로 인해 염증성 사이토카인이 방출되면서 체온의 set point가 상승하기 때문에, 정상체온 이하의 체온이라도 그대로 두면 체온이 급격히 상승하는 경우가 자주 있습니다. 소생 후에도 체온 관리에 방심하지 말아야 합니다.

③ 몇 ℃를 목표로 할 것인가?

주요 연구에서는 저체온군을 32–34℃ 목표로 하고 정상체온군은 36–37.5℃를 목표로 하고 있습니다(표 1). 반드시 저체온을 유지할 필요가 없다는 가능성이 제기되면서 각국의 가이드라인에서는 32–36℃의 범위를 목표로 설정하였습니다. 그러나 2022년 개정된 유럽 가이드라인에서는 "32–36℃ 목표가 적응이 되는 환자군이 확실하지 않다"라고 하여 권고가 삭제되고 37.5℃를 목표로 한다는 내용으로 변경되었습니다. 각국의 공통된 점은 **"고체온을 피한다"**는 것이지만 그 이하의 체온 관리에 대한 권고는 변동 가능성이 있으며 앞으로의 연구와 동향에 주목해야 합니다.

저체온 요법을 선택하는 경우에는 저체온으로 인한 합병증에 주의를 기울여야 합니다. 서맥이나 QT 연장으로 대표되는 부정맥, 응고 이상에 의한 출혈, 한랭 이뇨로 인한 순환 혈장량 감소 및 전해질 이상, 감염증 등이 있습니다. 특히 패혈증 환자에서 저체온은 예후를 악화시키는 요인 중 하나이며, 저체온 치료를 도입하기 어려운 병태 중 하나일 것입니다. 출혈 경향이 있는 환자나 패혈증이 의심되는 환자에게는 저체온 치료를 피하는 것이 안전할 가능성이 있으며 특히 출혈 경향이 강한 경우에는 36℃ 이상의 체온을 목표로 설정하기도 합니다. 현재의 근거에 따르면 저체온으로 인한 불이익이 큰 환자에게는 36℃ 이상을 목표로 하고 그 외의 경우에는 뒤에 설명할 보험 적응을 고려하며 각 병원의 방침을 따르는 관리가 적절하다고 생각됩니다.

④ 얼마나 오랜 기간 시행할 것인가?

체온 관리 요법의 최적 지속 시간은 명확하지 않습니다. 일본에서는 **36℃ 이하로 24시간 관리**한 경우 진료 보수 "L008-2 체온 유지 요법(1일당) 12,200점"을 **시작일로부터 3일간** 청구할 수 있습니다. 또한 소생 후 신경학적 평가는 **72시간 경과** 후에 시행할 것이 권장됩니다. 이를 고려하면, **최소한 24시간 동안은 36℃ 이하로 관리하고, 복온 후에는 소생 후 72시간까지 발열을 피하는 관리**가 하나의 선택지가 될 수 있습니다.[주)]

❸ 중증 두부 외상

발열은 뇌 대사, 혈류량, 혈액량을 증가시켜 ICP(두개내압)를 상승시킵니다. 뇌졸중이나 중증 두부 외상에서는 이차성 뇌 손상을 악화시킬 가능성이 있어 피하는 것이 좋습니다. 발열이 뇌졸중이나 중증 두부 외상의 사망률 및 신경학적 예후 악화에 관여한다는 것이 밝혀졌습니다[17,18].

중증 두부 외상 후 뇌압 상승에 대해 정상 체온으로 관리하는 것이 효과적이었다는 보고는 있지만[19], 저체온 요법이 예후를 개선한다는 명확한 근거는 없습니다. 일본 중증 두부 외상 가이드라인[20]이나 Brain Trauma Foundation에 의한 미국 중증 두부 외상 가이드라인[21]에서도 미만성 뇌 손상에 대해 저체온 요법은 권장되지 않습니다. 이를 고려할 때, **중증 두부 외상에서는 저체온 요법을 하지 않고 높은 체온을 피하는 관리가 바람직할 것**입니다.

역자주: 국내의 경우, 적응증에 대한 보험기준은 있으나 목표체온이나 시간에 관련하여 보험규정은 없다.

❹ 패혈증

이 글의 앞에서 언급했듯이 발열은 생체의 방어 기전 중 하나이며 해열 처치를 할 때는 신중하게 적응증을 고려해야 합니다. ICU에서 감염증이 의심되는 환자를 대상으로 해열제의 유용성을 검토한 연구의 메타분석에서는 체온이 유의미하게 낮아졌으나 28일 사망률에는 유의한 차이가 없었습니다[22]. 그 외의 메타분석에서도 해열 처치는 생명 예후에 영향을 미치지 않았습니다[23]. 일본판 패혈증 진료 가이드라인 2020에서도 패혈증 환자에 대한 해열 요법은 시행하지 않는 것이 권장됩니다. 현재로서는 **해열 처치를 루틴으로 시행할 필요는 없다**고 할 수 있습니다.

그렇다면 해열 처치를 고려해야 할 때는 어떤 경우일까요? ICU에서 치료 중인 환자는 다양한 고통을 겪고 있으며 이러한 고통 관리가 PICS(중환자 치료 후 증후군) 예방이라는 관점에서 중요합니다. 해열제 사용이 생명 예후에 영향을 미치지 않더라도 환자의 고통을 완화하기 위한 해열 처치는 허용될 수 있을지도 모릅니다. 해열 처치를 시행할 때는 혈압 변동이 자주 발생하므로 혈역학적 모니터링이 필수입니다. 또한, 얼음주머니와 같은 물리적 해열 처치는 떨림(shivering)을 유발할 수 있습니다. 떨림은 의식이 있는 환자에게 불쾌감을 주는 것은 물론이며, 냉각과 관련된 다양한 합병증을 동반할 수 있습니다("냉각 시 주의할 점"에서 설명합니다). 환자가 물리적 처리를 사용했을 때 편안하다고 느끼는 경우에만 제한적으로 사용하는 것이 좋습니다.

또 한 가지, 해열 처치를 고려해야 하는 경우가 있습니다. 체온이 41℃를 초과하여 계속 상승하는 경우입니다. 우리 몸은 41℃를 초과하여 체온이 상승하는 일이 드물지만, 비정상적인 사이토카인 폭풍의 결과로 넘지 말아야 할 이 선을 초과하는 경우가 있습니다. 체온이 42℃에 도달하면 중추신경, 호흡기계, 순환기계 및 기타 장기도 중대한 손상을 받을 수 있다는 것이 시사되고 있어[24], 그 전에 해열을 고려해야 합니다. 개인적인 경험으로는 이러한 경우 약물만으로는 충분하지 않으며 기기를 사용한 해열 처치가 필요한 경우가 많다고 느껴집니다.

표 3 질환별 체온 관리 개입 시점과 목표

	체온 관리를 고려할 시점	목표 체온	주의점
열사병	운동성이라면 병원 도착 전에 개입	적극적인 해열은 39℃까지	해열제는 무효
심폐정지 소생 후	소생 후 가능한 한 빨리 개입	32-36℃, 최소한 37.5℃ 이상은 피함	물리적 해열 시 떨림 대책이 필수
두부 외상	38℃를 초과할 것 같을 때	38℃ 이하의 정상체온	
패혈증	41℃를 초과할 것 같을 때, 의식이 있는 환자가 고통이 강할 때	—	해열제 사용 시 순환 변화에 주의

3 그럼 어떻게 낮춰볼까?

❶ 먼저 약제로: 아세트아미노펜, NSAIDs

일반 병동이나 외래에서는 외부적인 냉각보다 약제를 먼저 사용할 것이라고 생각합니다. 저자 역시 COVID-19로 자택에서 요양할 때 큰 도움을 받았습니다.

NSAIDs는 시상의 체온 중추에 작용하는 프로스타글란딘 E_2의 생성 억제를 통해 set point를 낮추어 해열 효과를 발휘합니다. 아세트아미노펜도 유사한 기전으로 작용하는 것으로 생각되지만, 사실 정확한 작용 기전은 아직 밝혀지지 않았습니다. NSAIDs는 신기능 장애나 소화기계 궤양에 대한 우려가 있어 ICU에서는 아세트아미노펜이 더 자주 사용되는 경향이 있습니다.

사용 시 몇 가지 주의 사항이 있습니다. **이러한 약제들은 set point에 작용하기 때문에 set point가 변하지 않는 열사병과 같은 경우에는 효과가 없습니다.** 또한, 해열 효과를 발휘할 때 혈관확장을 일으켜 혈압이 저하되는 경우가 자주 있습니다. 특히 아세트아미노펜 정맥주사에서 이러한 현상이 빈번하게 나타나므로 가능하다면 경구 투여를 권장합니다[25,26].

❷ 물리적 해열

약제로 해열이 효과가 없을 경우에는 물리적인 냉각을 시행합니다. 물리적 냉각을 시작할 때는 대전제로서 적절한 진정을 통해 환자에게 한랭 반응(체온보존 반응)이 일어나지 않게 상태를 조정해 두는 것이 중요합니다. 여러 가지 기기가 있지만 현재로서는 기기에 따라 예후에 영향을 미친다는 보고는 없습니다. 조금 오래되었지만 5가지 냉각 방법의 냉각 속도를 비교한 2007년 연구[27]에 따르면 ① 냉각 수액+얼음주머니(0.31±0.23℃/시간), ② 물 순환 냉각 담요(1.33±0.63℃/시간), ③ 공기 순환 냉각 담요(0.18±0.2℃/시간), ④ 물 순환 냉각 젤 패드(Arctic Sun™)(1.04±0.14℃/시간), ⑤ 혈관 내 냉각 장치(Thermogard 시스템)(1.46±0.42℃/시간)로 나타났습니다. 혈관 내 냉각 장치, 물 순환 냉각 담요, 물 순환 냉각 젤 패드가 빠른 냉각 속도를 보였습니다. 본 논문에서는 자동 조절 기능을 갖추어 정확한 체온 관리가 가능한 두 가지 장치를 소개합니다(표 4).

표 4 체온 관리 기기의 특징

	Arctic Sun™	Thermogard 시스템(풍선 개수) [선단에서부터 풍선 근위부까지의 길이]		
		Quattro(4개) [38 cm]	ICY(3개) [28 cm]	COOL LINE(2개) [15 cm]
보험 적용	심폐정지 소생 후	심폐정지 소생 후		지주막하출혈, 두부 외상, 열사병
사용 기간	5일간	4일간		7일간
사용 방법	체표면에 전용 젤 패드를 부착	대퇴정맥에서 삽입		내경정맥, 쇄골하 정맥, 대퇴정맥을 통해 삽입
장점	비침습적으로 사용 가능	소생 후 이외에도 적응 있고 떨림이 적을 가능성이 있음		
단점	욕창에 주의 소생 후에만 적응	중심정맥 카테터의 천자 및 거치와 관련된 합병증에 주의		

① 물 순환 냉각 젤 패드(Arctic Sun™ [아이·엠·아이㈜])

체표에 전용 젤 패드를 부착하고, 패드 내부에 냉각(가온)된 물을 순환시켜 체온 관리를 수행합니다. 환자의 체표에 부착하기만 하면 되므로 적은 침습으로 체온 관리를 할 수 있다는 장점이 있습니다. 패드는 여러 가지 크기 라인업이 있으며(그림 2), 체중에 따라 사용을 구분해야 합니다. 피부 문제를 피하기 위해 보호 시트 사용과 주기적인 피부 관찰이 권장됩니다. 심폐 정지 후의 체온 관리에만 보험 적용이 되며 그 외의 병태에서 사용한 경우에는 패드 비용이 병원 부담이 된다는 점에 유의해야 합니다.

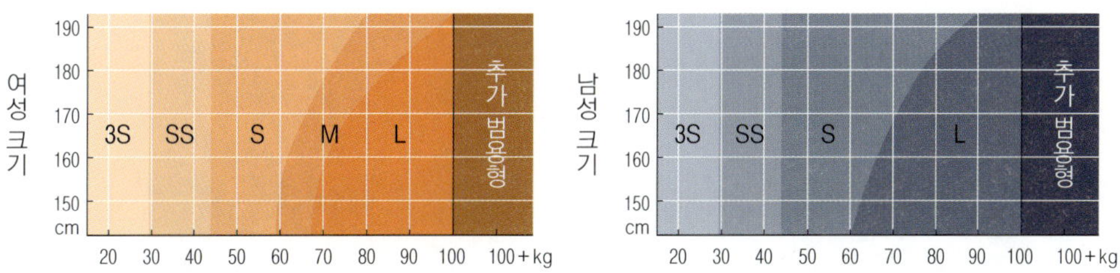

그림 2 체격별 젤 패드 선택
(Arctic Sun™ 5000 간이 취급 설명서에서 발췌하여 작성)

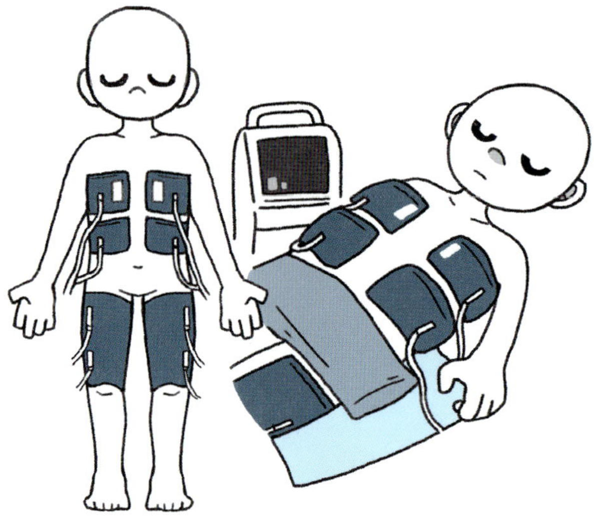

Arctic Sun™ 젤 패드 부착 위치

② 혈관 내 냉각 장치(Thermogard 시스템주) [아사히 카세이 조르 메디컬(주)])

중심정맥 카테터에 풍선이 달린 구조로 되어 있습니다. 풍선 내부에 냉각(가온)된 생리식염수를 순환시켜 체온 관리를 수행합니다. 풍선의 수에 따라 세 종류의 카테터가 있으며 병

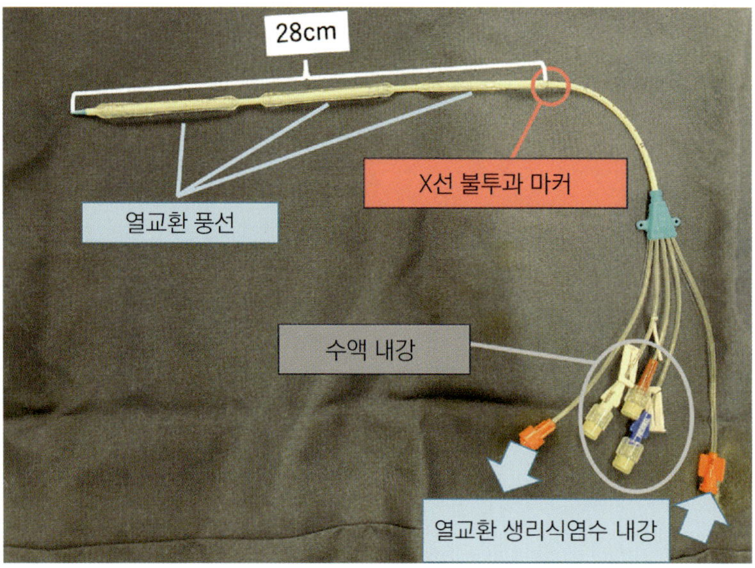

그림 3 ICY 카테터(풍선을 부풀린 상태)

근위부 풍선은 선단 쪽의 두 개에 비해 지름이 작다(근위부 풍선: 직경 5 mm vs 원위부 두 개의 풍선: 직경 8 mm).

역자주: 국내 사용 불가

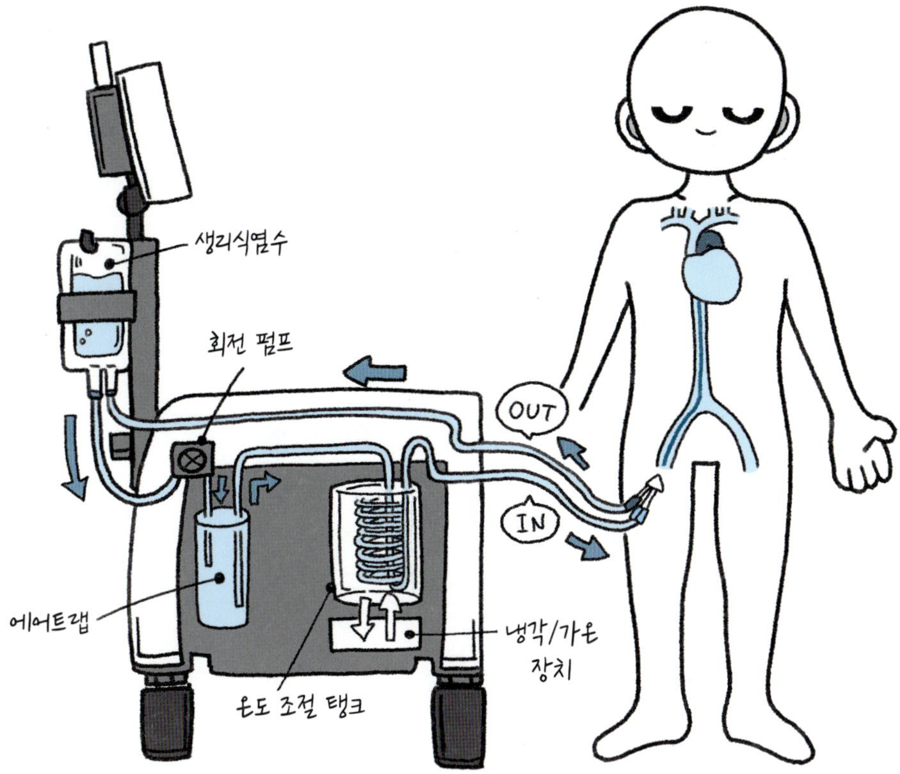

Thermogard 시스템의 구조

태나 체격에 따라 사용을 구분합니다. 체내에서 냉각을 하기 때문에 피부에 직접적인 자극을 주지 않아, 떨림 등의 한랭 반응이 발생할 가능성이 적습니다[28]. 한편, 사용하기 위해서는 카테터를 혈관 내에 거치할 필요가 있어, 천자와 관련된 합병증이나 거치 중 발생할 수 있는 합병증에 주의가 필요합니다. 또한, 일반적인 중심정맥 카테터와는 달리 풍선이 혈관 내에 완전히 들어가야 하므로 삽입 부위에 대한 고려가 필요합니다. 구체적으로 COOL LINE을 우내경정맥에서 거치하려고 할 때, 체격에 따라 카테터 선단이 우심방에 도달할 수 있습니다. 이 경우 좌내경정맥이나 다른 부위에서 삽입을 검토해야 합니다.

❸ 냉각 시 주의해야 할 떨림

물리적 냉각을 할 때는 체온 저하와 관련된 다양한 합병증에 주의해야 합니다(p.109 「몇 ℃를 목표로 할 것인가?」 참조). 그 외에 대표적인 합병증으로 떨림이 있습니다. **떨림은 대사 항진, 산소 소비량 증가, 체온 상승 등을 일으켜 체온 관리 요법의 큰 장애 요인**입니다. 떨림 관리를 하지 않고서는 체온 관리 요법의 성공을 기대할 수 없습니다.

① 떨림을 어떻게 평가할까?

병상에서 평가자가 느낄 수 있는 편차를 줄이기 위해 떨림 평가를 위한 점수체계가 존재합니다(표 5). 1 이하의 경도의 떨림 상태가 되도록 관리하는 것을 목표로 합시다. 이 외에도 소름이 돋거나 심전도에 작은 간격의 허상이 나타날 경우 이는 떨림의 징후일 수 있으니 조기에 대응할 수 있도록 신경 써야 합니다.

표 5 병상 떨림 평가 척도

점수		정의
0	없음	깨물근, 경부, 흉벽 촉진에서 떨림 없음
1	경도	떨림이 경부 and/or 흉벽에 국한됨
2	중등도	경부, 흉벽에 더해 상지 전체로 확산됨
3	중증	몸통, 사지 전체로 확산됨

(Badjatia N. Stroke. 2008; 39: 3242-7[29])을 참고하여 작성)

② 그 떨림, 어떻게 멈출까?

떨림을 인식하면 즉시 개입합시다. 비침습적 대응부터 점차 치료 강도를 높이는 단계적 접근법을 소개합니다(그림 4). 진정제나 마약은 set point 범위를 넓혀줌으로써 떨림에 효과가 있는 것으로 알려져 있습니다. 수술 중 전신마취 시에는 떨림이 없었는데 각성시키면 떨림이 나타나는 경우가 있습니다. 근이완제가 필요한 경우도 있지만 RASS −4에서 −5 정도로 충분히 깊은 진정 상태를 만든 후에 시작합니다. 또한 근이완제를 시작하면 경련도 가려질 수 있습니다. 지속 뇌파 모니터링을 할 수 있다면 좋겠지만 가능한 병원은 제한적인 것이 현실입니다.

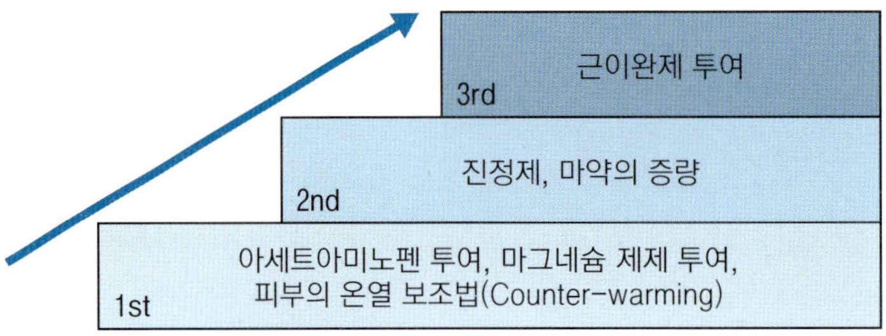

그림 4 떨림 대응 단계별 치료

(Choi H. Neurocrit Care. 2011;14:389-94[30])을 참고하여 작성)

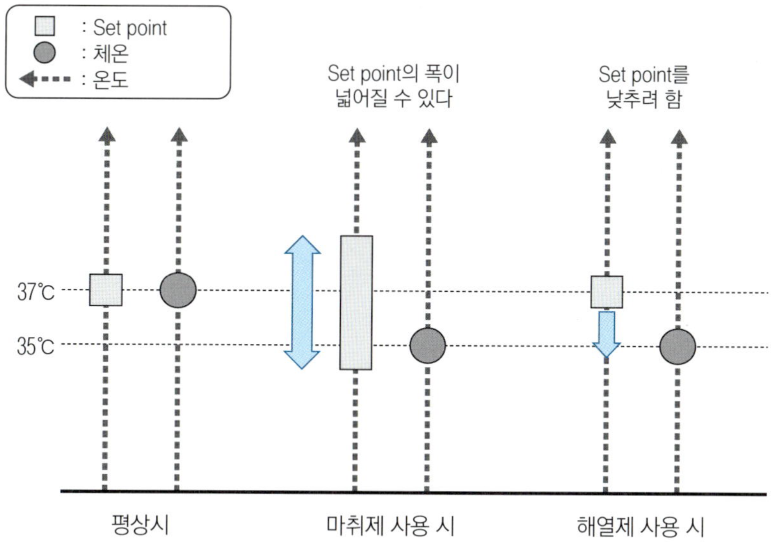

그림 5 떨림에 대한 약물 작용의 이미지

(志馬伸朗. INTENSIVIST. 2020;12:189-94[1])를 참고하여 작성)

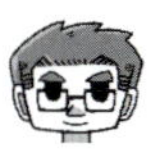

노부로 일할 때 너무 뜨거워지는 것도 문제이지만, 그렇다고 너무 식어버리는 것도 좋지 않아. 적절한 균형을 맞추는 게 어렵네. 체온도 너무 올라가는 건 좋지 않지만, 무조건 식히기만 하면 되는 것도 아니지. "왜 체온이 높은가", "왜 낮춰야 하는가"를 제대로 생각해야 돼.

요약

- ☑ 체온은 set point에 맞추어 조절된다
- ☑ 낮춰야 하는 체온은 의외로 많지 않다
- ☑ 어떻게 체온을 낮출 것인가? 각각의 장단점을 잘 파악하자!

■ 참고문헌

1) 志馬伸朗. INTENSIVIST. 2020; 12: 189-94.
2) 日本集中治療医学会教育委員会, 編. 日本集中治療医学会専門医テキスト. 第3版. 真興交易医書出版部; 2019. p.36, 108, 768.
3) 稲田英一, 監訳. ICUブック. 第4版. メディカル・サイエンス・インターナショナル; 2015. p.646.
4) Sithinamsuwan P. Mil Med. 2009; 174: 496-502.
5) Pease S. Intensive Care Med. 2009; 35: 1454-8.
6) 日本救急医学会. 熱中症診療ガイドライン. 2015.
7) Polderman H. Crit Care Med. 2009; 37(7 Suppl): S186-202.

8) Hypothermia after Cardiac Arrest Study Group. N Engl J Med. 2002; 346: 549-56.
9) Bernard S. N Engl J Med. 2002; 346: 557-63.
10) Nielsen N. N Engl J Med. 2013; 369: 2197-206.
11) Lascarrou JB. N Engl J Med. 2019; 381: 2327-37.
12) Dankiewicz J. N Engl J Med. 2021; 384: 2283-94.
13) Mooney M. Circulation. 2011; 124: 206-14.
14) 日本蘇生協議会, 監修. JRC蘇生ガイドライン2020. 医学書院; 2021. p.116-7.
15) Panchal A. Circulation, 2020; 142: S366-468.
16) Sandroni C. Intensive Care Med. 2022; 48: 261-9.
17) Greer D. Stroke. 2008; 39: 3029-35.
18) Jin L. J Neurotrauma. 2012; 29: 96-100.
19) Puccio A. Neurocrit Care. 2009; 11: 82-7.
20) 日本脳神経外科学会・日本脳神経外傷学会, 編. 頭部外傷治療・管理のガイドライン. 第4版. 医学書院; 2019. p.84.
21) Carney N. Neurosurgery. 2017; 80: 6-15.
22) Skkat A. J Crit Care. 2021; 61: 89-95.
23) Drewry A. Crit Care Med. 2017; 45: 806-13.
24) 本多夏生. 臨床麻酔学会誌. 1986; 6: 35-43.
25) Kelly S. Anaesthesia. 2016; 71: 1153-62.
26) Cantais A. Crit Care Med. 2016; 44: 2192-8.
27) Hoedemaekers C. Crit Care. 2007; 11: R91.
28) Deye N. Circulation. 2015; 132: 182-93.
29) Badjatia N. Stroke. 2008; 39: 3242-7.
30) Choi H. Neurocrit Care. 2011; 14: 389-94.

[松本丈雄]

개입의 시점을 놓치면 안 돼!

7 두부 외상 · ACS

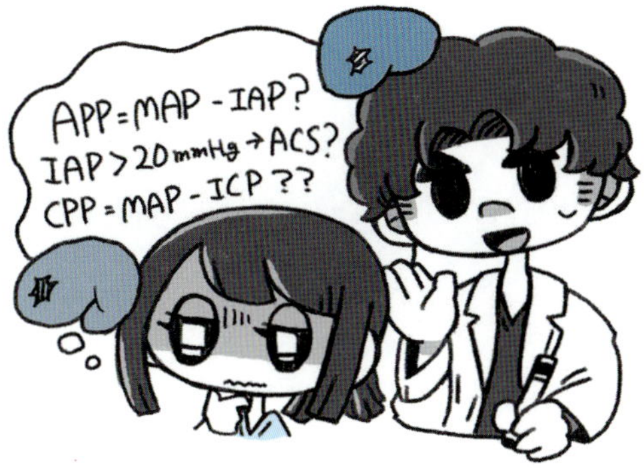

히카리 선생님은 아츠시 선생님과 함께 이번에 담당했던 중증 외상 환자의 진료에 대해 돌아보고 있습니다.

증례는 25세 남성, 신장 172 cm, 체중 65 kg입니다. 오토바이를 운전하던 중 승용차와 정면충돌했습니다. 구급대가 도착했을 때 혈압 저하와 의식 장애가 있었고 응급센터로 이송되었습니다. Primary survey에서 C(심박수 140회/분, 혈압 85/42 mmHg, 식은땀 있음)와 D(GCS−E2V2M4)에 이상이 있었습니다. E-FAST에서 간과 비장 주변에 echo free space가 확인되어 REBOA[*1]를 도입하고 MTP[*2]를 가동하여 대량 수혈 및 트라넥삼산 투여를 시행하여 C의 이상이 개선되었습니다. 조영 CT에서 간, 비장 손상과 두정엽 뇌타박상이 확인되었습니다. 이후 다시 쇼크 상태가 되어 DCS[*3]가 시행되었고, 이후 두개내압 관리를 위해 ICP[*4] 센서가, 복강 내압 관리를 위해 방광내압 센서가 삽입되었습니다.

결과적으로 대량 수혈이 필요하게 되었고, 방광내압은 22 mmHg까지 상승하여 이틀째에 ACS[*5]로 진단되었습니다. 같은 시기에 ICP 센서도 22 mmHg에서 경고음이 빈번하게 울렸고 히카리 선생님은 ACS 대응과 지속적으로 울리는 ICP 센서 경고음에 혼란을 겪게 되었습니다.

아츠시 어려운 증례였지. 조금 돌아보도록 할까?

히카리 네…. 초기 치료 대응에는 꽤 익숙해져서 어느 정도 앞으로의 변화를 예측하며 움직일 수 있었다고 생각합니다. 하지만 실제로 DCS를 경험한 것은 처음이라 ACS로 인식하는 데

*1 REBOA: resuscitative endovascular balloon occlusion of the aorta
*2 MTP: massive transfusion protocol
*3 DCS: damage control surgery
*4 ICP: intracranial pressure
*5 ACS: abdominal compartment syndrome

시간이 걸렸습니다. ICP 센서도 오랜만에 보았습니다. 제가 직접 환자를 진료해 보니 모르는 점이 많아서 공부가 부족하다는 것을 느꼈습니다…

아츠시 그렇지. 병태가 꽤 복잡했으니까. 기본 사항을 한 번 정리한 후 다시 임상으로 돌아가자!

1 ICP

❶ ICP의 개념

중증 두부 외상 관리에서 중요한 이론을 복습하겠습니다. 그림 1에 배경 이론을 정리했습니다. 이 그림을 술술 화이트보드에 그릴 수 있게 되는 것을 ICU 전공의의 목표로 삼으면 좋겠습니다.

두개내압 관리의 목적은 뇌 조직의 산소 수요와 공급의 균형을 적절히 유지하여 이차성 뇌 손상을 방지하는 것입니다(그림 1). 이 공식의 개념은 2장 VV-ECMO에서 소개한 개념과 동일합니다. 즉, 균형을 유지하기 위해 의료진이 관리할 수 있는 사항은 다음과 같이 크게 정리됩니다.

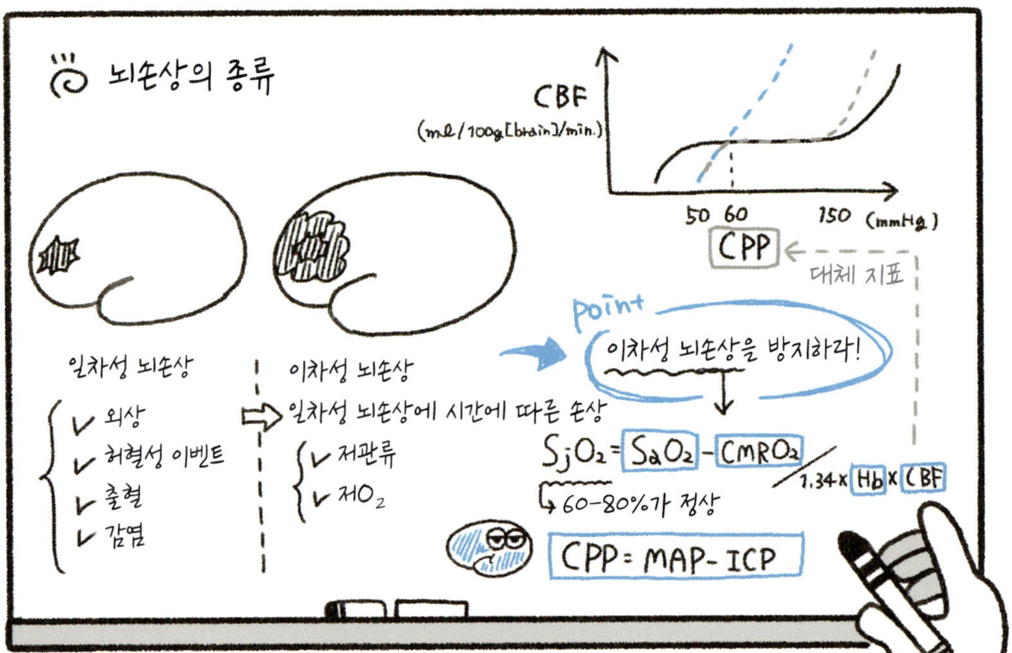

그림 1 자동조절 기능, ICP, CPP, CBF, MAP의 관계

1. 동맥혈 산소 포화도
2. Hb
3. 뇌 혈류량(cerebral blood flow: CBF)
4. 뇌 산소 소비량

CBF는 그림 1에 나타난 공식으로 계산되지만 CBF를 임상적으로 모니터링하는 것은 어렵습니다. 그 대체 지표로서 뇌관류압(cerebral perfusion pressure: CPP)이 임상적으로 활용되고 있습니다. CPP는 그림 1에 나타난 공식으로 계산되며, 이를 위해 ICP가 필요합니다.

CBF 관리에서 특이한 점은 CBF의 자동 조절 기능입니다. 건강한 사람에서는 세동맥의 수축과 확장이 자동으로 이루어져 CBF가 일정하게 유지됩니다. 그러나 어떤 원인으로 인해 뇌 조직이 손상을 입어 자동 조절 기능이 붕괴되면 CBF는 CPP의 변화에 비례하게 됩니다.

이 상태에서 CPP가 상승하면 부적절하게 CBF가 상승하고 그 결과 뇌종창(brain swelling)이 발생하여 ICP가 더욱 상승하게 됩니다. 두개강은 뇌실질, 혈액, 뇌척수액으로 구성되어 있으며, 두개내 구성 요소가 하나의 용적이 증가하면 다른 요소들의 용적이 거의 동일한 비율로 감소하여 균형을 유지합니다. 그러나 두개강은 뼈로 둘러싸여 있기 때문에 일정한 두개내 용적에 도달하면 급격히 순응도가 저하되고 더 이상 더 선형적인 순응도를 유지하지 못하게 됩니다(그림 1: Monro-Kellie 이론). 순응도가 급격히 변화하는 두개내압은 약 20 mmHg로 여겨지며, 이를 초과하면 CBF 관리가 급격히 어려워집니다.

한편, 자동 조절 기능이 붕괴된 상태에서 CPP가 저하되면 부적절하게 CBF가 감소하여 뇌 조직 산소 공급량 감소로 이어집니다.

이 그림에서 **CPP는 일정 범위 내에서는 변동이 허용될 수 있다**는 것을 알 수 있습니다. 그러나 자동 조절 기능은 환자마다 큰 개별성을 가지며, 이는 이차성 뇌 손상 관리를 위한 CPP의 적절한 목표 수치가 환자마다 다르다는 것을 의미합니다. 또한, CPP의 변동 허용범위를 임상적으로 정확히 평가하기 어렵다는 점이 중증 두부 외상에서 이차성 뇌 손상 억제 관리를 어렵게 만드는 원인이 됩니다.

2 뇌관류의 조절

중증 두부 외상에서 이차성 뇌 손상을 억제하기 위한 목적과 그 배경 이론을 복습했습니다. 그렇다면 실제 임상에서는 어떻게 행동해야 할까요? 정리한 네 가지 사항을 기준으로 현재의 관리 목표를 생각해 보겠습니다.

① 동맥혈 산소 포화도

【$SaO_2 \geq 94\%$를 참고하여 지나치게 높은 SaO_2와 PaO_2를 피한다】

저산소혈증은 중증 두부 외상 관리에서 피해야 하지만 동시에 PaO_2와 F_IO_2가 높아질수록 두부상의 중증도와 상관없이 환자 사망률이 증가할 수 있음이 보고되었습니다[1]. 최신 미국 중증 두부 외상 가이드라인에는 산소 포화도에 대한 구체적인 목표 권고가 없으나[2] Seattle International Severe Traumatic Injury Consensus Conference(SIBICC)에서는 전문가 의견으로 $SpO_2 \geq 94\%$가 제시되었습니다[3].

② Hb

【수혈 임계치 > 7 g/dL】

이론적으로 Hb가 높을수록 산소 공급에 유리하지만 지나치게 높으면 혈액의 점도가 증가하여 조직순환이 악화되거나, 적극적인 수혈로 인한 합병증(알레르기, 체액량 과다, 고칼륨혈증, 철 과다 투여)이 발생할 위험이 있습니다[4]. 2014년 시행된 RCT 연구에서는 두부 외상 환자(약 50%가 GCS ≦ 8)를 대상으로 수혈 역치를 7 g/dL과 10 g/dL로 설정한 경우 두 그룹 환자의 양호한 예후 비율에 차이는 없었으나, 10 g/dL 그룹에서 혈전색전증 이벤트가 증가한 것으로 나타났습니다[5].

최신 미국 중증 두부 외상 가이드라인에는 Hb목표 수치에 대한 권고가 없으며[2], 앞서 언급한 SIBICC 전문가 의견에서는 이 결과를 반영하여 Hb > 7 g/dL이 적절한 임계치로 제안되고 있습니다[3].

③ 뇌 혈류량(CBF)　④ 뇌 산소 소비량

【ICP 센서를 삽입했다면, 다양한 관점에서 단계적으로 접근을】

현재 ICP 센서를 활용한 관리 자체가 환자의 예후를 개선했다는 높은 수준의 연구는 존재하지 않습니다. 그러나 앞서 설명한 배경 이론을 바탕으로 ICP 모니터링은 참고할 가치가 있으며 GCS 3-8인 중증 두부 외상 환자에서는 ICP를 모니터링하여 관리하는 것이 권장됩니다[2]. ICP 모니터링을 도입한 경우, 이 값을 참고하여 단계적 접근법을 통해 관리하는 것이 제안되고 있습니다[3](그림 2).

0단계는 ICP 값과 관계없이 중증 두부 외상 환자라면 모든 사례에서 시행할 수 있으며, 1단계에서는 CPP 60–70 mmHg와 $PaCO_2$ 35–38 mmHg로 조절하는 구체적인 목표도 소개되고 있습니다.

0단계

반드시 시행해야 할 것

- ICU 입실
- 기관 삽관, 인공호흡 관리
- 신경 소견과 동공 소견의 지속적인 평가
- 침대를 30-45° 올림
- 통증 징후를 확인하고 진통 시행(ICP를 지표로 삼지 않음)
- 불안, 호흡기 불동조 등을 예방하는 진정 (ICP를 지표로 삼지 않음)
- 고체온을 피하기 위한 체온 관리
  중추 체온 측정
  중추 체온>38℃면 교정한다.
- 1주일 한정으로 항경련제 투여 고려(지속적인 적응증이 없는 경우)
- CPP≧60 mmHg를 유지
- Hb>7 g/dL 유지
- 저나트륨혈증을 피함
- 두부에서 정맥 환류 적절히 유지(예: 머리 정중앙에 위치, 경추 보호대가 너무 조이지 않도록)
- 동맥 라인을 통한 지속적 동맥압 모니터링
- SpO_2≧94% 유지

권장될 것

- 중심정맥로의 확보
- $EtCO_2$ 모니터

1단계

- CPP 60-70 mmHg 유지
- ICP 감소를 위한 진통 관리
- ICP 감소를 위한 진정 관리
- $PaCO_2$를 정상 하한 범위로 유지 (35-38 mmHg)
- 만니톨 간헐적 투여(0.25-1.0 g/kg)
- 고장성 식염수 간헐적 투여[*1]
- 뇌실 배액관이 있으면 뇌척수액 배액 시행
- 뇌실질 프로브가 사용 중인 경우 뇌실 배액관 삽입을 검토
- 1주일 한정으로 항경련제 투여 고려 (지속적인 적응증이 없는 경우)
- 뇌파 모니터링 고려

2단계

- 경도의 저이산화탄소혈증($PaCO_2$ 32-35 mmHg)
- 효과가 있다면, 적절히 진정한 후 근이완(우선 1회 투여 후 지속 투여 여부 판단)
- MAP challenge 시행: 자동 조절 능력 평가 및 MAP와 CPP의 개별 목표 설정을 위해
  ◎ 반응 평가와 안전성을 보장할 수 있는 의사의 직접 감독 하에 시행
  ◎ MAP challenge 중 진정 등 다른 개입을 하지 않음
  ◎ 20분 내에 MAP을 10 mmHg 올리기 위해 순환작용제나 혈관수축제 조정
  ◎ Challenge 전 · 중 · 후에 지표 기록(MAP, CPP, ICP 등)
  ◎ Challenge 결과에 따라 순환작용제나 혈관수축제를 조정
- 자동 조절 능력에 문제가 없는 경우, ICP를 낮추기 위해 CPP를 수액이나 순환작용제 등으로 증가

(1단계·2단계에서 아래로 진행)

- 환자 재평가 및 두개내 소견 확인을 위한 CT 재검사 고려
- 외과적 개입의 필요성 재검토
- ICP 상승의 두개외 원인 재검토
- 생리학적 지표가 기대 범위 내에 있는지 확인(예: CPP, 동맥혈액 가스)
- 더 높은 수준의 관리에 대해 병원 내 상담 고려

3단계

- 펜토바비탈이나 티오펜탈 요법을 통한 ICP 조절(효과가 있는 경우)[*2]
- 감압 두개골 절제술
- 적극적인 냉각을 통한 경도 저체온 (35-36℃) 고려[*3]

[*1] Na 농도 상한 155 mEq/L, 삼투압 상한 320 mEq/L을 고장성 식염수와 만니톨 모두에 적용 권장
[*2] 바비튜레이트는 ICP에 대한 효과가 있는 경우에만 시행:
ICP 조절을 위해 투여량을 조정하지만, burst suppression을 얻을 수 있는 투여량 이상으로는 투여하지 않음
혈압 저하를 피함
[*3] 저체온 요법이 환자 예후를 개선한다는 근거는 없으며, ICP를 낮추기 위해 고려하는 것임
일상적으로 35℃ 미만의 저체온 요법은 합병증 위험이 커 권장되지 않음

그림 2 ICP 센서 거치 환자 관리의 단계적 접근

0단계는 ICP 센서 거치 환자 전원에게 시행한다.
1단계 이후는 ICP 상승 시 적용한다.

1단계에서 ICP와 CPP가 조절되지 않으면 2단계, 3단계로 진행하게 됩니다. 다음 단계로 내려가기 전 각 단계의 모든 처치를 반드시 시행할 필요는 없으며 이익이 크다고 판단되면 단계를 건너뛰는 것도 고려합니다.

2 IAP, ACS

이제 복강 내 압력이 상승하면 어떻게 되는지 생각해 봅시다.

이 개념은 특히 대량 수액 및 수혈이 필요한 환자에서 간과되기 쉬우며 이에 따라 치료 방침이 크게 달라질 수 있어 주의가 필요합니다. 중환자의학 전문의로서 "내가 지금 IAH, ACS를 보고 있는 것이 아닌가?"라고 의심할 수 있어야 합니다.

❶ IAP, IAH, ACS

World Society of Abdominal Compartment Syndrome(WSACS)의 최신 가이드라인은 2013년에 공표되었으며, 관련된 정의와 개념을 알고 있어야 합니다(표 1).

표 1 IAH/ACS에 관련된 정의

Intra-abdominal pressure(IAP)[mmHg] 안정 시의 복강 내 압력 방광 내압을 대체 기준으로 사용 중증 환자의 IAP는 5-7 mmHg 정도가 일반적
Abdominal perfusion pressure(APP)[mmHg] APP = MAP − IAP
Intra-abdominal hypertension(IAH) IAP가 지속적/연속적으로 12 mmHg 이상의 병적 상태 Grade I: IAP 12-15 mmHg Grade II: IAP 16-20 mmHg Grade III: IAP 21-25 mmHg Grade IV: IAP > 25 mmHg
Abdominal compartment syndrome(ACS) IAP > 20 mmHg로 새로운 장기 장애를 동반한 상태
Primary IAH/ACS 복부 · 골반 영역의 질환과 관련된 IAH/ACS로, 조기 수술이나 Interventional radiology(중재방사선치료)를 필요로 하는 경우가 많음
Secondary IAH/ACS 복부 · 골반 내 영역이 아닌 질환에 의해 발생하는 IAH/ACS
Recurrent IAH/ACS 내과적 · 외과적 치료로 개선된 과거의 IAH/ACS가 재발한 상태

❷ 언제 IAP를 측정해야 하는가

WSACS의 가이드라인에서는 IAH/ACS의 위험인자가 제시하고 있어 참고할 수 있습니다. 복부 수술 후, 복강 내 출혈, 중증 외상, 중증 급성췌장염, 장폐쇄 등 primary IAH/ACS는 비교적 쉽게 떠올릴 수 있지만 대량 수액 및 수혈 후나 수분 균형(fluid balance) 과잉 시에는 간과되기 쉬우며, 치료 방침이 크게 달라질 수 있어 주의가 필요합니다. 애초에 secondary IAH/ACS를 일으킬 수 있는 수액 요법은 적절하지 않으며, 과도한 수액 투여가 이루어지지 않았는지 확인해야 합니다.

❸ IAP 측정 방법 — 주의할 점은 여기입니다

순수한 IAP를 측정하는 것은 침습성이 높기 때문에 방광 내압으로 대체합니다. 측정 방법은 그림 3에 나와 있습니다. 호기 말에 측정하고, 복부 근육 수축이 없는 상태에서 측정하는 것이 중요합니다. 방광내압 측정용 키트도 판매되고 있습니다.

최대 25 mL의 생리식염수를 방광 내에 주입한 후, 앙와위(누운 자세)에서 복부 근육 이완 상태로 중액와선(중간 겨드랑이선) 높이를 0으로 하여 측정합니다.

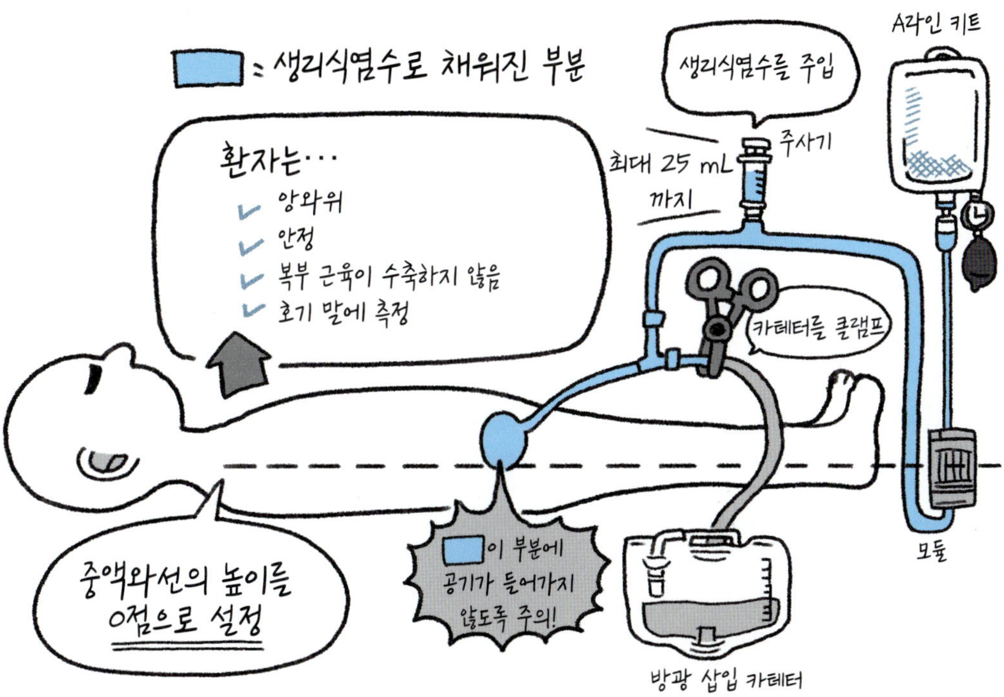

그림 3 IAP 측정 방법

❹ ACS로 진단되었을 때 — 실제 대응 방법

WSACS 가이드라인에 소개된 IAH/ACS 대응 알고리즘이 참고할 만합니다(그림 4).

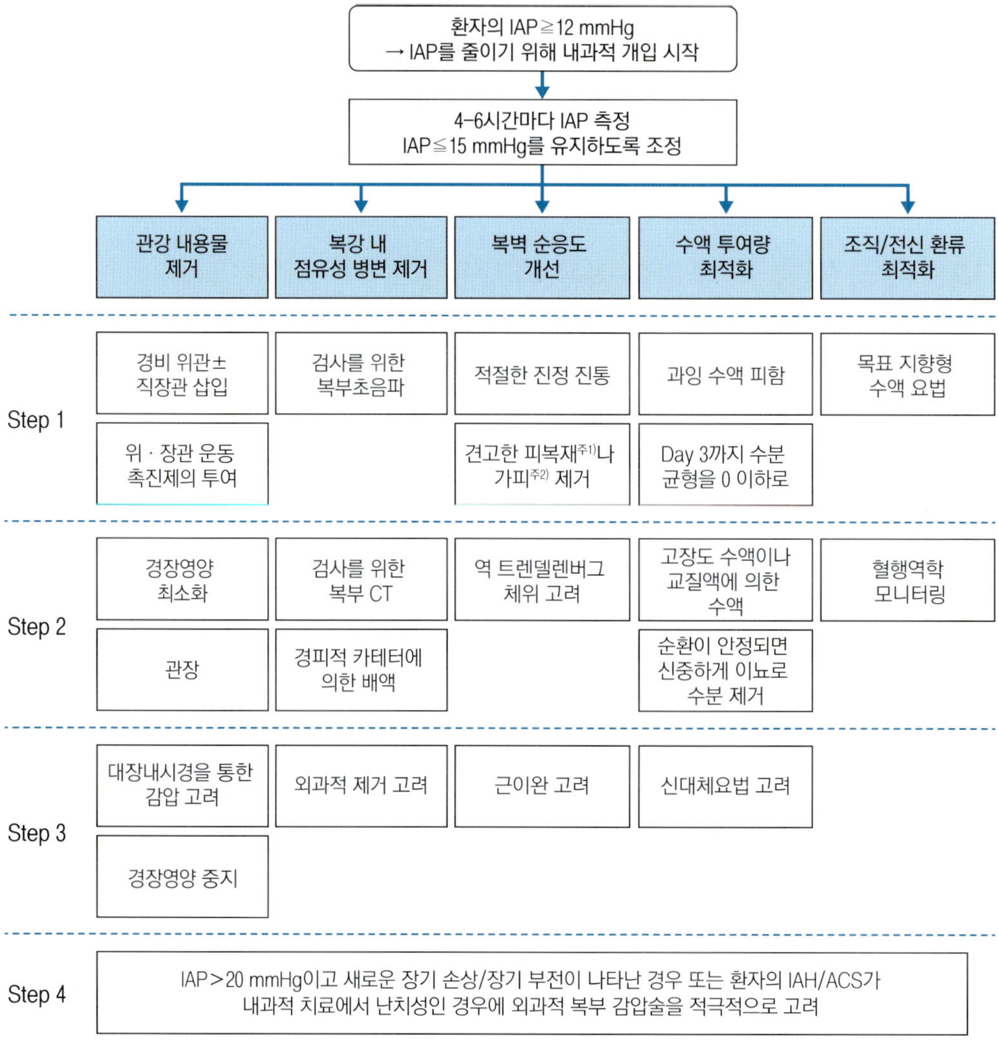

그림 4 IAH/ACS 대응 알고리즘(WSACS 가이드라인)

- 내과적 치료 전략의 선택(및 성공)은 환자의 IAH/ACS의 기전과 임상 상황에 따라 다르다. 각 개입을 환자에게 적용하기 전에 그 개입의 적절성에 대해 항상 검토해야 한다.
- 개입은 환자의 IAP가 낮아질 때까지 단계적으로 시행한다.
- 각 개입에 효과가 없다면 다음 단계로 진행한다.

역자주: [1] 피복재: 손상된 부위에서 스스로 형성되는 딱지(Scab), 가피(Eschar) 등

[2] 가피(Eschar): 조직 손상 후 피부나 점막 표면에 형성되는 견고한 피복재 또는 괴사 조직의 덩어리. 주로 화상, 욕창, 또는 심한 피부 감염 후 나타나며, 표면이 단단하게 굳어 있는 죽은 조직으로 이루어져 있다. 의료적으로 적절한 제거(데브리드망, debridement)가 필요한 경우가 많다.

1. 장관 내용물 제거
2. 복강 내 내용물 제거
3. 복벽 순응도 개선
4. 수액 요법 재평가(수분 제거)
5. 전신 조직/장기 관류 조정(관류압 유지를 위해 평균 동맥압 상승)

이 다섯 가지 개입을 단계적으로 진행하고, 그래도 ACS 상태가 지속된다면 외과적 복강 내 감압을 고려합니다.

칼럼 외과적 개입을 검토할 때 유의해야 할 사항

중환자실 의사로서 전문과와의 협진은 가장 중요한 기술 중 하나입니다. 필자의 개인적인 견해로 중증 환자에 대해 외과적 개입을 외과 의사와 논의할 때 유념해야 할 사항을 정리해 보았습니다.

1. 정말로 외과적 개입이 최선의 계획인가?

다른 대안들과 신중하게 비교하여 그래도 최선인지 숙고합니다. 병태적으로 최선인지 여부뿐만 아니라 예상되는 결과가 환자 가족의 가치관이나 원하는 목표에 부합하는지, 단점은 무엇인지 고찰해야 합니다.

중증 환자에서 외과적 개입은 수술 중 사망이나 수술 전후 사망 위험을 동반합니다. "위험을 감수하더라도 외과적 개입이 최선의 계획이라고 생각한다"는 점을 외과 의사가 이해하도록 해야 합니다.

2. 정말로 외과적 개입이 가능한 상태인가? — 마취통증의학과와의 정보 공유

전신마취나 외과적 개입 자체가 불가능한 상태에서(전문 과가 인식한다) 협의를 시작하는 것은 무의미합니다. 심각한 응고 장애 그리고 수술을 견딜 수 없는 수준의 쇼크나 호흡부전과 같은 상황에서는 먼저 이러한 문제를 교정해야 합니다.

외과적 개입만으로 문제를 해결할 수 있다고 판단된다면, 마취통증의학과와 수술 중 발생할 수 있는 위험과 대응 방법을 공유해야 합니다.

3. 원활하게 개입할 수 있도록 주변 상황을 정비했는가?

환자나 가족이 병의 상태를 이해하고 있는지, 수술 설명이 즉각 이루어질 수 있는지, 병실 이동이 즉시 가능한지, 수혈 등 수술 전후에 필요한 기타 처치에 대한 다른 설명이 이루어졌는지, 수술실에서 마취 유도부터 수술 시작까지 시간을 단축할 수 있는 요소가 있는지 고려합니다.

4. 목표와 마음가짐 — 양보할 수 있는 점과 양보할 수 없는 점은 무엇인가?

달성해야 할 목표(외과적 개입을 진행 후, 무사히 ICU 복귀)를 명확히 설정한 뒤 협의를 진행해야 합니다. 협의 과정에서 부정적인 감정이 생길 수도 있습니다. 그런 상황에서는 "어떻게 하면 안전하게 처치를 진행하고 ICU로 복귀할 수 있을까?"라고 냉정하게 생각합니다. 사소한 사항은 양보할 수 있지만, 환자에게 명백한 불이익이 생기는 점은 양보해서는 안 됩니다.

5. 서로가 open discussion을 할 수 있는 상태인가?

상대방이 당직 후이거나 외래 진료, 수술 중인 상태는 아닌가요? 가능하다면 피로가 덜하고 다른 업무에 쫓기지 않는 상태에서 전화가 아닌 직접 얼굴을 마주하고 논의하는 것이 바람직합니다.

6. 책임의 편중을 과도하게 하지 않았는가?

외과적 개입에 따른 위험과 합병증에 대한 책임을 특정 진료과가 모두 지는 것은 적절하지 않습니다. 수술 자체와 수술 전후 관리가 복잡하게 상호 영향을 미치는 만큼 개별 증례나 병원 상황에 따라 책임을 균형 있게 나눠야 합니다. 제로 위험의 의료 행위나 판단은 존재하지 않습니다. 악화 가능성에 대한 시나리오 대응도 충분히 논의하고 함께 대처해야 합니다.

7. 존중을 가지고 대등하게 논의하기 — 과도한 겸손은 불필요

서로 전문성을 존중하며 대등한 입장에서 논의합니다. 지나치게 겸손할 필요는 없습니다. 상대방의 연차와 상관없이, 풍부한 임상 경험을 존중하며 접근합니다.

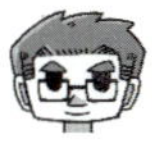

노부로 중환자치료 의사는 전문적인 치료 개입이 필요할 때 반드시 각 전문과와 협력하여 진료를 진행해야 합니다. 협진을 시작하기 전부터 협진 후의 진료 방향은 이미 결정되어 있다고 생각합니다. 막연히 "어떻게 해야 할까요?"라고 상담하는 것이 아니라 현 상황이 어떠하며, 전문과가 무엇을 해주었으면 하는지 그리고 자신(또는 우리 팀)은 어떻게 생각하는지에 대해 주체적인 판단과 의지를 가지고 상담합시다.

요약

- 이차성 뇌손상의 예방: 사고방식은 화이트보드에 쓸 수 있을 정도로 숙지하고, 단계적 접근법으로 대응하기
- IAH/ACS: IAP를 스스로 측정할 수 있도록. 단계적 접근법으로 관리
- 외과 의사와의 논의는 철저히 준비하며, 자신의 의견을 가지고 임할 것

■ 참고문헌

1) Rezoagli E. Intensive Care Med. 2022; 48: 1709-25.
2) Carney N. Neurosurgery. 2017; 80: 6-15.
3) Chesnut R. Intensive Care Med. 2020; 46: 919-29.
4) Hajjar LA. JAMA. 2010; 304: 1559-67.
5) Robertson CS. JAMA. 2014; 312: 36-47.

[石井潤貴]

그거 정말 DIC인가요?

8 DIC·혈소판 감소

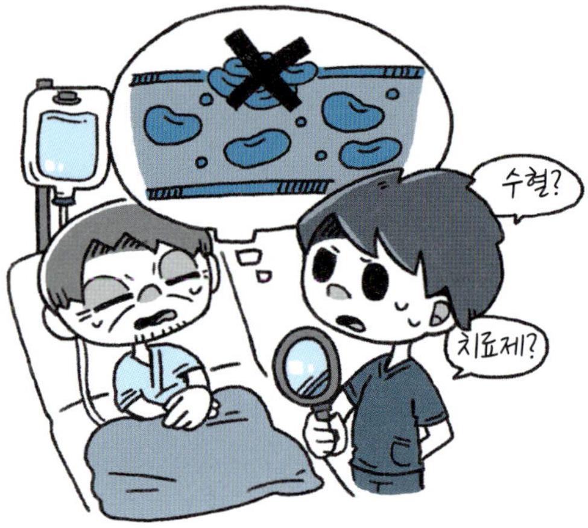

하야테 선생님과 아츠시 선생님은 ICU에 입실 중인 A환자에 대해 논의하고 있습니다. 혈소판 감소가 관찰되는 환자에 대해 하야테 선생님이 치료 계획을 제안하고 있는 것 같습니다.

하야테 복통과 권태감으로 입원한 패혈증이 의심되는 A환자는 혈소판이 12,000/μL로 낮아요!

아츠시 오, 정말이네. 응고 이상도 있군.

하야테 급성기 DIC[*1] 점수가 5점이라 DIC로 진단하고 DIC 치료제 투여와 혈소판 수혈도 시작하려고 해요!

아츠시 응? DIC에 수혈? 어떤 출혈 합병증 때문에 고민 중인 거야…?

하야테 어? 수치가 낮아서 혹시 몰라 보충하려고 생각했어요….

아츠시 신체검사에서는 뚜렷한 활동성 출혈이나 점막 출혈도 없어 보이는데. 중심 정맥 카테터를 삽입할 예정이 있나?

하야테 아, 그런 예정은 없어요….

아츠시 그렇구나. 어? 빈혈도 있네…. LDH도 높고 용혈성? 신장 기능도 상당히 나빠…. 혹시 이거 TMA[*2] 아닐까?

[*1] DIC: disseminated intravascular coagulation(파종성 혈관내응고 증후군)
[*2] TMA: thrombotic microangiopathy(혈전성 미세혈관 장애)

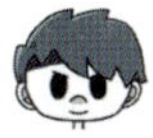
하야테 TMA…?

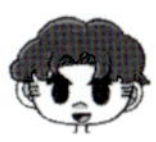
아츠시 추가 검사를 시행하고, 다시 한번 병력을 되짚어보자!

며칠 후, ADAMTS13[*3] 효소 활성이 5%이고 ADAMTS13 억제제가 양성인 것으로 밝혀져 후천성 TTP[*4]로 진단되었습니다.

ICU에 입실 중인 중증 환자에서 혈소판 감소나 응고 이상을 모두 DIC로 판단하고 있지 않나요? DIC는 혈관 내에서 비정상적인 혈액응고 반응으로 인해 치명적인 출혈 합병증이나 혈관 내 순환 장애, 장기 손상을 초래하는 질환입니다. DIC의 사망률은 높기 때문에 조기에 인식하는 것이 중요한 질환이지만 환자의 모든 응고이상을 DIC로 여기고 치료를 시작하는 선생님들이 많이 보입니다. 어떻게 하면 이 DIC 공포증을 극복할 수 있을까요?

1 DIC의 진단

혈소판 감소나 응고 이상에 대한 첫 번째 접근 단계에서 중요한 것은 올바른 진단을 내리는 것입니다. 혹시 하야테 선생님처럼 DIC 진단 점수를 충족하는 모든 증례를 DIC로 판단하고 있지 않습니까? 진단 점수표는 진단에 유용하다는 것은 틀림없지만, 진단 기준의 점수표를 보기 전에 먼저 **놓쳐서는 안 될 질환이나 병태를 확실히 배제하도록 합시다.**

이는 **섣불리 DIC로 진단하고 이상을 일으킨 원인 탐색을 소홀히 하면 특이적이고 긴급하게 치료를 요구하는 질환을 놓치기 때문**입니다. 그 결과 잘하려고 시행한 수혈 요법이나 항DIC 치료제 투여가 오히려 상태를 악화시킬 수도 있습니다.

표 1과 표 2는 일본 응급의학회에서 제시한 급성기 DIC 진단 기준[1)]에 따른 감별이 필요한 질환이나 병태 및 기저 질환입니다. 이 표에 따라 감별 배제를 시행한 후에 점수표를 사용하여 DIC를 진단합니다.

[*3] ADAMTS13: a disintegrin-like and metalloproteinase with thrombospondin type 1 motifs 13

[*4] TTP: thrombotic thrombocytopenic purpura(혈전성 혈소판 감소성 자반병)

표 1 감별해야 할 질환 및 병태(진단 시 DIC와 유사한 검사 소견 및 증상을 나타내는 아래의 질환 및 병태를 주의 깊게 감별해야 함)

1. 혈소판 감소
   가) 희석 및 분포 이상
      1) 대량 출혈, 대량 수혈 및 수액, 기타
   나) 혈소판 파괴의 증가
      1) ITP, 2) TTP/HUS, 3) 약제성(헤파린, 발프로산 등), 4) 감염(CMV, EBV, HIV 등), 5) 자가면역에 의한 파괴(수혈 후, 이식 후 등), 6) 항인지질항체 증후군, 7) HELLP 증후군, 8) SLE, 9) 체외순환, 기타
   다) 골수 억제, 트롬보포이에틴 생산 저하에 의한 혈소판 생산 저하
      1) 바이러스 감염증, 2) 약물 등(알코올, 화학요법, 방사선 요법 등), 3) 영양 결핍(Vit B12, 엽산), 4) 선천성/후천성 조혈 장애, 5) 간질환, 6) 혈구 탐식 증후군(HPS), 기타
   라) 가성 혈소판 감소
      1) EDTA에 의한 것, 2) 검체 내 항응고제 부족, 기타
   마) 기타
      1) 혈관 내 인공물, 2) 저체온, 기타
2. PT 연장
      1) 항응고요법, 항응고제 혼입, 2) Vit K 결핍, 3) 간부전, 간경변, 4) 대량 출혈, 대량 수혈, 기타
3. FDP 상승
      1) 각종 혈전증, 2) 창상 치유 과정, 3) 흉수, 복수, 혈종, 4) 항응고제 혼입, 5) 섬유소용해 요법, 기타
4. 기타
      1) 비정상 피브리노겐혈증, 기타

(丸藤　哲. 日救急医会誌. 2005;16:188-202[1])

표 2 기저 질환(모든 생체 침습은 DIC를 유발할 수 있음을 염두에 둔다)

1. 감염증(모든 미생물에 의한) 2. 조직 손상 　외상 　화상 　수술 3. 혈관성 병변 　대동맥류 　거대 혈관종 　혈관염 4. 독소/면역학적 반응 　뱀독 　약물 　수혈 반응(용혈성 수혈 반응, 대량 수혈) 　이식 거부 반응	5. 악성종양(골수 억제 증례 제외) 6. 산과 질환 7. 위의 사항 이외에 SIRS를 유발하는 병태 　급성췌장염 　전격성 간염(급성 간부전, 전격성 간부전) 　쇼크/저산소증 　열사병/악성 증후군 　지방 색전 　횡문근 융해 　기타 8. 기타

(丸藤　哲. 日救急医会誌. 2005;16:188-202[1])

❶ ICU에서의 혈소판 감소

DIC의 진단에 앞서 ICU에서 혈소판 감소를 접했을 때 접근법을 알아둡시다. 먼저, 눈앞의 혈소판 감소가 긴급성을 요구하는 상황인지 판단해야 합니다. 구체적으로는 ① 혈소판이 1만/μL 미만이거나 점막 출혈(wet purpura)이 보이는 경우, ② 혈소판이 5만/μL 미만으로 활동성 출혈이 있거나 긴급한 침습적 처치를 앞둔 상황 그리고 분만 중인 경우, ③ 원인으로 헤파린 유발성 혈소판 감소증(heparin-induced thrombocytopenia: HIT), TMA, 급성 백혈병(특히 급성 전골수구 백혈병이나 DIC의 합병 사례)이 의심되는지 확인해야 합니다[2].

출혈 위험은 혈소판뿐만 아니라 응고 능력도 관여하기 때문에 혈소판 절대 수치만으로 판단할 수 없습니다. 반드시 신체검사를 통해 긴급도를 파악해야 합니다[2]. **신체검사에서 자연 출혈이 발생하거나 체간부에까지 자반이 두드러지며, 점막 출혈이 관찰되는 경우에는 혈소판 수와 관계없이 긴급한 수혈 대응과 원인 탐색을 진행해야 합니다.**

ICU에서 흔히 접하는 혈소판 감소를 일으키는 질환의 감별은 그림 1의 흐름도를 활용하면 이해하기 쉬울 것입니다. 응고 검사와 말초혈액 도말검사, 헤파린을 포함한 약물 투여 이력

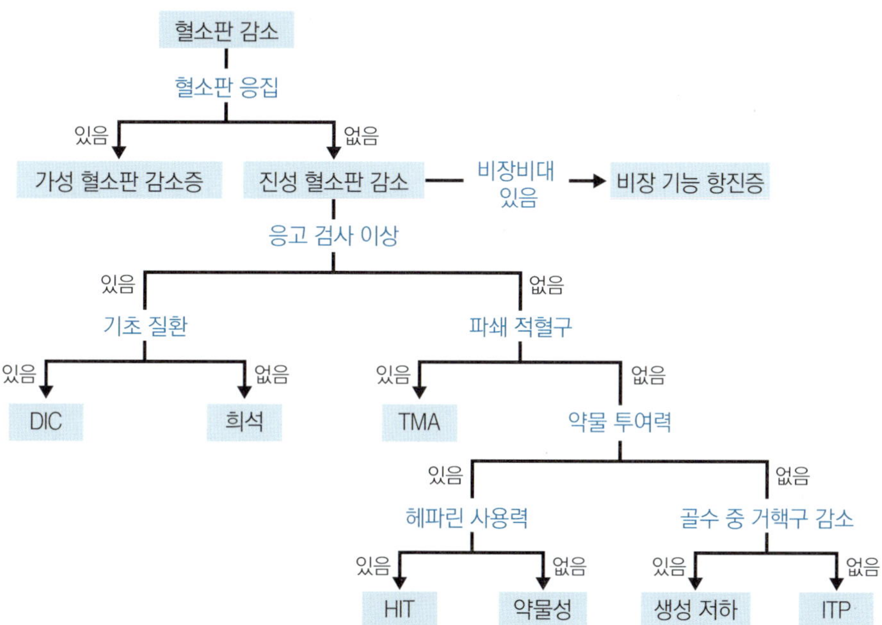

그림 1 혈소판 감소를 일으키는 질환의 감별

(山田悠史. Hospitalist. 2015;3:829-36[2])

표 3 4Ts 점수

	HIT 평가점수		
	2	1	0
Ⅰ 혈소판 감소	50% 이상 (낮은 값: 2만/μL 이상)	30-50%의 저하 (수술 후 50% 이싱) (낮은 값: 1-1.9만/μL)	30% 이내의 저하 (낮은 값: 1만/μL 이내)
Ⅱ 혈소판 감소의 발생 시기	5-10일, 1일 이내(30일 이내 헤파린 사용 내역 있음)	11일 이후의 혈소판 감소 또는 발병 시기 불명(HIT에 합치하는 감소)	헤파린 투여력이 없는 4일 이내 혈소판 감소
Ⅲ 혈전증 (기타 HIT의 재발생)	명백한 혈전의 신생, 피하주 부위의 피부 괴사, 정맥주사에 의한 급성 전신 반응(아나필락시스양 반응)	혈전의 진행이나 재발이 있었고, 홍반양의 피부 증상, 혈전증의 의심 농후	없음
Ⅳ 혈소판 감소의 다른 원인	분명히 없음	다른 원인일 가능성도 있음	다른 분명한 원인이 있음

HIT의 가능성(점수) I+II+III+IV=높음: 6-8, 중간: 4, 5, 낮음: 0-3
(Warkentin TE. Circulation. 2004; 110: e454-8[3]; 松尾武文. 血栓止血誌. 2008;19:191-4[4])

등이 참고가 됩니다. 대표적인 약물 투여 이력 등이 참고가 됩니다. 먼저 빈도가 높은 패혈증에 의한 혈소판 소비 증가를 고려하고, 특히 치료 방침이 특이적이고 긴급한 대응이 요구되는 TMA(Point! 참조)와 HIT를 감별합니다. 헤파린 사용 이력이 있는 경우 4Ts 점수(표 3)를 활용하여 4점 이상이면 HIT의 가능성이 있다고 판단하고[3], 진단 목적을 위해 HIT 항체[주]를 측정합시다.

역자주: PF4 antibody

Point! TMA의 분류와 진단

TMA는 미세혈관병성 용혈성 빈혈(microangiopathic hemopytic anemia, MAHA), 소비성 혈소판 감소, 미세혈관 내 혈소판 혈전으로 인한 장기 기능 장애의 세 가지 주요 증상을 특징으로 하는 병태입니다[5]. 대표적인 질환으로는 HUS와 TTP가 있으며, 그중에서도 빈도가 높은 것은 시가 독소(shiga toxin)를 생성하는 병원성 대장균(Shiga toxin-producing *Escherichia coli*: STEC)에 의한 STEC-HUS와 ADAMTS13 효소 활성도가 10% 미만으로 저하되는 TTP입니다. 특징적인 혈액검사 결과는 Creatinin, LDH, T-Bil의 상승과 Hb의 감소가 관찰됩니다. 또한, 말초혈액 도말 검사에서 파쇄 적혈구(schistocyte)가 관찰됩니다. 그러나 일반적으로 TMA에서는 DIC와 달리 FDP나 D-dimer의 상승이 드물지만, 관찰되는 경우도 있습니다. 이러한 검사 결과만으로 TMA를 확진하기는 어렵기 때문에 TMA가 의심되는 경우 각 원인에 해당하는 STEC 및 ADAMTS13 효소 활성을 측정해야 합니다. ADAMTS13 효소 활성 검사는 대부분의 병원에서 외부 검사를 통해 처리하므로 결과를 받기까지 약 3-5일 정도의 시간이 소요됩니다. TTP 치료의 조기 시작이 중요하므로 2023년 가이드라인에서는 ADAMTS13 활성의 현저한 감소를 예측하는 French 점수와 PLASMIC 점수를 제안하고 있습니다(표 4). 이러한 점수체계는 어디까지나 TMA가 의심되는 증례에서만 사용하도록 해야 합니다.

표 4 French 점수와 PLASMIC 점수

지표	French 점수	PLASMIC 점수
혈소판 수	< 30,000/μL (+1)	< 30,000/μL (+1)
혈청 크레아티닌	< 2.26 mg/dL (+1)	< 2.0 mg/dL (+1)
용혈		+1
간접 빌리루빈 > 2 mg/dL		
또는 망상적혈구 > 2.5%		
또는 합토글로빈 검출 한계 미만		
이전까지 활동성 악성종양 없음		+1
장기이식 또는 조혈모세포 이식의 병력 없음		+1
PT-INR < 1.5		+1
MCV < 90 fL		+1
ADAMTS13 활성 저하의 가능성	0: 2% 1: 70% 2: 94%	0-4: 0-4% 5: 5-24% 6-7: 66-82%

French 점수는 2점 만점, PLASMIC 점수는 7점 만점이다.
두 점수 모두 TMA가 의심되는 증례에서 사용한다.
(松本雅則, 臨床血液. 2023;64:445-60[5])

구체적인 TMA의 진단과 치료 방침에 대해서는 그림 2를 참고해 주십시오.

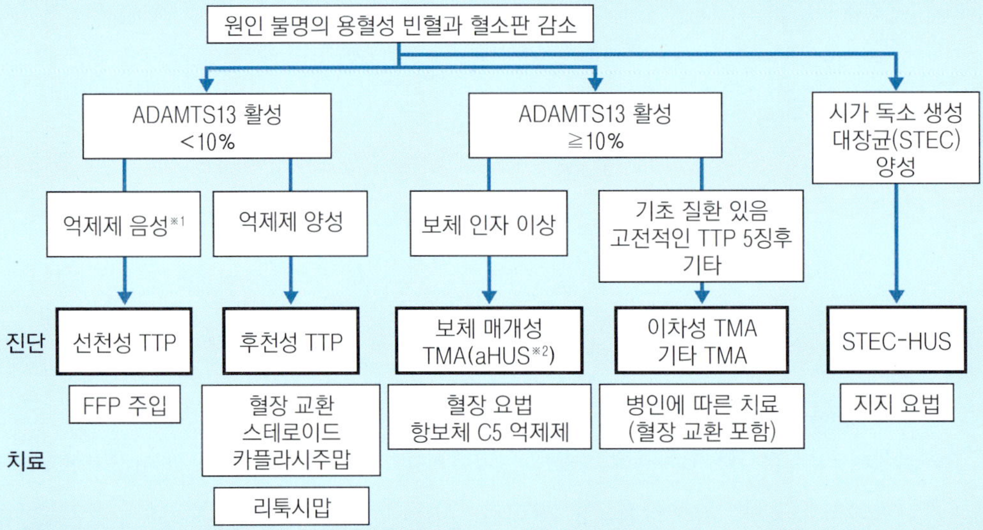

그림 2 **TMA의 진단과 치료**

※1 억제제 음성이라 하더라도 ADAMTS13 결합 항체 양성의 후천성 TTP가 존재한다.

※2 비전형 HUS: 보험 명칭이나 관용명으로 자주 사용된다.

(松本雅則. 臨床血液. 2023;64:445-60[5])

② DIC의 진단 기준

DIC 진단 기준은 여러 가지가 존재합니다. 대표적인 것으로 이 책에서는 "급성기 DIC 진단 기준"과 "JSTH DIC 진단 기준"을 소개합니다. DIC 진단 기준의 사용 구분은 진단 기준의 특징이나 목적에 따라 다릅니다. **기저 질환에 따른 상세한 평가를 중시하는 경우에는 JSTH 진단 기준을 사용하고 DIC의 조기 인지에 초점을 맞추는 경우에는 급성기 DIC 진단 기준을 사용하는 것**이 좋습니다.

① 급성기 DIC 진단 기준(표 5, 표 6)

일본 응급의학회에서 1989년에 제안한 것입니다. 조기 진단을 목표로 작성되었으며, 배경 질환과 함께 응고 및 섬유용해의 균형을 고려한 진단 기준입니다. 특히 패혈증과 동반되는 섬유용해 억제형(supressed fibrinolysis type) DIC의 조기 진단에 강점을 가지고 있으며, 평가 항목이 적고 간편하여 민감도는 높고, 특이도는 낮습니다.

표 5 급성기 DIC 진단기준

점수	SIRS	혈소판 수(/mm^3)	PT 비율	FDP(μg/mL)
0	0–2	≧12만	<1.2	<10
1	≧3	≧8만, <12만 또는 24시간 이내에 30% 이상의 감소	≧1.2	≧10, <25
2	—	—	—	—
3	—	<8만 또는 24시간 이내에 50% 이상의 감소	—	≧25
DIC 4점 이상				

주의 1) 혈소판 수 감소는 점수 산정의 전후 어느 24시간 이내에도 가능하다.
2) PT 비율(검체 PT 초/정상 대조치)은 ISI=1.0의 경우 INR과 동일하다. PT 비율 1.2에 해당하는 초의 연장 또는 활성값으로도 대체 가능하다.
3) FDP의 대체로 D-dimer를 사용할 수 있다. 각 병원의 측정 키트에 따라 표 6의 환산표를 사용한다.
4) SIRS(systemic inflammatory response syndrome: 전신성 염증 반응 증후군)의 진단 항목은 다음과 같다.
체온: 38℃ 이상 또는 36℃ 이하
심박수: 90회/분 이상
호흡수: 20회/분 이상의 호흡수, 또는 동맥혈 이산화탄소분압($PaCO_2$)이 32 mmHg 이하
백혈구 수: 10,000/mm^3 이상, 4,000/mm^3 이하, 또는 미성숙 백혈구(미성숙 과립구)가 10% 이상

(丸藤 哲. 日救急医会誌. 2005;16:188–202[1)]을 참고하여 일부 수정하여 변경)

표 6 참고: D-dimer/FDP 환산표

측정 키트명	FDP 10 μg/mL 상당의 D-dimer(μg/mL)	FDP 25 μg/mL 상당의 D-dimer(μg/mL)
시스멕스	5.4	13.2
닛스이(日水)	10.4	27.0
바이오뷰	6.5	8.82
야트론	6.63	16.31
로슈	4.1	10.1
제일화학(第一化学)	6.18	13.26

(丸藤 哲. 日救急医会誌. 2005;16:188–202[1)])

② JSTH DIC 진단 기준(표 7)

과거의 진단 기준에서 병형(type)[주)]을 고려하지 않았던 점과 특이도가 낮았던 점을 개선하기 위해 일본 혈전지혈학회(JSTH)가 2017년 제안한 진단 기준입니다. 배경 질환에 따른 분류를 하고 분자 마커를 활용하여 특이도가 높은 진단이 가능합니다. 반면 평가 항목이 많고 복잡하며 분자 마커가 나중에 확인되는 경우도 있어 후향적인 평가가 될 수도 있습니다.

표 7 일본 혈전지혈학회 DIC 진단 기준

항목		기본형	조혈장애형	감염증형
일반 검사	혈소판수 (×10⁴/μL)	12 < 0점 8 < ≦12 1점 5 < ≦8 2점 ≦5 3점 24시간 이내에 30% 이상의 감소 +1점		12 < 0점 8 < ≦12 1점 5 < ≦8 2점 ≦5 3점 24시간 이내에 30% 이상의 감소 +1점
	FDP (μg/mL)	< 10 0점 10 ≦ < 20 1점 20 ≦ < 40 2점 40 ≦ 3점	< 10 0점 10 ≦ < 20 1점 20 ≦ < 40 2점 40 ≦ 3점	< 10 0점 10 ≦ < 20 1점 20 ≦ < 40 2점 40 ≦ 3점
	피브리노겐 (μg/mL)	150 < 0점 100 < ≦150 1점 ≦100 2점	150 < 0점 100 < ≦150 1점 ≦100 2점	
	프로트롬빈 시간 비	< 1.25 0점 1.25 ≦ < 1.67 1점 1.67 ≦ 2점	< 1.25 0점 1.25 ≦ < 1.67 1점 1.67 ≦ 2점	< 1.25 0점 1.25 ≦ < 1.67 1점 1.67 ≦ 2점
분자 마커	AT(%)	70 < 0점 ≦70 1점	70 < 0점 ≦70 1점	70 < 0점 ≦70 1점
	TAT, SF 또는 F1+2	기본 범위 상한의 2배 미만 0점 2배 이상 1점	기본 범위 상한의 2배 미만 0점 2배 이상 1점	기본 범위 상한의 2배 미만 0점 2배 이상 1점
간부전		없음 0점 있음 −3점	없음 0점 있음 −3점	없음 0점 있음 −3점
DIC 진단		6점 이상	4점 이상	5점 이상

(朝倉英策. 血栓止血誌. 2017;28:369-91[6)])

❸ DIC 병형(type) 분류

DIC를 진단하는 데 있어 병형 분류(그림 3)에 주목하는 것은 DIC의 치료를 이해하는 데 중요합니다. DIC는 혈관 내에서 비정상적인 혈액응고 반응을 일으키는 질환으로, 섬유소용

역자주: 뒤에 나오는 DIC type(supressed fibrinolysis 또는 enhanced fibronolysis)
SF (Soluble Fibrin, 가용성 섬유소), F1+2 (Prothrombin Fragment 1+2)은 과도한 응고 활성화의 지표

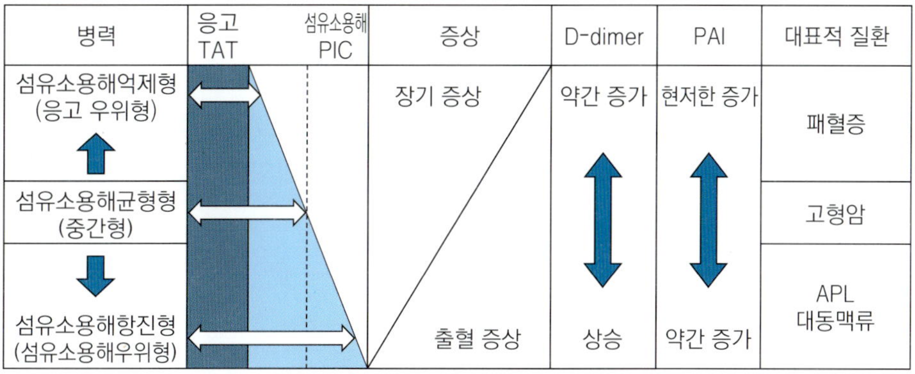

TAT: 트롬빈-안티트롬빈 복합체, PIC: 플라스민-α_2 플라스민 억제제 복합체
PAI: 플라스미노겐 활성 억제제, APL: 급성 전골수구성 백혈병

그림 3 DIC의 병형 분류

(朝倉英策. 血栓止血誌. 2009;20:77-113[7]을 참고하여 일부 개변)

해가 억제되어 과응고 상태가 되는 경우와 섬유소용해가 항진되어 출혈 경향을 보이는 경우로 크게 나눌 수 있습니다[7].

병형 판단에서 유용한 단서는 배경 질환입니다. **발생 빈도가 높은 패혈증은 섬유소용해억제형이며, 급성 전골수세포백혈병(acute promyelocytic leukemia: APL)이나 대량 출혈로 인한 산과적 DIC와 외상성 DIC는 섬유소용해항진형**인 경우가 많습니다. DIC의 각 진단 기준에 포함된 PT 비율과 FDP, 피브리노겐 등의 혈액검사 항목에도 주목해야 합니다. 예를 들어, 섬유소용해항진형의 DIC에서는 섬유소용해 항진되어 피브리노겐이 크게 감소하지만, 섬유소용해억제형에서는 피브리노겐이 반드시 감소하지는 않습니다. 또한, APL에 의한 DIC와 같이 높은 섬유소용해항진 상태에서는 피브린뿐 아니라 피브리노겐의 분해도 증가하므로 D-dimer보다 FDP가 훨씬 더 증가합니다. 따라서, **FDP/D-dimer 비율이 높은 경우 섬유소용해항진형의 DIC**로 생각할 수 있습니다.

그러나 병형 분류를 치료 개입의 지표로 사용하는 연구나 가이드라인 권고는 존재하지 않습니다. 유럽의 외상 관련 출혈 및 응고 장애 진료 가이드라인에서는 FDP나 D-dimer의 정기적인 모니터링을 권장하지 않으며, 섬유소용해항진된 경우 치료 지표로 피브리노겐 수치와 혈액 점탄성 검사(thromboelastography: TEG), rotation thromboelastometry (ROTEM)를 사용할 것을 권장하고 있습니다[8].

JSTH DIC 기준에도 등장한 DIC의 주요 병태인 응고 활성화의 마커로서 트롬빈-안티트롬빈 복합체(thrombin-antithrombin complex: TAT)와 플라스미노겐 활성화 억제제

(plasminogen activator inhibitor: PAI)가 있습니다. 이러한 분자 마커는 병형 분류에도 유용하지만 결과를 즉각적으로 얻기 어려운 경우가 많습니다.

중요한 것은 이러한 혈액검사 결과를 평가하면서도 **꼼꼼한 신체검사와 임상 경과를 확인하여, 눈앞의 DIC 환자가 역출혈성으로 어려움을 겪고 있는지 아니면 과도한 응고로 인한 뇌경색 등의 합병증이나 장기 손상이 발생하고 있는지를 확인하는 것**입니다.

칼럼 FDP와 D-dimer

FDP와 D-dimer는 모두 혈액 내 플라스민이라는 효소가 피브리노겐과 피브린이라는 단백질을 분해하면서 생성되는 산물입니다. FDP는 피브리노겐 및 피브린 두 가지의 분해 산물 총합을 나타내는 반면, D-dimer는 피브린의 분해 산물을 지칭하며 특히 피브린이 가교화(즉, 혈전 형성)된 후 분해된 것을 나타냅니다. 따라서 **FDP 수치는 항상 D-dimer 수치보다 높게 나타납니다.**

FDP와 D-dimer를 동시에 측정하는 의의는 특히 고도의 섬유소용해 경향을 보이는 DIC 진단에 한정됩니다. 동시에 두 가지를 측정하는 것은 비용이 많이 들기 때문에 둘 중 하나만을 측정하게 됩니다. 참고로 급성기 DIC 점수에 사용되는 D-dimer와 FDP의 환산표는 검사 시약 제조업체에 따라 차이가 크며 충분한 근거도 없는 것이 현실입니다.

2 DIC의 치료

❶ DIC 치료의 대원칙

먼저 **대전제로, DIC의 치료는 기저 질환의 치료**에 달려 있습니다. 기저 질환에 대한 적절한 치료가 이루어짐으로써, 대부분의 경우 DIC도 호전되기 때문에 DIC 치료에서는 기저 질환의 파악과 치료 개입이 우선됩니다. 기저 질환의 치료를 진행하는 과정에서도 DIC로 인한 응고 장애가 지속되는 경우에는 항DIC 치료제를 고려해야 합니다. 여기서 말하는 응고 장애는 과응고로 인한 장기 손상이나 합병증을 의미합니다. 일반적으로 **DIC 치료제는 "항응고 작용"을 기대하며 투여되기 때문에, 기본적으로 감염증 등에 기인한 섬유소용해억제형의 DIC에 대해 사용을 고려합니다.** 반면, 섬유소용해항진형의 DIC에 대해서는 치료제 투여를 피해야 합니다.

❷ 항DIC 치료제

항DIC 치료제로 대표적인 약제는 안티트롬빈(AT)-III 제제와 트롬보모듈린이 있습니다. 이 약제들은 응고 연쇄 반응 과정에서 각 인자의 응고 활성화를 억제하는 기능을 가지기 때문에(그림 4), **출혈 위험이 낮고 혈액검사에서 응고 이상 소견이 지속될 경우 DIC 치료제 투여를 고려**하게 됩니다. 출혈 위험이 높은 사례에서는 출혈성 합병증에 주의가 필요하며 치료의 장단점을 신중히 검토 후 투여 여부를 결정해야 합니다.

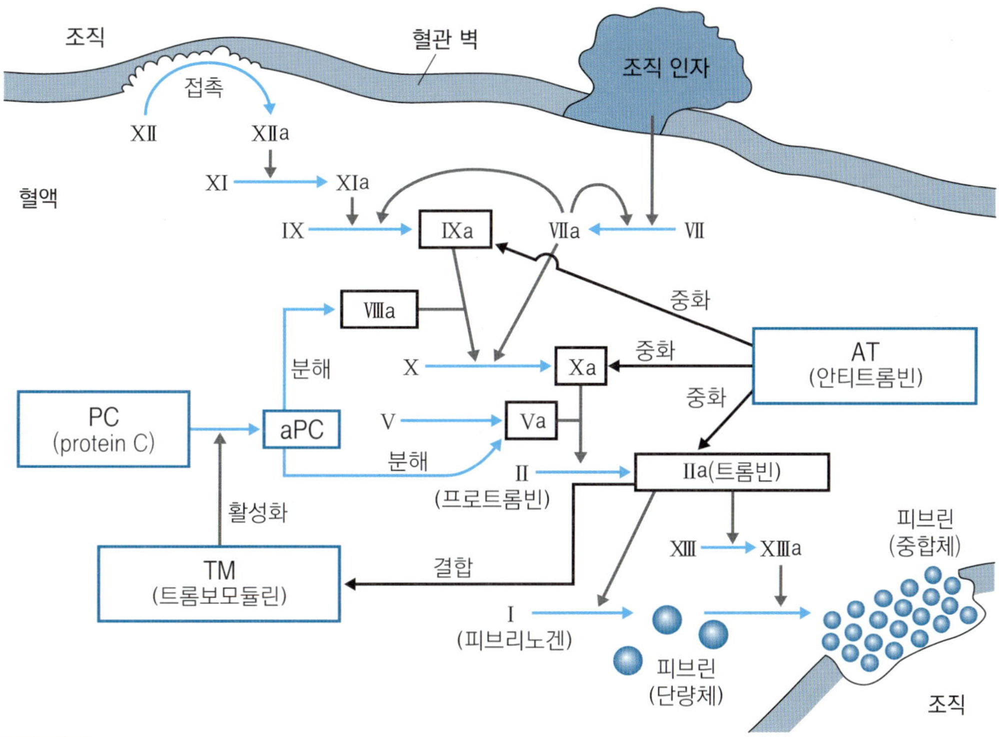

그림 4 **DIC 치료제와 응고 연쇄반응의 관계**
로마 숫자 오른쪽 아래의 "a"는 활성화(activated)를 의미한다.

① AT-III 제제 (대표 상품명: 노이아트®, 논스론®주)

AT-III 제제는 체내에서 활성화된 혈액응고 인자(IXa 인자, Xa 인자, 트롬빈 등)와 결합하여 해당 인자들의 프로테아제 활성을 억제함으로써 항응고 작용을 나타냅니다. 이 억제 작용은 특히 헤파린 존재하에서 현저히 촉진됩니다. 단독 투여의 경우에는 응고 인자의 비활성

역자주: 국내에서 안티트롬빈은 투약 가능하다. 보험기준은 Plasma AT-III < 성인 20 mg/dL 이하(70% 이하)이면서 다음 4가지 항목 중 3가지 이상 시 ① Positive FDP or D-dimer, ② Platelet count < 100,000/dL, ③ Fibrinogen < 150 mg/dL, ④ PT prolonged >3 sec than control and aPTT prolonged >5 sec 총 투여 기간은 3-5일간만 인정함

화가 비교적 완만하지만 헤파린 존재하에서는 비활성화 속도가 현저히 가속됩니다. 헤파린 병용으로 인해 출혈성 유해 사실과 현상이 의미 있게 증가한다는 보고도 있기 때문에 병용할 때는 신중한 모니터링이 필요합니다. 패혈증성 DIC에 투여할 때 첨부 문서에는 “헤파린의 지속 점적 정맥주사 하에 투여”라고 명시되어 있지만, 출혈 합병증이 예상되는 경우에는 안티트롬빈 단독 투여도 고려될 수 있습니다. 기본적으로 AT-III가 저하된 DIC에 투여되는 약제로 안티트롬빈 활성치가 정상의 70% 이하인 경우가 투여 기준이 되며(70% 이상에서는 보험 적용상 투여가 인정되지 않습니다).

② 트롬보모듈린(대표 상품명: 리코모듈린®주))

트롬보모듈린은 혈관 내피세포에 발현되는 항응고 인자입니다. 트롬빈과 결합하여 프로틴 C를 활성화 프로틴 C(aPC)로 변환시킵니다. 생성된 aPC는 프로틴 S를 보조 인자로 하여 활성화 응고 VIII 인자를 분해하여 항응고 작용을 발휘합니다. 또한 항염증 작용도 발휘한다고 알려져 있어, 유전자 조작 인간 트롬보모듈린 제제는 패혈증성 DIC 치료제로서 효과가 기대되는 약제입니다.

항응고 작용에 따른 치명적인 출혈성 합병증에 주의가 필요하며 임산부 및 임신 가능성이 있는 경우에는 금기임을 알고 있어야 합니다. 이 약제는 비분획 헤파린과의 비교 시험에서 DIC 탈출률 및 사망률에 있어 비열등성이 입증되었습니다[9]. 최적의 투여 기간과 종료 시기에 대해서는 현재 명확한 지표는 없으나 응고계의 비정상적 활성화의 개선(DIC 점수의 개선 등)을 참고하여 종료 시기를 검토하는 경우가 많습니다.

하야테 ICU에서 만난 응고 이상은 자칫 DIC라고 단정 지어버리곤 했어요…. 앞으로 주의할게요!

아츠시 그래, 먼저 DIC 이외의 특정한 치료가 가능한 질환이 없는지 찾아보는 습관을 들이자. DIC로 정확히 진단되면 치료 필요성과 치료 방침을 생각해 보는 거야.

노부로 DIC 치료는 정말 고민스러워요. 그런데 DIC 치료에 대해 가이드라인에서는 어떻게 설명하고 있는지 알고 있나요?

하야테 한번 찾아볼게요… 음, 2020년 일본판 패혈증 진료 가이드라인에서는 패혈증에 기인한 DIC 치료제로 안티트롬빈 III 제제와 트롬보모듈린이 약하게 권장되고 있네요[10]. 한편, 패

주) 역자주: 국내 투약 불가

혈증 진료 국제 가이드라인(SSCG 2021)에는 DIC 치료제에 대한 언급이 아예 없는 것 같아요…[11].

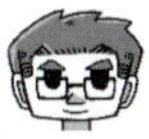

노부로 맞아요. 일본과 세계의 가이드라인에서도 취급에 차이가 있어요.

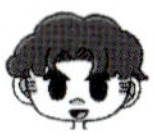

아츠시 각 약제에 대해 몇 가지 근거가 있어요. 헤파린과 안티트롬빈 III 제제(4일간 30,000단위)를 병용하여 중증 패혈증 및 중증 패혈증성 쇼크 환자를 대상으로 치료 효과를 검증한 RCT에서는 28일 사망률을 개선하지 못했어요[12](※). 또, 트롬보모듈린의 경우 패혈증 관련 응고 장애를 대상으로 한 RCT에서 28일 사망률을 개선하지 못했어요[13].

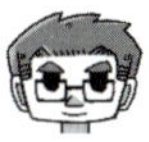

노부로 또, 패혈증 이외의 원질환에 대해 말하자면 급성 또는 만성 백혈병이나 산과적 DIC에 대한 치료제의 SR 메타분석에서도 사망률을 의미 있게 개선하는 결과가 나오지 않은 것이 현실이에요[14),15]. 일본은 항DIC 치료제 사용 빈도가 다른 곳에 비해 높고 연구도 활발합니다. 일본이 세계를 선도하고 있다고 할 수 있지만 국제적인 온도 차이에 대해 인식하는 것이 중요하죠.

(※) 일본의 보험 용량은 3일간 4,500단위로, 투여량이 크게 다르기 때문에 시험 결과 해석에 주의가 필요합니다.

요약

- DIC 진단 기준 점수를 계산하기 전에 원질환 확인과 감별진단 배제를 잊지 말 것!
- 각 DIC 치료제의 진단 기준 특징을 알고 목적에 따라 적절히 사용
  - 조기 인지→급성기 DIC 진단 기준
  - 원질환과 분자 마커를 고려한 상세한 평가→일본 혈전지혈학회 DIC 진단 기준
- DIC 치료의 대원칙은 원질환에 대한 치료 개입!

■ **참고문헌**

1) 丸藤　哲. 日救急医会誌. 2005; 16: 188-202.
2) 山田悠史. Hospitalist. 2015; 3: 829-36.
3) Warkentin TE. Circulation. 2004; 110: e454-8.
4) 松尾武文. 血栓止血誌. 2008; 19: 191-4.
5) 松本雅則. 臨床血液. 2023; 64: 445-60.
6) 朝倉英策. 血栓止血誌. 2017; 28: 369-91.
7) 丸山征郎. 血栓止血誌. 2009; 20: 77-113.
8) Spahn DR. Crit Care. 2013; 17: R76.
9) Saito H. J Thromb Haemost. 2007; 5: 31-41.
10) Egi M. J Intensive Care. 2021; 9: 53.
11) Evans L. Intensive Care Med. 2021; 47: 1181-247.
12) Warren BL. JAMA. 2001; 286: 1869-78.
13) Vincent JL. JAMA. 2019; 321: 1993-2002.
14) Martí-Carvajal AJ. Cochrane Database Syst Rev. 2015; 24.
15) Martí-Carvajal AJ. Cochrane Database Syst Rev. 2011; 16.

[三谷雄己]

경비위관에서 영양제 역류가 많을 때 어떻게 해?

9 영양

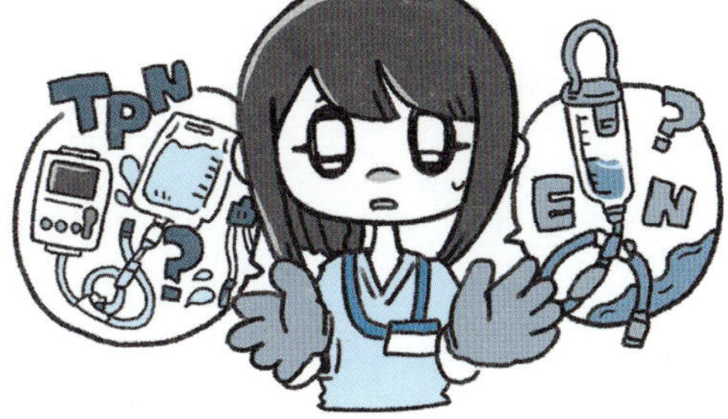

오늘 히카리 선생님의 담당 환자는 뇌경색 후유증을 가진 70대 남성으로 중증 급성췌장염을 앓고 있습니다. ICU에 입실 후 기관삽관과 인공호흡이 시작되었습니다. 조기 경장영양이 중요하다고 생각한 히카리 선생님은 경비위관을 삽입하여 경장영양을 시작했습니다.

하지만 다음 날 경비위관에서 매 식사 전 약 300 mL의 영양제가 역류하는 문제가 발생하여 경장영양을 계속하기 어렵다고 판단한 히카리 선생님은 완전정맥영양(total parenteral nutrition: TPN)을 아츠시 선생님에게 제안했습니다.

히카리 …. 이상의 이유로 본 환자는 TPN 적응증에 해당한다고 생각합니다.

아츠시 알겠어. 다만, 영양 투여 방법에 대해서는 조금 더 검토할 여지가 있을 것 같아. 그런데 경장영양은 어떻게 투여하고 있었지?

히카리 한 번에 200 mL를 1시간 동안 투여하는 것을 하루 3회 진행하고 있었습니다.

아츠시 알겠어. 경비위관의 삽입 위치는 어디지?

히카리 …? 위관이니까, 위입니다.

아츠시 경비위관의 십이지장 삽입에 대해서는 검토해 봤어?

히카리 십이지장…? 아니요, 검토하지 않았습니다….

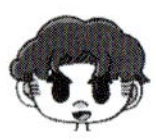

아츠시 사실, 투여 방법을 조금만 조정하면 경장영양을 계속할 수 있는 경우도 있어! 영양 관리에 대해 같이 배워보자!

1 자주 논란이 되는 점의 복습

중증 환자의 영양에 대한 주요 사항을 국제 가이드라인에 따라 정리하겠습니다. 모든 기본 사항을 굳이 다루지는 않겠지만, 개별 증상에 따른 영양 관리에 중요한 점을 복습해 봅시다.

❶ 위험 평가와 투여 계획

먼저, 영양 관련 위험도를 평가합니다(표 1: NRS[*1])[1]. 이것을 참고하여 목표 투여량을 계획합시다. 결정된 위험도와 목표에 따라 영양을 시작합니다.

목표는 예측식, 간접 열량계, 간이식 등의 방법이 제안되어 있으며 일상적으로는 간이식을 사용하는 경우가 많습니다. 목표로서 미국 정맥경장영양학회(ASPEN)는 2022년 가이드라인을 업데이트하여 고칼로리군과 저칼로리군 간에 환자 예후에 큰 차이가 없음을 근거로 ICU 입실 7–10일째까지는 12–25 kcal/kg/일을 권장하고 있습니다[2]. 단백질 양은 1.2–2.0 g/kg/일을 권장하고 있습니다. 유럽 정맥경장영양학회(ESPEN)는 20–25 kcal/kg/일을 소개하고 있습니다[3].

❷ 언제, 어떻게 시작하고, 어떻게 full로 할 것인가

경구섭취가 가능하다면 이를 우선한다는 점은 두 가이드라인에서 공통으로 강조합니다.

경구섭취가 불가능한 경우에는 경구가 가능해질 때까지 영양 공급을 지연시키기보다는 24–48시간 이내에 시작하는 것이 좋다고 하며 이 경우 정맥영양(parenteral nutrition: PN)보다 경장영양(enteral nutrition: EN)이 더 바람직하다고 합니다[3,4]. 경구나 EN이 금기인 경우에는 3–7일 이내에 PN 시작을 검토합시다[3].

대체로 **7일 이내에 목표에 도달**하는 것이 권장됩니다[3,4].

[*1] NRS: nutrition risk screening(영양 스크리닝)

표 1 영양 위험 평가의 일례

			점수
① 영양 장애의 상황	없음	• 정상 영양 상태	0
	경도	• 체중 감소가 3개월에 5% 이상 또는 • 평소의 50-75% 수준의 식사가 일주일 동안 계속되고 있음	1
	중등도	• 체중 감소가 2개월 동안 5% 이상 또는 • BMI가 18.5-20.5이면서 전신 상태가 불량 또는 • 식사 섭취가 정상의 25-50% 상태로 1주일 지속	2
	중증	• 체중 감소가 1개월에 5% 이상(3개월에 15% 이상) 또는 • BMI < 18.5이면서 전신 상태가 불량 또는 • 식사 섭취가 정상의 0-25% 상태로 1주일 지속	3
② 질환의 중증도	없음	• 정상 영양 수요	0
	경도	• 고관절 골절 • 만성 질환 환자의 급성 병태: 간경변, COPD, 유지 투석, 당뇨병, 악성종양	1
	중등도	• 복부 대수술, 뇌혈관 장애, 중증 폐렴, 혈액 악성종양	2
	중증	• 두부 외상 • 골수이식 • 중환자 치료 환자(APACHE II 점수 > 10)	3
③ 나이		70세 이상	1

①+②+③이 3 이상이면 영양 지원을 시작

❸ 영양 불내성(intolerance)의 판단

ASPEN은 **경장영양 내성(EN tolerance)**(표 2)**을 매일 평가하고, 장 사용 금지 지시는 최소화할 것을 권장**하고 있습니다.

관련 주요 가이드라인에서는 **위 잔량(경장영양 투여 전 위관 내용물을 제거하여 평가한 잔량)을 루틴 관리 지표로 모니터링하지 말 것**을 권장하고 있습니다.

ASPEN은 여전히 위 잔량을 루틴 모니터링한다면 이를 재고해야 하며 만약 위 잔량을 측정할 경우 위 잔량이 < 500 mL이며 다른 불내성 징후가 없는 상태라면 경장영양(EN)을 자

표 2 장관 불내성

• 구토 • 복부 팽만 • 복부 불쾌감 • 위관 배액이 다량	• 위 잔량이 많음 • 설사 • 가스나 배변량 감소 • X선 이상

동적으로 중단해서는 안 된다고 하고 있습니다. 이는 위잔량이 500 mL 미만일 경우 흡인 위험이 증가하지 않았다는 연구 결과를 반영한 것입니다[4].

ESPEN 또한 위 잔량을 위장관 기능 부전 평가에 사용할 수 있지만 경장영양(EN)의 루틴 모니터링 지표로서 사용하는 것은 필수가 아니라고 보고 있습니다.

❹ 장관 연동 촉진제

가이드라인마다 권장하는 투여 시점은 다르지만 특정한 경우에서 사용을 공통으로 권장하고 있습니다.

ASPEN은 흡인 고위험 사례(표 3)에서 메토클로프라미드(10 mg × 하루 4회)나 에리스로마이신(3–7 mg/kg/일)을 투여해야 한다고 하고 있습니다[4].

ESPEN에서는 위 투여로 인한 불내성이 발생할 경우, 위 잔량이 500 mL/6시간을 초과하더라도 급성 복부 합병증의 징후가 없다면 장관 연동 촉진제를 사용해야 한다고 권장하고 있습니다. 또한 약제에 가중치를 두어 에리스로마이신(100–250 mg × 하루 3회 × 2–4일)을 일차 선택으로 사용해야 한다고 하고 있습니다[3]. 다만, 메토클로프라미드는 부작용으로 추체외로 증상이 나타날 수 있으며 에리스로마이신은 장관 연동 촉진 목적으로는 적응 외 사용이라는 점에 주의가 필요합니다.

일본의 ICU에서는 육군자탕과 대건중탕이 자주 사용되지만 중환자 치료 영역에서의 근거는 부족합니다. 일본판 중증 환자 영양요법 가이드라인에서는 "동양 의학적 접근"으로서 육군자탕과 대건중탕의 약효 및 다른 영역에서의 근거가 소개되고 있습니다[5]. 육군자탕은 위 배출 능력 촉진, 대건중탕은 소장 연동 운동 증가 효과를 기대하여 투여됩니다.

표 3 흡인 고위험 증례

• 기도 보호 곤란(기침 반사가 약한 등)	• 앙와위(supine)
• 인공호흡	• 신경 장애
• 70세 이상	• 위식도 역류
• 의식 장애	• ICU 퇴실 후
• 구강 관리 불량	• 경장영양의 급속 간헐적 투여
• 간호사 대 환자 비율이 불충분	

해당 항목이 많을수록 위험이 높아진다.

2 경관 삽입 위치에 대한 고려사항

중환자 치료에서는 경비위관의 말단(tip or distal end) 위치를 어디에 둘 것인지에 대해 오랫동안 논의가 이어져 왔습니다. 서두의 사례를 포함하여 현재 상황에 대해 소개하겠습니다.

❶ ICU 환자 전체

현행 데이터를 종합하면 먼저 **경위영양을 표준으로 하여 경장영양을 시작하는** 것이 좋다고 생각됩니다.

최신 코크란 리뷰에 따르면 유문 후 삽입을[주)] 통한 경장영양이 흡인성 폐렴을 줄이고 영양 투여 성공량을 증가하지만 환자 사망과 입원 기간 등의 주요 결과(hard outcome)에는 차이가 없으며 영양 시작까지의 시간은 위 삽입이 더 빠르다는 결론이 나왔습니다[6)]. 이를 바탕으로 주요 가이드라인에서도 경위영양을 표준으로 하고 있습니다[3,4)]. 유문을 넘어 경관을 삽입하는 것이 기술적으로 어려워 영양 시작까지의 시간이 지연될 수 있다는 점이 이러한 입장에 영향을 미치고 있습니다.

반면, 두 가이드라인 모두 흡인 고위험 사례(표 3)와 위 투여로 영양을 지속할 수 없는 불내성 사례(장관 연동제로 불내성이 개선되지 않는 경우 등)에서는 유문 후 장관 영양을 고려하고 있습니다[3,4)].

❷ 급성췌장염

급성췌장염에서는 "췌장을 쉬게 한다"는 개념에 따라 장기간 절식과 함께 위나 십이지장을 넘어 소장에 경관을 삽입하여 영양을 공급하는 방식이 우선시했습니다. 그러나 임상 연구 결과 이 개념이 뒤집히며 중증 급성췌장염에 대한 경장영양은 경위 투여가 환자 예후에 차이가 없다는 점이 밝혀졌습니다. 경위투여는 시술이 용이하고 영양 공급을 빨리 시작할 수 있다는 장점도 있습니다[7-10)]. 최신 코크란 리뷰에서도 중증 급성췌장염에 대한 경장영양 튜브의 삽입 위치로서 위와 소장 간에 예후에 명확한 차이가 없다고 보고하고 있습니다[11)].

ESPEN은 2020년에 췌장염에 대한 영양 가이드라인을 발표하며 영양 불내성이 있거나, minimally invasive necrosectomy를 시행하여 경구섭취가 불가능한 경우와 복강 내압이 상승한 사례에서는 유문 후 삽입이 더 적합하다고 권고하고 있습니다[12)].

역자주: 경비위관의 말단을 십이지장에 위치하는 것

ASPEN의 2018년 급성췌장염 가이드라인에서는 기본적으로 어느 쪽이든 상관없다고 하고 있습니다[13].

❸ 실제로 어떻게 삽입하는가?

유문 이후로 경관을 삽입하는 주요 문제는 시술의 어려움입니다.

과거에 보고된 방법으로는 말단 측의 스타일렛을 구부리고 체위를 활용하여 삽입하는 방법[14], 초음파 보조 삽입, 투시하 삽입, 자석을 이용한 삽입 등이 검토된 바 있습니다. 맹목적(blind) 삽입에서는 삽입 시작 전에 에리스로마이신 500 mg을 정맥주사함으로써 삽입 성공률이 높아지고(93% vs 55%) 삽입 성공까지의 시간이 단축된(15±2분 vs 25±3분) 이중 맹검 무작위비교시험(RCT)이 있습니다[15]. 이 외에도 **500 mL의 공기를 위 내에 주입**하여 성공률이 상승했다는 여러 보고가 있으며[16,17], 이는 위 확장에 따라 유문륜이 확장되는 것을 이용한 방법입니다. 메타분석에 따르면 장관 연동 운동 촉진제 투여를 병용하면 성공률이 증가(오즈비율 2.26 [95% CI: 1.14 – 4.49])하고, 위 내에 공기를 주입하는 방법은 장관 연동 운동 촉진제보다 더 높은 성공률(오즈 비율 3.46 [95% CI: 1.63 – 7.35])을 보이는 것으로 나타났습니다[18]. 이러한 방법들을 시도해 볼 가치가 있는 것으로 보입니다.

초음파 유도하 삽입 방법도 몇 가지 소개되어 있으며, 참고할 만합니다[19,20].

내시경과 병상 옆 투시하 삽입을 비교한 RCT에서는 성공률과 시간이 유사하다는 RCT도 있습니다[21]. 또한 현재 biologically transparent illumination이라는 빛을 이용하여 경비위관의 말단 위치를 체외에서 확인할 수 있는 새로운 장치가 개발 중이며 이 장치의 유용성에 대해 앞으로 검토할 가치가 있어 보입니다(https://www.otsukakj.jp/med_nutrition/pdf_viewer/?file=/med_nutrition/archives/tumguide/pdf/Web_TG-D2622L01.pdf%3f 2023년 9월 8일 접속).

3 지속 영양과 간헐적 영양

중증 환자의 주요 결과에 대해 한쪽에 명확한 이점이 있다는 결과는 확인되지 않았습니다.

ASPEN은 전문가 의견으로 경위 볼루스 투여에서 경장영양(EN)에 불내성을 보일 가능성이 높거나 불내성이 있었던 경우 지속적 투여로 전환해야 한다고 권고하고 있습니다[4].

ESPEN은 초기부터 지속적 투여를 우선할 것을 권고하고 있습니다. 이는 과거 연구에서 두 방법 간에 큰 차이가 없었고 ESPEN의 독자적인 메타분석에서 지속적 투여가 설사 발생률을 낮춘다는 결과에 기반한 것으로 보입니다[3].

최근의 체계적 리뷰와 메타분석에서는 지속적 투여 방법이 변비 발생률은 높고 설사 발생률은 낮으며, 구토가 많다는 결과가 나왔습니다[22,23].

현재로서는 이러한 정보를 바탕으로 환자 **개별적으로 영양 투여 방식을 검토하는 것이 좋다**고 생각됩니다.

칼럼 글루타민

ICU에서 경장영양 초기 단계에 글루타민을 사용하는 경우를 종종 볼 수 있습니다.

글루타민은 체내에 존재하는 주요 아미노산 중 하나로 면역계에서 사용되며 침습적 급성기에는 필요량이 증가합니다. 이런 특성 때문에 감염 예방과 사망률 감소를 목표로 중증 급성기 환자에 대한 글루타민 보충이 연구되어 왔습니다.

여러 소규모 임상 연구에서 글루타민 보충이 중증 환자의 사망률을 억제하거나 감염증을 감소시킬 가능성이 제기되어 대규모 RCT가 시행되었습니다. 2011년 Andrews 등이 시행한 RCT에서는 경장영양 투여가 불가능한 중증 사례를 대상으로 하루 20.2 g의 글루타민을 경정맥으로 보충했으나 새로운 감염 및 사망률에 유의미한 차이가 없었습니다[24]. 또한, 2013년 대규모 RCT에서는 다장기 부전을 동반한 패혈증 환자를 대상으로 체중 1 kg당 0.35 g의 글루타민을 경정맥 및 경장으로 보충한 결과, 비투여군에 비해 28일 사망률이 증가했습니다[25].

그 이후 발표된 코크란 리뷰에서는 예정된 수술 후 사례와 중증 사례를 포함한 대상군에 대한 메타분석에서 글루타민 투여로 새로운 감염, 인공호흡 기간, ICU 체류 기간이 감소하였으나 사망률에는 차이가 없었다고 결론 내렸습니다[26].

이 리뷰 결과는 대상군의 폭넓은 특성을 고려할 필요가 있으며 예정된 수술 후 사례에서는 이점이 상당히 큰 반면, 중증 사례에서는 효과가 미미한 것으로 나타났습니다.

따라서 다장기 부전 상태로 중환자치료가 필요한 환자에서 글루타민 보충은 큰 이점이 있다고 보기는 어려울 것으로 생각됩니다.

ASPEN 2016에서는 중증 환자에 대해 루틴으로 경정맥 또는 경장 글루타민 보충을 시행하지 않도록 권장하고 있습니다[4].

ESPEN 2019 가이드라인은 과거 연구를 바탕으로 화상 면적이 20%를 초과하는 화상 환자와 외상 환자에 대해서는 질병 급성기 동안 글루타민 보충을 권장하지만 그 외의 사례에서는 루틴 보충을 하지 않도록 권장하고 있습니다[3].

또한, 이 권장사항에서는 글루타민 보충량이 0.3-0.5 g/kg/일로 제시하고 있으며 일반적으로 사용되는 글루타민 함유 영양 제제(GFO 등)의 표준 1일 투여량(3포=9 g)보다 훨씬 많은 양이 권장된다는 점에도 주의가 필요합니다.

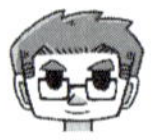

노부로 영양 관리는 병원마다 독자적인 방식으로 운영되기 쉬운 분야 중 하나네요. 이렇게 가이드라인을 검토해보니 일상 관리에서 다시 점검해야 할 포인트도 발견되었을 거예요. 그 중에서도 경비위관의 삽입 위치 조정은 꽤 요령이 필요한 부분이지만 이번에 소개한 방법 등을 참고하여 꼭 시도해 보시기 바랍니다.

요약

- ☑ 영양의 기본 사항은 가이드라인을 기준으로 매일 확인하자!
- ☑ 흡인 고위험 사례나 영양 불내성이 강한 경우유문 이후로 경관 삽입을 고려하자. 삽입 전에 장관 연동 운동 촉진제 투여나 위에 공기 주입을 통해 삽입이 용이해질 수 있다
- ☑ 지속 투여 또는 간헐적 투여: 변비나 설사를 고려하여 선택하자

■ 참고문헌

1) Kondrup J. Clin Nutr. 2003; 22: 321-36.
2) Compher C. JPEN J Parenter Enteral Nutr. 2022; 46: 12-41.
3) Singer P. Clin Nutr. 2019; 38: 48-79.
4) McClave SA. JPEN J Parenter Enteral Nutr. 2016; 40: 159-211.
5) 日本集中治療医学会重症患者の栄養管理ガイドライン作成委員会. 日集中医誌. 2016; 23: 185-281.
6) Alkhawaja S. Cochrane Database Syst Rev. 2015; 2015: CD008875.
7) Ho KM. Intensive Care Med. 2006; 32: 639-49.
8) Singh N. Pancreas. 2012; 41: 153-9.
9) Chang YS. Crit Care. 2013; 17: R118.
10) Nally DM. Br J Nutr. 2014; 112: 1769-78.
11) Dutta AK. Cochrane Database Syst Rev. 2020; 3: CD010582.
12) Arvanitakis M. Clin Nutr. 2020; 39: 612-31.
13) Crockett SD. Gastroenterology. 2018; 154: 1096-101.
14) Zaloga GP. Chest. 1991; 100: 1643-6.

15) Griffith DP. Crit Care Med. 2003; 31: 39–44.
16) Salasidis R. Crit Care Med. 1998; 26: 1036–9.
17) Lee AJ. Intensive Care Med. 2006; 32: 553–6.
18) Tiancha H. JPEN J Parenter Enteral Nutr. 2015; 39: 521–30.
19) Chapela SP. Eur J Clin Nutr. 2022; 76: 907–9.
20) Ye R. Crit Care. 2021; 25: 213.
21) Foote JA. JPEN J Parenter Enteral Nutr. 2004; 28: 154–7.
22) Heffernan AJ. Crit Care. 2022; 26: 325.
23) Thong D. JPEN J Parenter Enteral Nutr. 2022; 46: 1243–57.
24) Andrews PJ. BMJ. 2011; 342: d1542.
25) Heyland D. N Engl J Med. 2013; 368: 1489–97.
26) Tao KM. Cochrane Database Syst Rev. 2014; 2014: CD010050.

[石井潤貴]

검사를 막연하게 하거나,
결과를 잘못 해석해서는 안 돼!

10 원내 감염과 미생물 검사

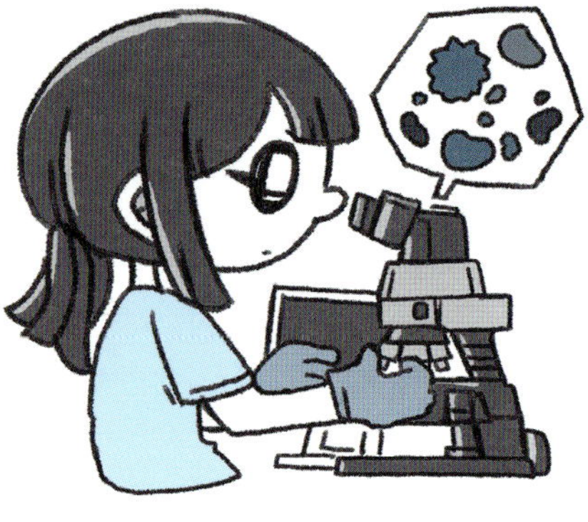

1 검체 채취

❶ 무균 부위에서의 검체와 비무균 부위에서 검체를 나누어 고려한다

무균 부위(혈액, 흉수, 뇌척수액, 복수, 담즙 등)에서 무균적으로 채취된 검체에서 미생물이 배양 검사로 검출된 경우 이를 원인균으로 간주하기 용이합니다. 그러나 피부 상재균이 검출된 경우에는 오염과 원인균 가능성을 모두 고려할 필요가 있으므로 주의해야 합니다.

하기도, 소변, 대변 등 비무균 부위에서 검체를 채취할 때는 적절한 검체를 채취한 후 그람 염색과 배양 검사를 함께 평가할 필요가 있으며 해석에 주의가 필요합니다.

❷ 보존과 운송

미생물 검사에서 정확한 결과를 얻기 위해서는 **적절한 채취 방법으로 적절한 검체를 수집하며, 이를 적절하게 보존 및 운송하는 것**이 중요합니다.

검체 채취는 원칙적으로 항균제 투여 전에 이루어져야 하지만 이미 항균제를 투여하고 있는 경우 환자의 상태가 안정적이라면 24-48시간 이상 투여를 중단한 후 채취를 고려합니다. 중단이 어려울 경우에는 다음 항균제 투여 직전에 검체를 체취합니다. 비무균 부위에서 검체를 채취할 때는 상재균의 혼입을 최대한 줄이도록 노력해야 합니다. 예를 들어 가래는 입을 헹군 후 채취하며 창상 부위는 표면의 삼출물을 제거한 뒤 감염 및 염증이 활발한 부위에서 검체를 채취합니다.

올바르게 보관하지 않으면 배양 검사에서 세균이 자라지 않을 가능성이 있으므로 검체 채취 후 즉시 세균 검사실로 제출해야 합니다. 바로 제출할 수 없는 경우 검체에 따라 보관 방법이 달라지며 원칙적으로 냉장 보관을 해야 하지만 수막염균은 저온에서 쉽게 사멸하기 때문에 뇌척수액 검체는 실온에서 보관해야 합니다. 혈액 배양 병은 신속히 배양 장치에 넣어야 하지만 어려운 경우 상온에 보관합니다.

복강 내 농양의 원인인 *Bacteroides fragilis*나 가스 괴저의 원인인 *Clostridium perfringens*가 의심되는 경우 혐기 배양 검사를 제출해야 합니다. 혐기성 세균은 산소에 노출되면 사멸하기 때문에 검체 채취 후 신속한 처리가 필요합니다. 검체 채취 용기로는 혐기 포터를 사용합니다. 용기가 없다면 검체를 용기에 가득 채워 검체가 공기와 접촉하지 않도록 합니다.

2 기계환기 폐렴 (VAP)

히카리 선생님이 오늘 담당하게 된 환자는 지주막하 출혈로 ICU에 입원 중이며, 입원 초기부터 기관삽관과 인공호흡기 관리를 받고 있는 환자입니다.

삽관 후 4일째 환자의 호흡 상태가 악화되어 시행한 흉부 X선에서 폐야에 새로운 국소 침윤음영이 관찰되었습니다. 이에 기관 내 흡인으로 채취한 가래 검체의 그람 염색한 결과 소수의 다수 균이 관찰되었습니다. 기계환기 폐렴(VAP)으로 판단하고 SBT/ABPC로 항균제 치료를 시작했습니다.

히카리 이제 이 치료로 폐렴이 호전되면 좋겠는데.

아츠시 히카리 선생님, 정말로 VAP가 맞나요?

히카리 네? 삽관 후 48시간이 지난 상태에서 흉부 X선에서 폐야의 투과성이 감소했으며 그람 염색에서 다양한 균이 보여서 VAP가 맞다고 생각해요.

아츠시 심전도나 심장 초음파는 해보셨나요?

히카리 선생님, 심장초음파에서 타코츠보 심근병증(Takotsubo Cardiomyopathy)이 의심되는 소견이 나왔습니다.

아츠시 그렇구나, 음…. VAP 진단은 어렵지. 같이 공부해 보자!

❶ VAP진단이 어려운 이유

VAP의 진단이 어려운 이유를 다음과 같이 정리해 볼 수 있습니다.

- 개념은 대략 이해가 되지만 실제로 진단하는 것은 어렵다.
- 항균제 투여가 늦어지면 예후가 나빠질 수 있지만, 반대로 불필요한 항균제 투여는 내성균 발생 위험을 증가시킨다.
- 흉부 X선에서 기존의 폐 병변이나 무기폐, 흉수 등과 새로운 폐렴을 구분하기가 쉽지 않으며 미세한 침윤 음영을 감지하는 데도 한계가 있다.

우선 VAP의 정의로 돌아가서 하나씩 이러한 포인트들을 이해하는 것이 중요합니다.

❷ VAP의 정의와 진단

① VAP의 정의

병원 내 폐렴(HAP)은 비삽관 상태에서 입원 후 48시간 이상 경과한 후 새롭게 발생한 폐렴을 말하며, 기계환기 폐렴(VAP)은 기관 삽관을 통해 인공호흡기 시작한 후 48시간 이상 경과한 후 새롭게 발생한 폐렴으로 정의됩니다.

VAP는 ICU에서 가장 흔히 발생하는 병원 내 감염으로 기여 사망률이 약 13%에 달하며, 특히 수술 후 환자나 중증 환자에서 더 높게 보고되고 있습니다[1]. 또한 VAP는 인공호흡기 사용 기간과 입원 일수를 연장시키는 것으로도 알려져 있습니다[2]. 적절한 예방 조치를 통해 VAP를 예방하는 것이 중요합니다(표 1 참조).

표 1 기계환기 폐렴 예방 번들

1. 손 위생을 철저히 시행한다.
2. 인공호흡기 회로를 자주 교체하지 않는다.
3. 적절한 진정과 진통을 시행하되, 과도한 진정을 피한다.
4. 매일 인공호흡기 이탈 가능 여부를 평가한다.
5. 인공호흡 중인 환자는 앙와위(supine)로 관리하지 않는다.

(기계환기 폐렴 예방 번들 2010 개정판[3])

② VAP의 진단 방법

VAP의 진단에는 황금률은 없지만 적절한 초기 항균제 치료를 받은 환자에서는 VAP가 사망률 증가와 관련이 없었다는 보고가 있어서 적절한 초기 치료가 중요합니다[4].

VAP가 의심될 때 임상적으로 평가할 수 있는 방법으로 ① 흉부 X선에서 신규 또는 진행성 침윤 음영, ② 발열, ③ 백혈구 수 이상, ④ 농성 가래 중 여러 가지가 나타난 경우나 체온, 백혈구 수, 기도 분비물, P/F 비율, 흉부 X선, 가래의 그람 염색 결과를 포함한 총 6가지 항목을 점수화한 임상 폐 감염 점수(CPIS)를 활용할 수 있습니다[5)].

여러 임상 진단 기준이 지금까지 제안되었으나 그 민감도와 특이도는 높지 않으며 가이드라인에도 구체적인 임상 진단 기준은 명시되어 있지 않기 때문에 VAP가 의심되는 증례에서는 임상적 진단과 함께 미생물학적 진단을 병행하는 방법이 일반적입니다[6)].

❸ 미생물학적 평가

① 가래의 육안 평가와 그람 염색 평가

객담은 하기도에서 유래한 농으로 기침과 함께 배출된 농성 가래를 검체로 제출하는 것이 바람직합니다. 객담 채취 시에는 환자에게 객담 채취 전 가글이나 양치 등을 시행하도록 협조를 구하여 **구강 내 상재균의 혼입을 최대한 줄이는 것이 중요**합니다.

그리고 제출된 검체가 적합한지 판단하기 위해 외관은 Miller & Jones 분류(표 2)로 그람 염색 결과는 Geckler 분류(표 3)로 평가합니다. Miller & Jones 분류에 따라 객담의 농성 부분의 비율을 육안으로 확인한 후 그람 염색을 시행하고 100배 약확대에서 현미경으로 관찰하여 호중구와 편평 상피세포수를 기준으로 Geckler 분류에 따라 적절한 검체인지 판별합니다.

Miller & Jones 분류의 M1, M2 또는 Geckler 분류 1–3에 해당하는 객담은 타액 등 구

표 2 Miller & Jones 분류

분류	유형
M1	타액, 점액 성분만 있는 객담
M2	점액 성분에 농성 객담이 소량 포함된 객담
P1	농성 객담이 전체의 1/3 이하인 객담
P2	농성 객담이 전체의 1/3–2/3인 객담
P3	농성 객담이 전체의 2/3 이상인 객담

표 3 Geckler 분류

군	호중구 수	편평 상피세포 수 세포 수/1 시야당(100배)
1	< 10	> 25
2	10–25	> 25
3	> 25	> 25
4	> 25	10–25
5	> 25	< 10
6	< 25	< 25

강 내 성분이 혼입된 것으로 검사를 시행할 의미가 낮습니다. 이 경우 추가 검사를 진행하지 않고 재채취를 권장합니다. Geckler 분류 6은 경기도(transtracheal) 흡인 객담에 사용됩니다. 또한, 흡인성 폐렴 환자의 경우 객담에 편평 상피세포가 혼입될 수 있어 Geckler 분류를 적용하기에 적합하지 않습니다.

VAP관련하여 제출하는 검체는 "객담"이 아니라 "기관 내 흡인 객담"이며 이 경우에도 농성 객담을 제출하는 것이 중요합니다.

② 배양검사

객담 배양은 VAP의 원인균 진단 및 항균제 치료에서 중요한 검사입니다. VAP 환자는 삽관 상태이므로 다른 폐렴과 달리 객담이 아닌 하기도에서 직접 검체를 채취하는 것이 비교적 용이합니다. 적절한 기도 검체는 **Geckler 분류 5에 해당하는 농성 기도 분비물인 것이 중요**합니다.

검체 채취 방법으로는 기관지내시경을 이용한 BAL과 보호성 표본 브러시(PSB) 그리고 기관지내시경을 사용하지 않는 기관 내 흡인 객담(기관 내 채담), mini-BAL이 있습니다. mini-BAL이란 전용 카테터를 기관 튜브로 삽입하여 저항이 느껴지는 지점까지 위치시키고 비교적 소량(20-40 mL)의 생리식염수를 주입한 후, 검체를 흡인하는 방법입니다.

배양 결과 해석은 정착균과 구별하기 위해 표 4의 기준이 있습니다.

기관 내 흡인은 신속성과 간편성에서 우수하지만, 기도 내 정착균이 섞일 위험이 있어 위양성 가능성에 주의가 필요합니다. BAL과 PSB는 기관 내 흡인에 비해 더 높은 진단 정확도를 가진 방법으로 적절한 항균제 치료나 항균제 중단에 기여할 수 있어 내성균 위험을 감소시키는 데 도움이 될 것입니다. 그러나 침습성이 높아 상태가 좋지 않은 환자에게는 어렵고 또한 숙련된 기술이 필요하기 때문에 누구나 시행할 수 있는 검사는 아닙니다(표 5).

2016년 미국감염증학회(IDSA: Infectious Diseases Society of America) 가이드라인에서는 BAL, PSB가 기관 내 흡인보다 사망률, 인공호흡기 사용 기간, 입원 일수 등의 측면에서 우수하다는 근거가 없기 때문에 기관 내 흡인에 의한 반정량 배양을 권장하고 있습니다[6]. 한편, 2017 ERS/ESICM/ESCMID 가이드라인에서는 BAL 및 PSB를 통한 정량 배양을

표 4 검체 채취 방법에 따른 배양 양성 기준

기관 내 흡인	10^5 CFU/mL 이상
BAL, mini-BAL	10^4 CFU/mL 이상
PSB	10^3 CFU/mL 이상

표 5 채취 방법의 차이

	비침습적(기관 내 흡인)	침습적(BAL, PSB)
장점	민감도가 높음 신속성, 간편성, 비용이 저렴함	특이도가 높음
단점	정착균을 채취할 가능성이 있어 위양성에 주의 필요	침습성이 높음 숙련된 기술이 필요함

(Kalanuria AA. Crit Care. 2014; 18: 208[5]; Klompas M. JAMA. 2007;297:1583-93[7]에서 작성)

권장하고 있습니다[8]. 간편하고 비용이 저렴한 기관 내 흡인을 사용할지 또는 보다 정확한 미생물학적 진단을 제공하는 것으로 알려진 BAL 및 PSB를 선택할지는 병원의 상황에 따라 달라질 수 있습니다. 또한 BAL이나 정량 배양을 수행할 수 있는 병원이 제한적이라는 현실을 고려하여 적용 여부를 판단합니다. 최근에는 mini-BAL 전용 키트(Mini-BAL 샘플링 카테터)도 판매되고 있지만 사망률이나 항균제 투여 기간 등의 결과에 영향을 미친 연구는 아직 없으며 논의는 계속되고 있습니다.

3 카테터 관련 혈류 감염증 (CRBSI)

히카리 선생님은 당직 중 하부 소화관 천공으로 인한 패혈성 쇼크가 발생한 70세 남자 환자를 담당하고 있었습니다.

수술 후 ICU에 입원하였으며, 중심정맥카테터(CVC)를 통해 고용량의 노르아드레날린을 투여받고 있었습니다. 수술 후 3일째에는 노르아드레날린 용량의 감량이 가능하여 소량의 경장영양을 시작했으나 마비성 장폐쇄로 인해 목표 칼로리를 달성하지 못했습니다. 수술 후 7일째에 CVC를 통해 고칼로리 수액을 병행하기 시작했습니다.

10일째에 오한과 체온 상승이 발생하여 히카리 선생님이 호출되었습니다.

히카리 선생님은 발열 원인을 확인하기 위해 fever work-up을 시행했습니다. 소변 검사와 흉부 X선, 그리고 초음파 검사에서는 감염을 의심할 만한 소견이 발견되지 않았습니다.

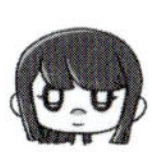

히카리 균혈증이 의심됩니다. CVC를 장기간 거치하고 있었고, 고칼로리 수액도 투여 중이라 CVC가 감염원일 가능성이 있다고 생각합니다.

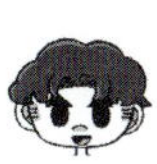

아츠시 카테터 관련 혈류 감염증(catheter related blood stream infection: CRBSI)을 의심하고 있구나. 검사는 어떻게 진행할까?

히카리 혈액 배양을 2세트로 제출하고 CVC 교환 시 카테터 끝부분(tip culture) 배양 검사를 진행하려고 합니다.

아츠시 카테터 말단 배양이 의미가 있을까? Differential time to positivity(DTP)라는 거 알아?

히카리 아니, 그게….

결국 히카리 선생님은 말초정맥에서 혈액 배양을 2세트 총 4개 병으로 제출하였습니다. 다음 날 혈액 배양에서 4개 병 중 1개 병에서 coagulase 음성 포도상구균(CNS)인 표피 포도상구균(*Staphylococcus epidermidis*)이 검출되었습니다.

히카리 CNS니까 오염일까요?

아츠시 …CRBSI인지 아니면 오염인지 해석이 모호해지고 있는 거 같아. 공부해 보자!

❶ CRBSI(카테터 관련 혈류 감염증) 진단 기준

2009년 IDSA 가이드라인[9] 및 2023년 JAID/JSC 감염증 치료 가이드라인[10]에서는 다음과 같은 CRBSI 진단 기준을 제시하고 있습니다.

1. 경피적으로 채취된 혈액 배양 중 적어도 하나와 카테터 말단 배양에서 동일한 미생물이 검출될 것.
2. 말초 정맥 검체와 카테터에서 채취된 혈액 배양에서 동일한 미생물이 검출될 것.
    - 카테터에서 채취한 혈액에서 검출된 미생물의 콜로니 수가 말초에서 채취된 콜로니 수보다 3배 이상 많을 것.
    - 카테터에서 채취한 혈액 검체가 말초보다 **최소 2시간 이상 빠르게 양성으로 나타날 것** (DTP: differential time to positivity).

삽입 부위에 감염을 시사하는 발적, 종창, 화농성 분비물 등 감염을 의심할 만한 소견이 있다면 카테터 감염 가능성이 높으므로 제거를 고려해야 합니다. 그러나 실제 임상에서는 감염 부위의 명확한 증상이 없는 경우도 흔하며, 이로 인해 감염원 불명의 균혈증으로 간주되는 경우도 많습니다.

혈액 배양에서 피부 상재균이 검출되거나 감염을 시사하는 소견이 있음에도 불구하고 감염 부위가 명확하지 않은 경우, CRBSI가 의심된다면 다시 혈액 배양검사를 시행합니다. 이때 말초 정맥과 카테터에서 채취한 혈액을 동시에 배양으로 제출하면 진단이 가능합니다.

말초와 중심 정맥에서 채취한 혈액의 DTP를 활용한 CRBSI 진단의 민감도와 특이도는 각각 96.4%, 90.3%로 보고되었습니다[11].

가이드라인에는 카테터 말단 배양에 대해 언급되어 있지만 최근 연구에 따르면 카테터 말단 배양의 양성 예측률이 27-70%로 낮아 진단에 도움이 되지 않는다는 견해도 있습니다[12]. 또한, 카테터 말단 배양의 임상적 유용성을 평가한 연구에 따르면 혈액 배양이 양성으로 확인되고 카테터가 제거될 때까지 평균 38.6시간이 소요되었으며, 카테터 말단 배양 결과는 혈액 배양 결과가 확인된 이후 며칠이 지나 나온 것으로 보고되었습니다. 그리고 카테터 말단 배양이 양성으로 나온 사례 중 92%가 혈액 배양 결과와 일치하여 항균제 치료나 관리에 큰 영향을 주지 않았다고 보고되었습니다[13].

또한, CRBSI를 의심되지 않는 경우에는 카테터 말단 배양을 제출하지 않도록 합시다. 참고로, **카테터 말단 배양만 단독으로 제출하는 것은 정착 여부와 감염 여부를 구별할 수 없어 전혀 도움이 되지 않으므로 지양합시다.**

❷ 혈액 배양에서 검출된 균이 오염인지 여부

앞서 언급한 바와 같이 혈액은 무균 부위이므로 배양에서 검출된 미생물이 기본적으로 원인균으로 판단됩니다.

CRBSI의 혈액 배양 결과를 해석할 때 다른 식별 가능한 감염원이 없는 경우, (1) 황색포도상구균장구균, 장내세균, 녹농균, 칸디다 속이 한 개 이상에서 양성, 혹은 (2) CNS 및 기타 상재균이 두 개 이상에서 양성으로 나타나면 CRBSI로 간주할 수 있습니다.

CNS는 오염균으로 가장 흔하지만 CRBSI의 주요 원인균 중 하나이므로 오염인지 원인균인지에 대한 평가가 중요합니다. 여러 부위에서 채취한 검체의 혈액 배양결과가 모두 양성일 경우 이를 진정한 CRBSI로 판단합니다[14].

❸ 혈액 배양 채취 시 주의 사항

또한, 채취 시의 소독 방법에 따라 오염률에 차이가 있습니다.

여러 연구에서 클로르헥시딘 알코올이 포비돈 요오드에 비해 오염을 줄이는 데 효과적이라고 보고되었으며 JAID/JSC 감염증 치료 가이드라인에서도 >0.5% 이상의 클로르헥시딘 알코올 사용을 권장하고 있습니다[10,15]. 포비돈 요오드를 사용할 경우 소독 효과를 충분히 발휘하기 위해 몇 분간 기다려야 한다는 점을 유념해야 합니다.

4 CAUTI

❶ 소변

요로감염 여부를 판단할 때는 농뇨인지 세균노인지, 그리고 임상 증상을 종합직으로 평가합니다. 그런데 농뇨와 세균뇨는 각각 어떻게 정의되는지 여러분은 명확하게 설명할 수 있나요?

① 농뇨, 세균뇨의 정의

【농뇨란?】

- 소변 침사법: 백혈구 5 cells/HPF 이상
- 비원심 소변 계산판 현미경 검사: 백혈구 10 cells/mm^3 이상

농뇨가 없을 경우 복합성(complicated) 요로감염이나 카테터 관련 요로감염 가능성은 낮다고 할 수 있습니다.

농뇨의 간이 검사로 소변시험지법을 통한 요에스테라제 검사가 있으며 이는 백혈구가 가진 효소인 에스테라제를 간접적으로 검출하여 염증 여부를 평가합니다. 시험지법의 검출 민감도는 10–25개/mm^3로 위 정의와 대체로 일치하지만 시험지법 결과와 소변 침사 결과가 일치하지 않을 수 있습니다. 그 원인으로는 시험지의 노후화, 높은 비중의 소변, 고농도의 요당으로 인한 위음성, 저장성 소변이나 알칼리성 소변으로 인한 위양성 등이 있습니다.

【세균뇨란?】

세균노는 소변 내 **일정량 이상의 세균이 존재를 증명하는** 것으로 소변의 정량 배양에서 얻어진 콜로니 수(colony-forming units: CFU)로 정의됩니다.

방광 내 소변은 보통 무균 상태이지만, 요도나 요도 주변의 상재균에 의해 채취한 소변이 무균 검체가 되지 않는 경우가 많아서 세균뇨의 정의는 검체 채취 방법에 따라 정의가 달라질 수 있습니다.

중간뇨에서는 10^5 CFU/mL 이상일 때, 새 카테터로 채뇨하거나 방광 천자를 통해 채취한 경우에는 더 낮은 정량 수치(10^2–10^5 CFU/mL)에서도 진성 세균뇨로 간주합니다.

또한, 증상을 동반한 여성의 방광염에서는 10^2 CFU/mL를 세균뇨로 간주하기도 합니다.

소변시험지법에 의한 아질산염 검사는 세균의 질산 환원 능력을 이용하여 소변 내 세균을 검출하는 검사입니다. 소변 중 아질산염은 세균에 의해서만 생성되므로 세균뇨의 진단에 활용됩니다. 많은 장내 세균은 소변 중에 배설되는 질산염을 아질산염으로 환원하지만, 녹농균

이나 장구균 같은 세균은 질산염을 환원하지 않아 위음성 결과가 나타날 수 있습니다. 또한, 장내 세균이 질산을 아질산으로 변환하는 데 4시간이 걸리므로 방광 내 소변의 저장 시간이 짧으면 위음성이 발생할 수 있습니다[16].

【소변시험지[주1)]에 의한 백혈구 엘라스테라제 검사와 소변의 아질산염 검사로 요로감염을 진단할 수 있을까?】

백혈구 엘라스테라제 검사[주2)]와 아질산염 검사의 민감도와 특이도는 표 6과 같으며 아질산염이 양성이라면 세균뇨로 간주할 수 있지만 두 검사가 모두 음성이라고 해서 요로감염을 배제할 수는 없습니다. 더 정확한 결과를 얻기 위해서는 **소변시험지법뿐만 아니라 소변 침전물 검사가 필요**합니다.

표 6 백혈구 엘라스테라제 검사 및 아질산염 검사의 민감도 및 특이도

	민감도	특이도
백혈구 엘라스테라제(+)	72%	82%
아질산염(+)	54%	98%
백혈구 엘라스테라제(+) 또는 아질산염(+)	81%	77%
백혈구 엘라스테라제(+) 및 아질산염(+)	43%	96%

(St John A. Am J Clin Pathol. 2006;126:428-36[17]에서 작성)

② 미생물학적 평가

【균량의 평가】

그람 염색을 이용한 세균 판정 기재법은 정량적 표시가 아닌 정성적 표시로 기록되며 표 7

표 7 미생물류의 기재 방법

(−)	0개에서 소수 시야에 산재
(1+)	각 시야에 관찰됨
(2+)	다수 또는 집락 형태로 산재
(3+)	무수

(医学検査. 2017;66:18-50[18])

역자주: 주1) 소변시험지법: Urine dipstick test
주2) Leukocyte esterase는 dipstick을 통해 소변 내 백혈구의 존재를 파악하는 것

에 나타낸 바와 같이 판정 내용이 추상적입니다. 그러나 일반적으로 소변 침전물에서 (1+)는 10^4–10^5 CFU/mL에 해당한다고 간주되며 **세균(1+)는 세균뇨**로 간주됩니다.

③ 치료

【세균뇨 및 농뇨가 관찰된 경우 무증상 세균뇨는 치료해야 할까?】

요로감염은 패혈증의 가장 흔한 원인이며 증상이 있는 요로감염은 치료가 필요합니다만, 건강한 여성의 경우에도 약 1–3%에서 세균뇨가 관찰되며, 고령자, 요도 카테터의 장기 삽입 환자 그리고 당뇨병 환자 등에서는 세균뇨가 자주 관찰됩니다. 무증상 세균뇨에 대한 항균제 투여는 일부 환자를 제외하고는 이점이 없고 내성균 발생 위험이 증가하므로 피하는 것이 좋습니다.

IDSA는 2019년 무증상 세균뇨에 대한 임상 진료 지침을 업데이트하여 임산부와 비뇨기 수술 전 환자를 제외하고는 무증상 세균뇨의 선별 검사나 치료를 권장하지 않습니다만, 고령자, 당뇨병 환자, 요도 카테터 삽입 중인 환자, 척수 손상이 있는 환자 등에게는 검사나 치료를 권장하지 않습니다[19].

5 그 외

❶ 변

여기에서는 설사에 대한 검사에 대해 설명합니다.

① 응급실에 내원하는 환자의 급성 설사증

바이러스성 장염의 빈도가 높아 대변 배양이 필요한 대상 환자는 제한적입니다. 면역저하 환자나 중증 사례, 여행자 설사증이 있거나 항균제 치료를 시작할 때 대변 배양을 고려합니다. 항균제 노출력이 있는 경우에는 지역사회 감염 사례라 하더라도 CD(*Clostridioides difficile*) 장염이 원인일 수 있으므로 CD 검사가 필요합니다.

② 입원 중인 환자의 설사

입원 중 병원식만 섭취하는 환자가 세균성 장염에 걸리는 경우는 없으며 **입원 후 3일 이상 경과한 환자의 대변 배양은 원칙적으로 제출하지 않습니다**[20].

입원 중인 환자가 설사를 일으킨 경우 먼저 항균제 관련 설사증, 약제성, 경관 영양으로 인한 삼투압성 설사(9장 참조)를 떠올려야 하며 면역억제 환자에서는 거대세포바이러스, 순환부전이 있는 환자에서는 허혈 가능성을 고려해야 합니다.

③ 대변 배양 제출 방법

면봉이 아닌 직접 대변을 채취합시다.

대변 배양은 배지 종류가 많아 세균 검사실의 부담이 크기 때문에 **예상되는 미생물을 문진으로 좁히고 검사실에 예상되는 세균이나 임상 정보를 전달하는 것이 중요**합니다.

④ CD 장염 검사

하루 3회 이상의 설사, 항균제 사용 이력 등으로 CD 장염이 의심될 때는 대변 검사를 시행합니다.

대변 검사 방법에는 nucleic acid amplification testing(NAAT법), *C. difficile* 독소 유전자 검사, 대변 내 독소 A & B 항원 검출법, 대변 내 글루타메이트 탈수소효소(GDH) 검출법, 분리 배양법이 있습니다.

C. difficile 독소 유전자 검사(NAAT 검사)는 진단 정확도가 높지만 비용과 특수 장비가 필요해 검사가 가능한 병원이 제한적입니다. *C. difficile* 감염증 진료 가이드라인 2022에서는 NAAT 검사의 보급에 따라 흐름도를 포함하여 개정되었습니다[21](그림 1).

NAAT 검사를 수행할 수 있는 병원에서는 처음부터 이 검사를 시행하거나 GDH 및 독소 검사와 조합하여 진단이 가능합니다.

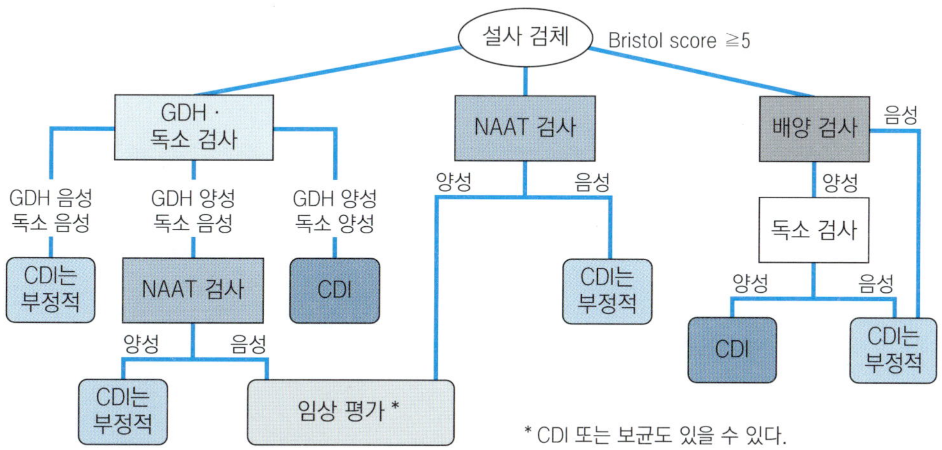

그림 1 ***C. difficile*** **검사 흐름도**

(*Clostridioides difficile* 감염증 진료 가이드라인 2022[21])

NAAT를 시행할 수 없는 병원에서는 CD 장염이 의심될 때 GDH 검사를 먼저 시행하고, 양성이면 다음으로 독소 검사를 시행하여 양성일 경우 CDI로 진단합니다. GDH와 toxin A, B를 동시에 검출할 수 있는 키트를 사용하면 약 30분 내로 결과를 확인할 수 있습니다. toxin 음성일 경우 민감도가 낮아 CDI를 배제할 수 없으므로 CD의 분리 배양을 시행합니다. 분리 배양법 결과 확인까지는 2일이 소요되므로 가능하다면 내시경으로 거짓막을 확인하고 거짓막이 확인되면 CD 장염으로 간주하여 치료를 시작합니다. 내시경이 어려운 경우에는 임상적 소견을 바탕으로 치료 시작을 고려하고 분리 배양법 결과를 바탕으로 치료 지속 여부를 판단합니다. 실제로 내시경을 시행하지 않는 병원이 더 많습니다.

2 창상 부위

단순히 창상 부위를 닦아내는 것만으로는 적절한 검체를 얻을 수 없습니다.

욕창이나 당뇨병성 족부 괴저와 같은 개방성 창상에서는 어떤 균이든 정착되어 있을 수 있으며 창상 부위의 표층에서 채취한 검체에서 확인된 세균이 원인균인지 정착균인지는 판단할 수 없습니다.

창상 부위 표층을 닦아낸 뒤 피부 연조직 감염증의 검체를 채취하였을 때 민감도는 49%, 특이도는 69%로 그다지 높지 않은 것으로 알려져 있습니다[22].

또한 표층에서 면봉으로 채취한 검체는 배양 검사에서 여러 균이 검출될 수 있어 오히려 항균제 선택에 어려움을 겪을 수 있으므로 피하는 것이 좋습니다.

채취 방법으로는 **창상을 멸균 생리식염수로 세척하여 표면의 삼출물을 제거하고 감염 및 염증이 가장 활발한 부위에서 검체를 채취**합니다. 가능하다면 조직 조각이나 흡인을 통한 채취를 시행하도록 합니다. 면봉으로 채취한 검체는 공기를 포함하기 때문에 혐기성 배양은 수행할 수 없습니다[23].

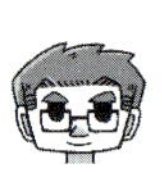

노부로 작은 일이지만 미생물 검사에서는 배양 검사를 제출해야 할 상황인지 그리고 각각의 검체가 정확하게 채취되었는지 확인하는 기본 절차가 중요합니다. 예를 들어, CRBSI를 의심하지 않으면서 그냥 카테터를 제거한 기념으로 카테터 말단 배양 검사를 단독으로 제출해서는 안 됩니다. "Less is more"의 정신으로, 꼭 필요한 최소한의 검사를 주문합시다.

요약

VAP

- ICU 내 병원 감염 중 가장 빈도가 높고 예후가 불량한 병태임에도 불구하고 진단 방법에 황금률은 존재하지 않음
- 흉부 X선 소견, 임상 소견에 더해 미생물학적 평가가 필요함

CRBSI

- 진단은 혈액 배양 검사에 의함. 카테터 말단 배양은 루틴으로 시행하지 않음

기타 배양 결과 해석

- 올바른 배양 결과 해석을 위해 적절한 검체 채취를!
- 불필요한 채취는 하지 말 것!

■ 참고문헌

1) Melsen WG. Lancet Infect Dis. 2013; 13: 665-71.
2) Suka M. Infect Control Hosp Epidemiol. 2007; 28: 307-13.
3) 日本集中治療医学会ICU機能評価委員会. 人工呼吸器関連肺炎予防バンドル2010改訂版.
4) Agrafiotis M. Int J Tuberc Lung Dis. 2011; 15: 1154-63.
5) Kalanuria AA. Crit Care. 2014; 18: 208.
6) Kalil AC. Clin Infect Dis. 2016; 63: e61-111.
7) Klompas M. JAMA. 2007; 297: 1583-93.
8) Torres A. Eur Respir J. 2017; 50: 1700582
9) Mermel LA. Clin Infect Dis. 2009; 49: 1-45.
10) JAID/JSC感染症治療ガイドライン2023.
11) Bouza E. Clin Infect Dis. 2007; 44: 820-6.
12) Peterson LR. Clin Infect Dis. 2015; 60: 492-3.
13) Ulrich P. Microbiol Spectr. 2022; 10: e0402222.
14) Calderwood MS. Intravascular non-hemodialysis catheter-related infection: Clinical manifestations and diagnosis. In: UpToDate. Harris A, editor. Waltham: UpToDate; 2023.
15) Suwanpimolkul G. J Infect. 2008; 56: 354-9.
16) Wilson ML. Clin Infect Dis. 2004; 38: 1150-8.
17) St John A. Am J Clin Pathol. 2006; 126: 428-36.
18) 日本臨床衛生検査技師会尿沈渣特集号編集部会. 医学検査. 2017; 66: 18-50.
19) Nicolle LE. Clin Infect Dis. 2019; 68: e83-110.
20) J Hines. Clin Infect Dis. 1996; 23: 1292-301.
21) *Clostridioides difficile*感染症診療ガイドライン2022. 日本化学療法学会.
22) Chakraborti C. J Hosp Med. 2010; 5: 415-20.
23) 青木　眞. レジデントのための感染症診療マニュアル. 第4版. 医学書院; 2020.

[芳野由弥]

모두 힘을 합쳐서 극복합시다!

11 PICS

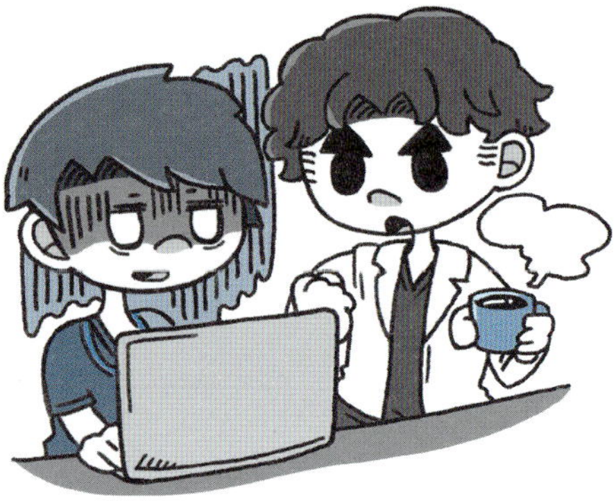

하야테 선생님은 ICU에서 퇴실한 환자의 회진을 다녀왔습니다. 이 환자는 ICU 입실 시부터 하야테 선생님이 진료해 온 70대 여성으로 COVID-19로 인한 중증 ARDS로 인해 장기간 인공호흡 관리를 받았고 기관절개를 거쳐 간신히 인공호흡기를 뗐습니다. 그러나 사용하지 않던 기능의 저하로 인해 쉽게 병상에서 벗어나지 못하고 있으며 현재 재활을 진행하면서 전원 조정을 하고 있습니다.

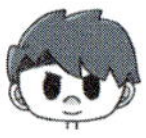

하야테 인공호흡기를 떼긴 했지만 당분간 집으로 돌아가긴 어려울 것 같아. 내 역량이 부족해서 그런 걸까…. ICU에 있을 때 내가 할 수 있었던 일이 없었던 걸까…. 중환자치료란… 나 같은 사람은….

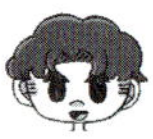

아츠시 하야테 선생님, 그렇게 너무 자책하지 말아. 최근 주목받고 있는 PICS라는 개념이 있는데 사실 환자가 중환자치료실에 있을 때부터 할 수 있는 일들이 많이 있어. 커피라도 한 잔 마시며 잠시 쉬면서 함께 공부해 보자!

1 PICS란?

① PICS/PICS-F라는 개념

ICU를 퇴실한 환자의 삶의 질(QOL)을 개선하기 위한 개념으로 2010년대부터 **Post-Intensive Care Syndrome(PICS)**이 제안되기 시작했고 최근 중환자치료 분야에서 주목받고 있습니다. 환자뿐만 아니라 그 가족(Family)에게도 초점을 맞춘 **PICS-F**도 마찬가지로 주목

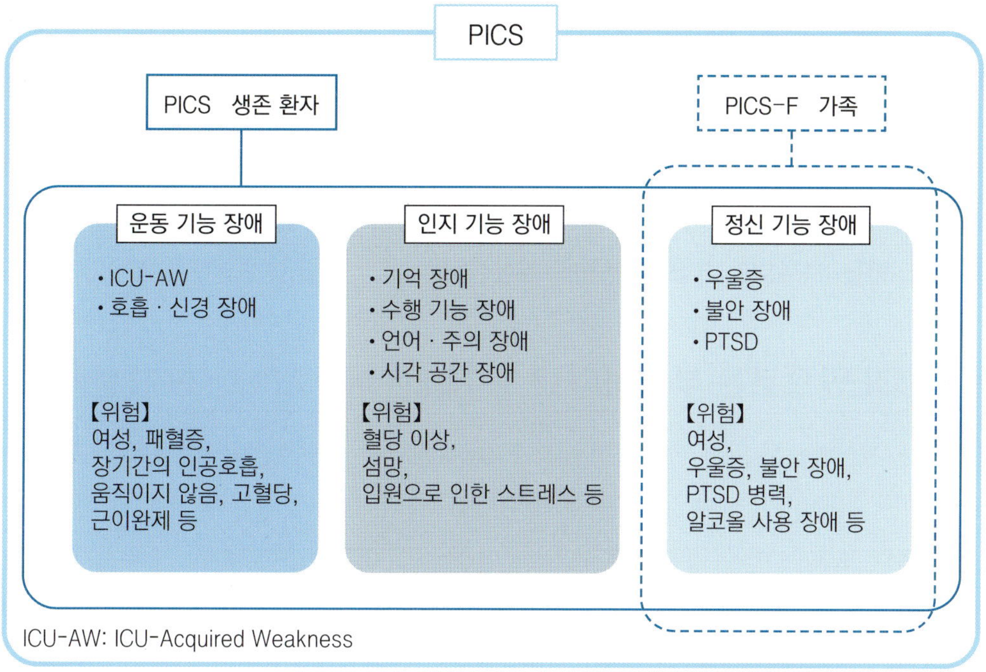

그림 1 **PICS란?** (Inoue S. Acute Med Surg. 2019;6:233-46[2]를 참고하여 작성)

받고 있으며 이를 예방하는 것이 앞으로의 중환자치료에서 요구됩니다[1,2](그림 1). 하야테 선생님처럼 중증 ARDS 치료 후 원래 생활로 쉽게 돌아가지 못하는 환자를 진료한 경험이 있는 분도 적지 않을 것입니다.

② PICS – 환자는 무엇에 고통받고 있는가?

PICS란 ICU 재원 중이나 퇴실 후 그리고 퇴원 후에 운동기능장애, 인지기능장애, 정신기능장애가 발생하여 환자의 장기 예후에 영향을 미치는 증후군을 말합니다[2]. 일본 보고에 따르면 ICU에서 48시간 이상 인공호흡기를 착용한 환자의 60% 이상에서 PICS가 발생했다[3]고 하며, 많은 환자들이 PICS로 고통받고 있습니다.

③ PICS-F – 가족은 무엇에 고통받고 있는가?

PICS는 ICU에 입원한 환자 본인에게 발생하는 반면 PICS-F는 입원한 환자의 가족에게 발생합니다. 가족이나 친한 사람이 중태에 빠지게 된다면 환자 가족으로서의 불안과 슬픔은 쉽게 상상할 수 있을 것입니다. PICS-F는 환자 가족에게 불안, 우울, PTSD를 유발하며 이러한 증상은 수개월에서 수년에 걸쳐 지속됩니다.

2 PICS를 어떻게 예방할 것인가?

PICS와 PICS-F는 한번 발생하면 장기간에 걸쳐 증상이 지속되고, 일부 정신 증상을 제외하고는 현재 효과적인 치료법이 없습니다. 따라서 예방과 조기 치료가 중요한데, 무엇부터 시작해야 할지 막막할 수 있습니다. 그래서 여기에서는 개입을 구체적으로 상상하기 쉬운 **ABCDEFGH 번들과 PADIS 가이드라인**을 소개합니다.

❶ ABCDE만으로는 부족하다!? — 시대는 이제 ABCDEFGH 번들주)!

ABCDEFGH 번들은 2010년 ICU-AW와 섬망 예방을 위해 만들어진 ABCDE 번들을 기반으로 하여[4] PICS/PICS-F 예방을 위해 "FGH"가 추가된 것입니다[5]. "GH"를 포함한 유용성을 검토한 보고는 아직 없지만 ABCDEF 번들을 100% 준수한 경우, 그렇지 않은 경우와 비교하여 퇴원율이 상승하고 사망률, 인공호흡기 사용 기간, 혼수, 섬망, 신체 억제가 감소했다는 보고가 있습니다[6]. 번들이 PICS를 예방한다는 명확한 근거는 아직 확립되지 않았지만, PICS와 싸우는 여러분에게 도움이 될 수 있을 것입니다.

① ABCDE 번들 – 도대체 어떤 번들인가?

애초에 ABCDE 번들이란 ICU에서 인공호흡기 관리 또는 진정을 받고 있는 환자에게 매일 시행하는 표준화된 번들을 말합니다(그림 2). 간호사나 치료사 등 다학제 팀으로서 협업할 때 최대의 효과를 발휘한다고 강조되고 있습니다.

- A: Awaken the patient daily: sedation cessation
  (매일 진정을 중단하고 환자를 깨우기)
- B: Breathing: daily interruptions of mechanical ventilation
  (매일 호흡기에서 벗어날 수 있는지 평가)
- C: Coordination: daily awakening and daily breathing, Choice of sedation or analgesic exposure
  (A와 B를 실천하고 있는지, 진정제나 진통제 선택을 평가)
- D: Delirium monitoring and management**(섬망 평가 및 대응)**
- E: Early mobility and exercise**(조기 운동)**

역자주: 번들(bundle, 묶음치료)

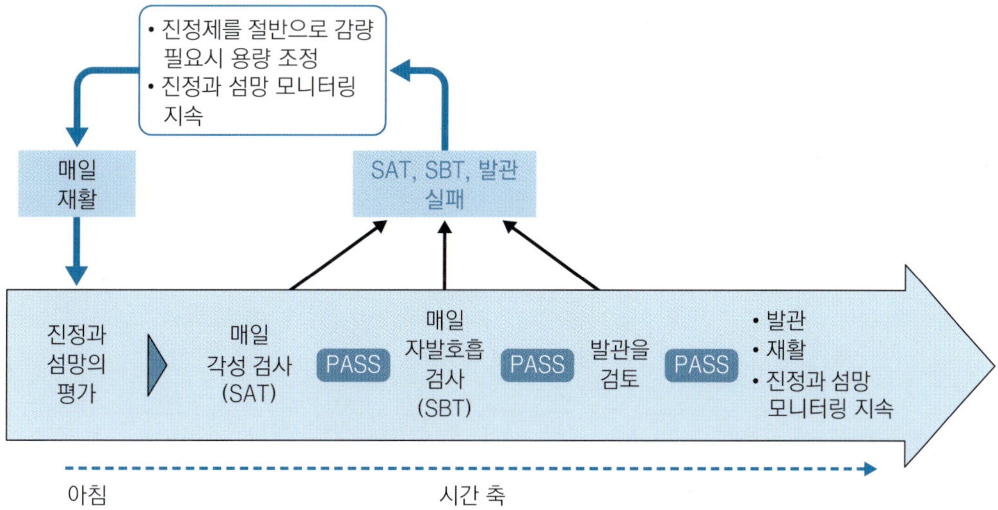

SAT: Spontaneous Awakening Trial, SBT: Spontaneous Breathing Trial

그림 2 **ABCDE 번들** (Vasilevskis E. Chest. 2010;138:1224-33[4])에서 변경)

② FGH – 무엇이 추가되었는가?

ABCDE 번들은 주로 ICU 내에서 사용되었지만 "FGH"는 환자가 호전되어 퇴실할 때의 대응이나 의료진 간 또는 의료진과 가족 간의 소통에 대해 다룹니다. 소통과 지속적인 대응이 중요함을 강조하고 있습니다[5].

- **F: Follow-up referrals, Functional reconciliation, Family involvement(팔로우업, 기능 조정, 가족의 참여)**

의사, 간호사, 치료사 간에 협력하여 ICU에서 진행했던 관리나 재활 내용을 병동에 인계하거나, 전원 시 진료 정보를 전달함으로써 지속적인 개입이 가능합니다. 또한, 입원 전 상태를 평가하는 것은 입실 전 기능을 회복하기 위해 어떤 개입이 필요한지를 아는 데 도움이 될 것입니다. 가족이 참여함으로써 환자의 기본 상태와 개선 정도를 평가할 수 있습니다.

- **G: Good handoff communication(원활한 인계 소통)**

인계 시에는 병태뿐만 아니라 가족 및 PICS/PICS-F 요소도 포함합시다. 끊김 없는 개입이 가능해집니다.

- **Handout materials on PICS and PICS-F(가족에게 정보 제공)**

PICS 및 PICS-F에 관한 팸플릿으로 정보를 제공하거나 ICU 다이어리를 활용함으로써 환자와 가족의 불안 및 인지기능장애가 개선될 가능성이 있습니다.

② PADIS 가이드라인

"번들을 실천하라!"라고 해도 구체적으로 무엇을 해야 할지 고민될 때가 있을 것입니다. 그럴 때 PADIS 가이드라인이 도움이 됩니다. **PADIS 가이드라인**은 Society of Critical Care Medicine에서 발표한 ICU에서의 진통, 진정, 섬망 관리와 관련된 가이드라인으로, 해야 할 일들을 **P(통증), A(불안 · 진정), D(섬망), I(비활동), S(수면)**의 각 항목으로 나누어 설명하고 있습니다. 일본 중환자치료의학회 홈페이지 링크(https://www.jsicm.org/news/news191112.html)에서 열람 가능하니, 꼭 참고해 보세요[주].

① P: 통증에 대한 접근

환자는 우리가 생각하는 것보다 훨씬 더 많은 통증을 느끼고 있습니다. 통증은 환자에게 여러 가지 악영향을 미치며, **인공호흡 중에는 진정보다 진통을 우선하는 것이 기본원칙**입니다. 여러분도 아픈 것은 싫으시죠?

통증을 놓치지 않기 위해서는 체계적인 평가 방법이 중요합니다. 아래 몇 가지 척도를 제시하였는데 점수가 진통 개입 기준에 미치지 않더라도 통증의 가능성을 완전히 부정하지 말고 관찰과 평가를 반복하는 것이 중요합니다. 여러분의 ICU에서는 어떤 평가방법을 사용하고 있나요?

【자기 보고형 도구】

전공의 여러분도 익숙할 수 있습니다. 응급실이나 일반 병동에서도 많이 사용합니다.

- **NRS(Numeric Rating Score)**: 0을 "통증 없음," 10을 "최대 통증"으로 하여 환자가 숫자를 표시하게 합니다.
- **VAS(Visual Analog Scale)**: 10 cm의 수평선 양 끝에 "통증 없음"과 "심한 통증"을 표시하고 환자가 현재 어느 위치인지 표시하게 합니다.

【행동 평가형 도구】

ICU에는 통증을 스스로 보고할 수 없는 환자가 많습니다. 그런 경우에도 통증 평가가 필요합니다. 주의할 점은 RASS −4 이하의 깊은 진정 상태에서는 평가가 불가능하다는 것입니다.

역자주: 한국형 가이드라인이 온라인에서 조회 가능하다.
https://accjournal.org/journal/view.php?doi=10.4266/acc.2022.00094
https://www.ksccm.org/html/?pmode=BBBS0006700004&page=1&smode=view&seq=2478&searchValue=&searchTitle=strTitle

• **BPS(Behavioral Pain Scale)**: 표정, 상지의 움직임, 호흡기와의 동조성을 지표로 하여 통증을 평가합니다(표 1).

표 1 BPS

항목	내용	점수
표정	온화한 상태	1
	일부 경직(예: 눈썹이 내려가 있음)	2
	완전 경직(예: 눈꺼풀이 감겨 있음)	3
	찡그린 얼굴	4
상지의 움직임	전혀 움직이지 않음	1
	일부 굽히고 있음	2
	손가락을 구부려 완전히 굽혀 있음	3
	계속 움츠려 있음	4
인공호흡기와 동조성	동조하고 있음	1
	때로는 기침을 하지만, 호흡기에 동조하고 있음	2
	호흡기와의 Fighting	3
	호흡기 조절이 불가능	4

(日本集中治療医学会専門医テキスト. 第3版. 2019[8])

• **CPOT(Critical-Care Pain Observation Tool)**: BPS 항목에 더해 근육 긴장 상태를 포함한 총 4가지 항목을 평가합니다. 발관 후나 기관 삽관을 하지 않은 환자에게는 "호흡기 동조성" 대신 "발성"을 평가합니다(표 2).

【통증 개입】

ICU에서의 통증 관리는 주로 아편유사제를 기반으로 이루어집니다. 그러나 아편유사제 투여량이 증가하면 혈압 저하, 호흡 억제, 소화관 연동 운동 저하 등의 부작용이 나타날 수 있습니다. 이에 대해 아세트아미노펜 등의 비아편유사제를 병용한 "다각적 진통" 접근이 권장됩니다. **필요에 따라 다양한 약물 병용을 고려하여 마약 사용량을 줄일 수 있는지 항상 생각하는 자세가 중요합니다**(표 3-1, 표 3-2).

통증 개입의 임계값은 다음과 같습니다.

- 자기 보고형: NRS > 3, VAS > 3 cm
- 행동 평가형: BPS > 5, CPOT > 2

표 2 CPOT

지표	상태	설명	점수
표정	근육의 긴장이 전혀 없는 상태	이완된 상태	0
	찡그린 표정, 쳐진 눈썹, 고정된 안구, 위축된 눈꺼풀과 입가근육	긴장한 상태	1
	위의 표정과 함께 눈을 강하게 감고 단단히 닫은 상태	얼굴을 찡그린 상태	2
신체 운동	전혀 움직이지 않는 상태(반드시 무통을 의미하는 것은 아님)	움직임이 없음	0
	느리고 신중한 움직임, 통증 부위를 만지거나 문지르는 동작, 몸을 움직일 때 주의를 기울이는 모습	보호	1
	튜브를 잡아당기거나, 일어나려 하거나, 팔다리를 움직이거나, 휘두르거나, 지시에 따르지 않거나, 의료진을 때리거나, 침대에서 내려오려고 하는 행동	진정되지 않은 상태	2
근 긴장(상지의 수동적 굴곡과 신전을 통한 평가)	수동 운동에 저항이 없는 상태	이완된 상태	0
	수동 운동에 저항이 있는 상태	긴장 상태, 경직 상태	1
	다른 운동에 대한 강한 저항이 있어 끝까지 수행할 수 없는 상태	극도의 긴장 상태 또는 경직 상태	2
인공호흡기 순응도 (삽관 환자)	알람이 울리지 않고 인공호흡기와 동조된 상태	인공호흡기 또는 움직임에 순응	0
	알람이 자연스럽게 멈추는 상태	기침을 하지만 순응하는 상태	2
	비동조성: 인공호흡을 방해하거나, 알람이 지속적으로 울리는 상태	인공호흡기에 저항하는 상태	
또는 발성 (발관된 환자)	정상적인 상태로 말하거나 무음	정상적인 목소리로 말하거나, 무음	0
	한숨이나 신음 소리	한숨 소리, 신음 소리	1
	울거나 소리 지름, 신음 소리	울부짖거나, 흐느낌	2

(日本集中治療医学会専門医テキスト. 第3版. 2019[8])

표 3-1 ICU에서 사용되는 진통제(아편유사제)

	펜타닐	모르핀	레미펜타닐[*1]
1회 정맥주사량	1-2 μg/kg	0.1-0.2 mg/kg	1회 정맥주사 없음[*2]
작용 발현	1-2분	5-10분	1-3분
효과 지속 시간	30-60분	180-240분	5-10분
지속 투여량	0.5-2 μg/kg/시간	1-10 mg/시간	0.025-0.5 μg/kg/분[*2]
신기능 저하 시의 배설 지연	없다	있다	없다
특징	간부전으로 축적 부작용으로 근강직	신부전으로 축적 히스타민 유리 작용 있음	간/신부전에서 축적되지 않음 호흡 억제 작용 강함

[*1] 2022년부터 "중환자치료실에서 인공호흡 중 진통"이 적응증으로 추가되었다.

[*2] 중환자치료실에서의 사용에 해당하는 경우.

표 3-2 ICU에서 사용되는 진통제(비아편유사제)

	부프레노르핀	펜타조신	NSAIDs	아세트아미노펜
제형	정맥주사	정맥주사	정맥주사, 경구	정맥주사, 경구
투여량	0.1-0.2 mg	15-30 mg	정맥주사: 플루르비프로펜 50 mg 경구: 록시프로펜 60 mg	15 mg/kg (4 g/일 이하)
작용 발현	1-2분	5-10분	정맥주사: 6-7분 경구: 30분	정맥주사: 15분 경구: 30-60분
효과 지속 시간	240-600분	120-180분	240-360분	240-360분
특징		교감신경 자극 작용 있음	소화관 출혈, 신부전에 주의	4 g/일 이상의 투여 시 중독 가능

② A: 불안·진정

【기본적으로 얕은 진정을 목표로!】

ICU에서는 표 4에 나타난 약제를 사용하여 진정을 시행하지만 "진정의 깊이는 어느 정도로 관리해야 할까요?"라는 질문에 제대로 답하지 못한 경험이 있지 않으신가요? 진정의 깊이 또한 객관적으로 평가하고, 다른 스태프들과 쉽게 공유할 수 있는 스케일을 사용하는 것이 중요합니다. 여기에서는 이후 설명할 섬망 평가와도 관련된 Richmond Agitation-Sedation Scale(RASS)을 소개합니다(표 5). 불필요하게 깊은 진정은 인공호흡기 관리 지연,

표 4 ICU에서 사용되는 진정제

	미다졸람	프로포폴	케타민	덱스메데토미딘
1회 정맥주사의 투여량	0.1-0.3 mg/kg	1-2 mg/kg	1-2 mg/kg	1회 정맥주사로 사용하지 않음
작용 발현	2-5분	1-2분	1분 이하	로닝 시: 10분 비로딩 시: 15분 이상
효과 지속 시간	60-180분	3-10분	10-15분	—
지속 투여량	0.02-0.2 mg/kg/시간	0.3-3 mg/kg/시간	0.05-0.4 mg/kg/시간	0.2-0.7 μg/kg/시간
신장 기능 저하 시 배설 지연	있음	없음	없음	있음
진통 작용	없음	없음	있음	있음
호흡억제	있음	있음	없음	거의 없음
장점	• 순환계에 미치는 영향이 적음	• 짧은 작용 시간으로 각성이 쉬움	• 진통 작용 있음 • 맥박, 혈압 상승시키는 작용	• 진통 작용 있음 • 호흡 억제 적음
단점	• 신장 장애로 지연되기 쉬우며, 투석으로도 제거할 수 없음	• 저혈압 유발 가능 • PRIS 위험 있음	• 해리성 마약이며 악몽을 꾸기도 함 • 기도 분비물 증가 가능성	• 서맥이 되기 쉬움 • 효과 발현에 시간이 걸림

PRIS: propofol infusion syndrome

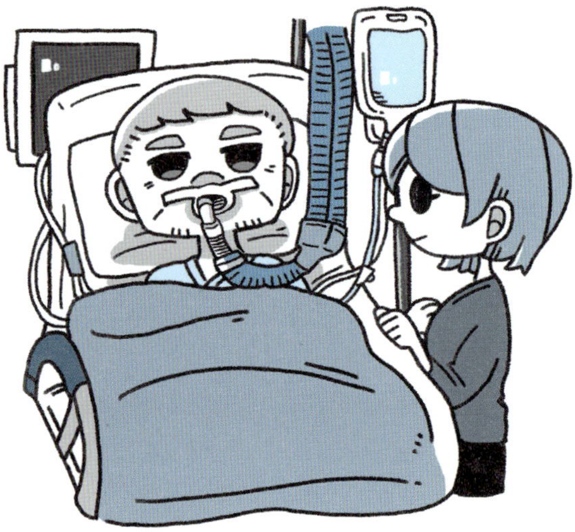

표 5 RASS

<table>
<tr><th>점수</th><th>용어</th><th colspan="2">설명</th></tr>
<tr><td>+4</td><td>공격적인(Combative)</td><td>명백히 공격적이며 폭력적, 의료진에게 위협을 가하는 위험한 상태</td><td></td></tr>
<tr><td>+3</td><td>매우 흥분된(Very Agitated)</td><td>튜브나 카테터를 자가 제거하려함</td><td></td></tr>
<tr><td>+2</td><td>흥분된(Agitated)</td><td>빈번한 목적 없는 움직임, 인공호흡기와 싸우는 상태</td><td></td></tr>
<tr><td>+1</td><td>초조함(Restless)</td><td>불안하거나 긴장되어 안절부절 못하는 상태</td><td></td></tr>
<tr><td>0</td><td>의식이 맑고 침착하다(Alert and Calm)</td><td></td><td></td></tr>
<tr><td>−1</td><td>졸린 상태(Drowsy)</td><td>완전히 깨어 있지 않지만, 목소리에 반응하며 눈맞춤이 10초 이상 되는 상태</td><td rowspan="3">목소리 자극</td></tr>
<tr><td>−2</td><td>가벼운 진정 상태(Light sedation)</td><td>목소리에 10초 미만으로 눈을 뜨나 눈맞춤은 되지 않는 상태</td></tr>
<tr><td>−3</td><td>중등도 진정 상태(Moderate sedation)</td><td>목소리에 몸을 움직이거나 눈을 뜨지만 눈맞춤은 되지 않는 상태</td></tr>
<tr><td>−4</td><td>깊은 진정 상태(Deep sedation)</td><td>목소리에 반응 없으며 물리적 자극에 눈뜨고 움직임</td><td rowspan="2">신체 자극</td></tr>
<tr><td>−5</td><td>혼수(Unarousable)</td><td>목소리나 신체적 자극에도 전혀 반응 없음</td></tr>
</table>

(日本集中治療医学会専門医テキスト. 第3版. 2019[8])

섬망, ICU-AW(중환자실 획득 약화)와 연관된다고 알려져 있으며[9] 기본적으로 RASS=0에서 −2를 목표로 한 **얕은 진정 상태로의 관리** 또는 **매일 진정제 중단**을 시행합니다. 폐 보호 전략을 위하여 근이완제를 사용하거나 경련 중첩 상태, 두개내압 상승 등의 예외적인 상황에서는 깊은 진정이 필요할 수 있으니 주의해야 합니다.

미다졸람 등 벤조디아제핀 계열을 이용한 진정 관리는 섬망의 위험이 있기 때문에 주로 순환에 미치는 영향을 최소화하려는 경우와 같은 제한된 상황에서만 사용을 고려해야 합니다. 프로포폴과 덱스메데토미딘 간에는 현재로서는 우열이 없으며, 각각 표 4에 나타난 장단점이 있으므로 환자의 병태에 맞춰 적절히 사용해야 합니다.

③ D: 섬망

【ICU에서 섬망이 왜 중요한가?】

섬망은 과활동형, 저활동형, 혼합형의 3가지 아형으로 분류되며 **ICU에서는 저활동형 섬망이 많이 발생하지만 쉽게 간과된다고 알려져 있습니다**[10]. ICU에서 발생하는 섬망은 사망률 증가와 인지 기능 장애 등 환자의 장기적인 예후를 악화시키는 것으로 알려져 있으며 이를 **인식하고 예방하는 것이 중요합니다**[4].

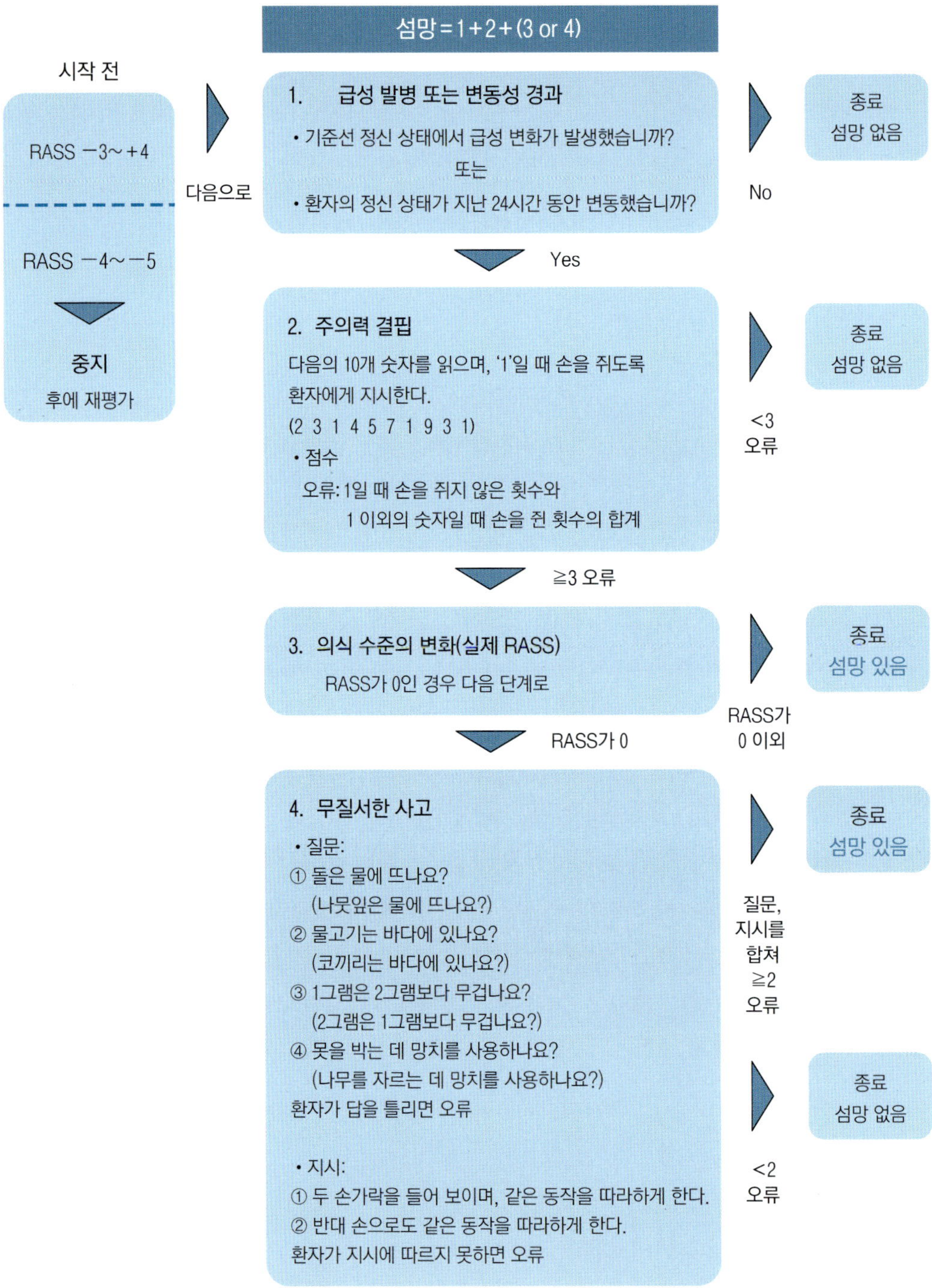

그림 3 CAM—ICU(Ely E. Crit Care Med. 2001;29:1370–9[11]부터 작성)

【우선 섬망을 알아차리자!】

섬망은 “의식의 시간적 변동”과 “주의력 결핍”에 더하여 “현재의 의식 수준의 이상” 또는 “무질서한 사고” 중 하나라도 해당되면 양성으로 진단됩니다. 여기에서는 평가 도구 중 하나인 Confusion Assessment Method for the Intensive Care Unit(CAM-ICU)을 소개합니다(그림 3). **깊은 진정(RASS -4에서 -5)의 환자에서는 섬망 평가 자체가 불가능하다**는 점에 유의해야 합니다.

【섬망으로 인지했을 때는?】

섬망으로 인지했을 때는 신속하게 개입을 시작해야 합니다. 높은 수준의 근거는 없지만 가이드라인에서는 위험인자를 줄이는 것 외에도 인지 기능의 개선, 수면, 운동, 시력 및 청력 지원을 포함한 부작용이 적은 다각적 개입을 권장하고 있습니다(표 6). 앞서 언급한 ABCDEF 번들도 섬망을 감소시킬 가능성이 있습니다.

섬망 치료에 대해서는 현재로서 권장되는 특정 약물이 없습니다. ICU에서 종종 사용되는 할로페리돌도 섬망 예방 효과가 없으며, 사망률을 개선시키지 않는다는 것이 밝혀졌습니다[12]. 과활동 섬망에 대해 약물을 사용하는 경우도 있으나(표 7), 사용 시 각 약물의 부작용을 주의하며 짧은 기간 동안만 사용해야 합니다.

표 6 비약물적 치료의 예시

운동	초기부터 재활 치료 개입
인지 기능에 대한 개입	날짜나 ICU에 입실한 이유를 정기적으로 알려줌
시력, 청력	기존에 사용하던 안경이나 보청기의 사용
환경	소음을 줄이고, 귀마개와 안대 사용, 낮 시간에는 자연광을 활용

표 7 약물 치료의 예시

약물	특징 · 주의점
전형적 항정신병 약물: 할로페리돌	정맥 투여, QT 연장이나 추체외로 증상에 주의가 필요 섬망 예방 효과는 없음
비전형적 항정신병 약물: 쿠에티아핀, 리스페리돈	경구 투여, 쿠에티아핀은 당뇨병 환자에게 투여하지 않음
덱스메데토미딘	정맥 투여, 일본판 패혈증 가이드라인 2020에서는 성인 패혈증 환자의 섬망 예방 목적으로 투여를 약하게 권장[13]. PADIS 가이드라인에서는 인공호흡기 관리 중인 성인 환자 중 불안으로 인해 인공호흡기 제거가 어려운 경우 약하게 권장[7]

【프로토콜의 금기 · 제외 기준】

1. 담당 의사의 허가가 없음
2. 과도하게 흥분하여 필요한 안정이나 지시에 따른 행동을 할 수 없음
3. 강심제 및 승압제를 대량으로 사용하고 있음
4. 긴박한 파열 위험이 있는 미치료 동맥류가 있음
5. 조절 불량의 통증이 있음
6. 조절 불량의 20 mmHg 이상의 두개내압 항진이 있음
7. 두부 손상이나 경부 손상의 불안정기
8. 고정이 불완전한 골절이 있으며, 재활로 인해 악화될 위험이 있음
9. 활동성 출혈이 있음
10. 카테터나 장비류의 사고 제거 위험이 있음
11. 침상에서 일어날 때 안전을 확보하기 위한 스태프가 부족함
12. 본인 또는 가족이 명확한 의사를 가지고 재활 참여에 동의하지 않음
13. 체위를 바꾸면 혈압이 크게 변동함
14. 아래의 활력징후
    1) 심박수 <40 bpm or >130 bpm
    2) 평균혈압 <60 mmHg or >110 mmHg
    3) SpO_2 ≦90%
    4) 호흡수 >30 bpm
    5) 체온 ≦35℃ or ≧38℃
15. 수술 직후
16. 심근 허혈
17. 불안정한 기도 확보
18. 소생 중 · 소생 직후 가족과의 시간을 우선적으로 고려할 필요가 있음

【프로토콜의 중지 기준】

1. 전체 상태 · 신경계	• 반응: 명확한 반응 불량의 출현 • 표정: 고통스러운 표정, 안면 창백, 청색증의 출현 • 의식: 경도 이상의 의식 장애의 발생 • 불안정: 위험한 행동의 출현 • 사지의 자발성: 급속한 간호 요구량 증가 • 자세 조절: 자세 유지 불능 상태 출현, 낙상 위험
2. 자각 증상	• 호흡곤란: 갑작스러운 호흡곤란 호소, 노력성 호흡 출현 • 피로감: 견디기 어려운 피로감, 환자가 중단 희망, 고통 호소
3. 호흡기계	• 호흡수>30 bpm • SpO_2<88%, 운동 시작 후 4% 이상 감소 • 인공호흡기의 비동조, backing
4. 순환기계	• HR<40 bpm or >130 bpm • 심전도 소견: 새롭게 발생한 리듬 장애, 심근 허혈 의심 • 혈압: SBP>180 mmHg, MAP>110 mmHg • 운동 후 20% 이상의 혈압 감소, MAP<65 mmHg
5. 장치	• 자가 제거 위험
6. 기타	• 활동성 출혈 시사 • 상처 부위 벌어짐 위험 • 안전 확보 곤란 • 소생 중, 소생 직후 • 의사가 중단 지시를 내린 경우

ICU 복도를 한 번 왕복하면 5 m이다

재활 내용	
⑩ 자립 보행	■도움이나 보조기구 없이 5 m 이상 보행
⑨ 보조 기구로 보행	■도움 없이 보조기구를 사용하여 5 m 이상 보행
⑧ 부축 보행, 부축자 1명	■보조자 1명의 도움을 받아 5 m 이상 보행
⑦ 부축 보행: 2명 이상의 부축	■ 2 명 이상의 도움을 받아 5 m 이상 보행
⑥ 선자세 · 발걸음 내딛기	■도움 여부와 상관없이, 제자리에서 4보 이상 발걸음을 내딛음(한쪽 발로 2보 이상)
⑤ 휠체어 이동	■환자 스스로 발을 내딛고 체중을 싣고 선자세를 거쳐 휠체어로 이동
④ 선자세	■보조 여부와 상관없이 선자세를 취하고 하지에 체중을 실음 ■Tilt table 선자세
③ 침대 가장자리 앉기	■도움을 받을 수 있지만 어느 정도 통증 조절이 동반된 능동적인 가장자리 앉기 자세
② 수동적 이동	■선자세를 취하지 못하고 전적으로 도움을 받아 휠체어 또는 의자로 이동
① 침상 위 활동	■침대에서의 뒤척임 ■힙 업 ■능동적 운동 ■침대 위 앉기 ■모든 종류의 침대 위 활동
IMS ⓪ 능동적 활동 없음	■압박 해소 ■체위 조정 ■지시 범위 내에서의 마사지 ■체위 변환(복와위를 포함) ■의료진에 의한 ROM ■30° 미만의 헤드업 또는 기울기 조절
IMS⓪-⑩ 공통	■진정 상태의 평가 → 진정 관리 ■통증 및 진통 평가 → 통증 관리 ■불필요한 루트 및 장치 제거 ■IMS 재검토 → 필요 시 변경
주의점	■루트 및 장치 관련 문제 ■새로운 피부 문제 ■사지 관절 내회전 또는 외회전 ■첨족(발이 아래로 굽은 상태) 등 관절의 비정상적 구축 ■신경 마비 ■VAP(기계환기관련폐렴) ■재활로 인한 의사 호출 기준에 해당하는 활력징후 변동

계획 수립 → IMS ⓪ 능동적 활동 없음 → ① 침상 위 활동 → ② 수동적 이동 → ③ 침대 가장자리에 앉기 → ④ 선자세 → ⑤ 휠체어 이동 → ⑥ 선자세 · 발걸음 내딛기 → ⑦ 부축 보행: 2명 이상의 부축 → ⑧ 부축 보행: 부축자 1명 → ⑨ 보조 기구로 보행 → ⑩ 자립 보행

IMS: Intensive Care Unit Mobility Scale(중환자치료실 활동도 스케일: ICU에서의 활동도를 0-10의 11단계로 분류한 것) ROM: Range of Motion, VAP: Ventilator-Associated Pneumonia

그림 4A 조기 이동 및 재활의 「금기 · 제외 기준」과 「중지 기준」 및 IMS(히로시마대학 프로토콜을 일부 수정하여 게재)

[다카하시 테츠야. 일본 중환자치료 의학회지. 2017; 24: 255-303[14]; 일본 이동학회. 중환자치료실 활동도 스케일(IMS)]

【가산 대상】
ICU/ECU/HCU/SICU[주]에 입실한 모든 환자

1. 환자가 입실한다.

2. 의사는 전자의무기록(차트)의 지시서에 안정도를 입력한다.
   ※ 가능한 한 IMS 레벨을 고려하여 내용을 작성한다. 입실 직후 처치가 밀려 있거나 환자의 상태를 파악하지 못하는 경우에는 IMS 레벨 ⓪부터 시작한다.
   【예 1】: 침상 안정(IMS 레벨 ①)
   【예 2】: IMS ②가 가능한 상태. 주말에는 IMS ③을 목표로 한다.
   ※ IMS에서는 활동 범위에 대한 규정이 없다. IMS 레벨 ⑩이라도 산책 등으로 병실을 벗어날 경우 의사의 허가가 필요하다.
   ※ 뇌졸중이나 뇌실 배액관 삽입으로 head up 범위에 제한이 있거나 시스(sheath)나 IABP 삽입으로 인해 사지의 굴곡에 제한이 있는 경우 지시 범위를 명시한다.

3. 간호사는 「조기 침상 이탈 및 재활 계획서」를 작성한다.
   • 다른 부서에서 이미 계획이 세워졌더라도, ICU 입실 시 새로 작성한다.
   • 계획을 세운 후에는 해당 내용을 전자의무기록(차트)에 기록한다.
   ※ 금기 · 제외 기준 18(소생 중 · 소생 직후) 등의 이유로 명백히 재활이 필요 없다고 판단되는 환자는 계획 수립이 불필요하다.
   ※ 입실 후 24시간 이내에 처치로 인해 인력이 필요하고 입실 당일에 계획 수립이 어려운 상황이라면, 다음 날 수립해도 된다.

↓ 조기 침상 이탈 및 재활팀이 계획서 내용을 확인한 뒤, 입실 후 48시간 이내에 계획서를 승인한다.

4. IMS 레벨에 따른 재활을 시행한다. 시행한 재활의 내용과 환자의 반응을 매일 기록한다(평일은 주로 물리치료사가, 주말은 간호사가 기록).
   • 기록은 IMS 레벨을 고려하여 가능한 한 구체적으로 작성한다.
   • 시행한 시간도 명시한다.
   • 평일에는 주로 물리치료사가 차트에 기록한다.
   • 퇴실 전까지, 입실 시 계획 수립 기록뿐 아니라 재활을 시행한 기록이 최소 1개 이상 있도록 한다.
   • 재활을 시행하지 못한 날은 그 이유를 기록한다.
   【예시】O) 의료진의 감독하에 환자가 스스로 침대 위 앉기 자세를 취한 뒤, 스스로 침대 위 가장자리 앉기(단자위)를 5분 동안 유지함.
   이 과정에서 흔들림 없이 자세를 유지하였으며 활력징후의 큰 변동, 통증, 불쾌감 증가는 관찰되지 않음.
   A) IMS 레벨 ③의 활동이 가능한 상태임.

↓

5. 환자의 활동 상태 평가 및 IMS 레벨 재검토
   • 정기적으로 간호사와 물리치료사(필요에 따라 의사도 참여)가 컨퍼런스를 열어 재활 내용에 대해 다음과 같은 내용을 공유한다.
   【논의 내용】
   • 지금까지 수행된 재활 내용, 안정도 확인, 재활 시 주의사항, 주말 등 물리치료사가 부재 시 재활 내용.
   • 안정도 변경이 필요하다고 판단될 경우, 그때마다 의사와 협의하여 필요에 따라 지시 변경을 요청한다.
   • 협의한 내용은 전자의무기록(차트)에 기록한다.

그림 4B 조기 병상 이탈 및 재활: 운영 흐름

역자주: HCU (High Care Unit), ECU (Emergency Care Unit)

④ I: 재활 – 언제부터 시작하나요?

지금까지 조기 재활의 중요성에 대해 언급했지만 실제로 재활을 언제부터 시작해야 할까요? "조기"의 정의에 대해서는 연구마다 차이가 있는 것으로 보입니다. 그러나 일본중환자치료의학회가 2017년 발표한 "중환자치료에서의 조기 재활[14)]"에서는 **"48시간 이내"**를 하나의 기준으로 제시하고 있습니다.

재활을 시작하기 전에 환자의 활력징후와 장기 손상이 안정적인 상태라는 것이 전제 조건입니다. 일본중환자치료의학회가 2023년 발표한 "중증 환자 재활 가이드라인 2023[15)]"에서는 재활 프로토콜의 도입을 약하게 권장하고 있습니다. 병원마다 재활 체계가 다르기 때문에 사전에 프로토콜을 마련해 두는 것이 좋습니다.

참고로 히로시마대학 중증구명응급센터에서 운영 중인 프로토콜을 소개합니다(그림 4A, B). 간호사와 물리치료사가 중심이 되어 환자의 조기 병상 이탈을 진행하고 있습니다.

⑤ S: 수면을 위해 할 수 있는 것

환경 요인, 관리 관련 요인, 심리적 요인 등 다양한 요인이 환자의 수면에 영향을 미칩니다. 수면 유도제뿐만 아니라 환경 조정(소음 및 빛 감소), 관리 시간 배려 등 다각적인 접근이 권장되고 있습니다.

3 혼자서는 싸울 수 없다!
— 다학제 팀으로 PICS/PICS-F에 맞서자

PICS/PICS-F에 대한 접근은 ABCDEFGH 번들, PADIS 가이드라인을 통해 함께 논의했지만 과연 이것이 의사 혼자서 달성할 수 있는 것일까요? 당연히 답은 "아니오"입니다! 의사 혼자 모든 문제를 해결할 수 있다고 생각한다면 큰 착각입니다. **다학제 팀이 협력하여 PICS/PICS-F에 맞서야 합니다.**

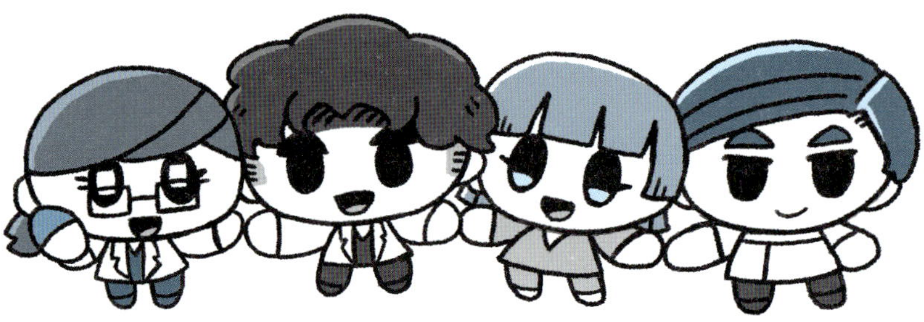

칼럼 다학제 팀으로 PICS에 맞서자! 히로시마대학에서는?

우리 병원의 PADIS 회진은 주 3회 진행되며, 의사(응급중환자실 · 정신과), 간호사, 약사, 물리치료사가 함께 참여합니다. 또한 회진에는 환자 본인과 가족도 포함됩니다.

회진 대상 환자는 각 환자의 담당자(주치의, 간호사, 약사 등)가 문제를 추출하여 결정합니다. ICU에 입실 중인 환자는 회진을 통해 평가를 받고 필요에 따라 개입이 이루어지며 이후 재평가를 통해 문제가 해결될 때까지 반복적으로 진행합니다.

다학제 팀의 접근 방식에서 가장 큰 장점은 **다양한 관점에서 평가를 수행할 수 있다는 점**입니다.

이제 회진의 모습을 살펴보겠습니다.

【환자 A: 70대, 패혈증】

간호사 현재 인공호흡기를 관리 중입니다. 진통·진정제를 점차 줄이고 있지만 의식 수준이 일정하지 않습니다.

응급중환자실 의사 오늘 발관을 검토하고 있습니다. 섬망 위험이 높아 수면제를 시작하는 것이 좋을까요?

물리치료사 환자가 움직일 때 고통스러운 표정을 보입니다. 재활을 확대할 예정이니, 발관 후에는 필요시 진통제를 사용하는 것이 어떨까요?

약사 환자는 원래 요통이 있었던 것으로 보입니다. 검사 결과를 보아도 NSAIDs 사용에는 문제가 없을 것 같습니다. 또한, 입원 전에는 벤조디아제핀 계열 수면제를 매일 복용한 것으로 보입니다.

정신과 의사 주야 리듬을 구축하기 위해 필요시 복용하는 형태로 수면제를 시작해도 좋을 것 같습니다. 섬망 위험이 있으니 비벤조디아제핀 계열로 변경합시다.

PADIS는 직종별로 전문 분야가 있으며, 다학제 회진을 통해 적절한 개입과 치료 선택이 가능합니다.

【환자 B: 60대, 두부 외상】

응급중환자실 의사 일반 병동으로 옮기는 것을 검토하고 있습니다. 밤에는 잘 주무시나요?

환자 사람이나 동물의 소리가 들리는 것 같아 몇 시간마다 깨게 됩니다.

간호사 불면 증상이 있으니, 야간에 자동 혈압 측정이나 혈액 가스 분석 횟수를 줄이는 것이 가능할까요?

약사 식사를 잘 드시고 있으니, 약물을 경구 투여로 변경하여 투여 횟수나 정맥 경로를 줄일 수 있을 것 같습니다.

물리치료사 재활 범위가 확대되고 있으니, 가족분께서 환자가 평소에 신던 편한 신발을 가져다 주실 수 있을까요?

가족 알겠습니다. 찾아보겠습니다.

정신건강의학과 의사 섬망이 의심되는 증상이 있는 것 같습니다. 전실 후에도 저희가 연결하여 계속적 환자를 관찰하겠습니다.

안정도와 관련된 장치, 혈압 측정 및 채혈, 약물 투여 등의 정리 작업은 PADIS 개입에 도움이 될 수 있습니다. 이러한 개입은 실제 환자를 다각도로 평가함으로써 치료를 더 원활하고 적절하게 조정할 수 있게 합니다.

이상적으로는 모든 환자를 매일 평가하고 필요한 개입을 시행하는 것이 바람직합니다. 또한 ICU 퇴실 후 환자에 대한 재평가와 추적 관찰도 PICS 예방에 중요합니다. 이 영역은 아직 명확한 근거가 확립되지 않았으므로, 다학제 팀이 협력하여 지속적으로 검토해야 합니다.

[檜山洋子]

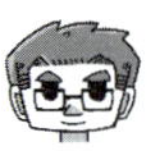

노부로 아직 "이렇게 하면 된다!"라는 정답이 없는 분야라서 어렵죠. 모르는 부분이 많다는 것은 오히려 그만큼 가능성이 열려 있다는 뜻이니까 젊은 여러분이 개척해 나가길 바랍니다. 시행착오를 겪으면서 모두가 협력하는 자세가 중요한 게 아닐까요?

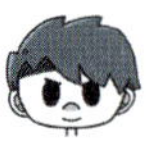

하야테 네! 정말 힘이 납니다. 모두 함께 이야기하면서 더 열심히 해보겠습니다!

요약

- ☑ PICS/PICS-F는 예방이 중요하다
- ☑ ABCDEFGH 번들과 PADIS 가이드라인을 참고하여 다학제 팀이 협력한다!

■ 참고문헌

1) PICS PICS集中治療後症候群．日本集中治療学会ホームページ. https://www.jsicm.org/provider/pics.html
2) Inoue S. Acute Med Surg. 2019; 6: 233-46.
3) Kawakami D. Crit Care. 2021; 25: 69.
4) Vasilevskis E. Chest. 2010; 138: 1224-33.
5) Davidson JE. Am Nurse Today. 2013; 8: 32-8.
6) Pun B. Crit Care Med. 2019; 47: 3-14.
7) Devlin J. Crit Care Med. 2018; 46: E825-73.
8) 日本集中治療医学会教育委員会，編．日本集中治療医学会専門医テキスト．第3版．真興交易医書出版部；2019. p.421, 422, 425.
9) Dunn W. Chest. 2008; 133: 1217-20.
10) Spronk PE. Intensive Care Med. 2009; 35: 1276-80.
11) Ely E. Crit Care Med. 2001; 29: 1370-9.
12) Boogaard M. JAMA. 2018; 319: 680-90.
13) 江木盛時．日集中医誌. 2021; 28 Suppl: S1-411.
14) 高橋哲也．日集中医誌. 2017; 24: 255-303.
15) 卯野木　健．日集中医誌. 2023; 30: S905-72.

[松本丈雄]

색 인

영문

나도 중환자 치료 전문가

2025년 2월 17일 인쇄
2025년 2월 27일 발행

역 자 | 임 성 윤
편 집 | Hirodai Resi semi
감 수 | Nobuaki Shime
표지 일러스트 | 이 민 정
본문 일러스트 | Fuchi Kadono

임프린트 | 도서출판 대한의학
발행인 | 신은주
책임편집 | 황인애
출판등록 | 2003년 9월 27일 제 25100-2014-000011호
발행처 | ㈜에스앤씨퍼블리싱
주소 | 서울특별시 구로구 디지털로 288 대륭포스트타워1차 1209호
전화 | (02)921-0653
e-mail | medbook2000@daum.net
홈페이지 | www.dhmbook.co.kr
www.medbook.co.kr

정가 | 35,000원
ISBN | 979-11-5590-306-3 93510